膳食内调 穴位外治 痛风

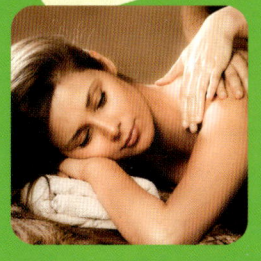 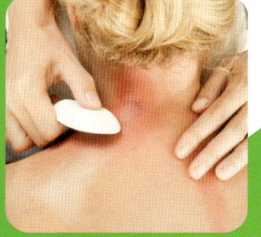 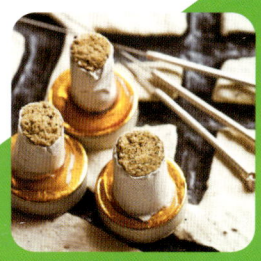 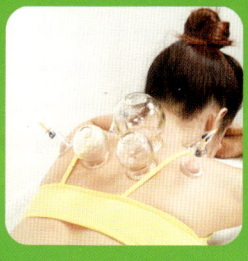

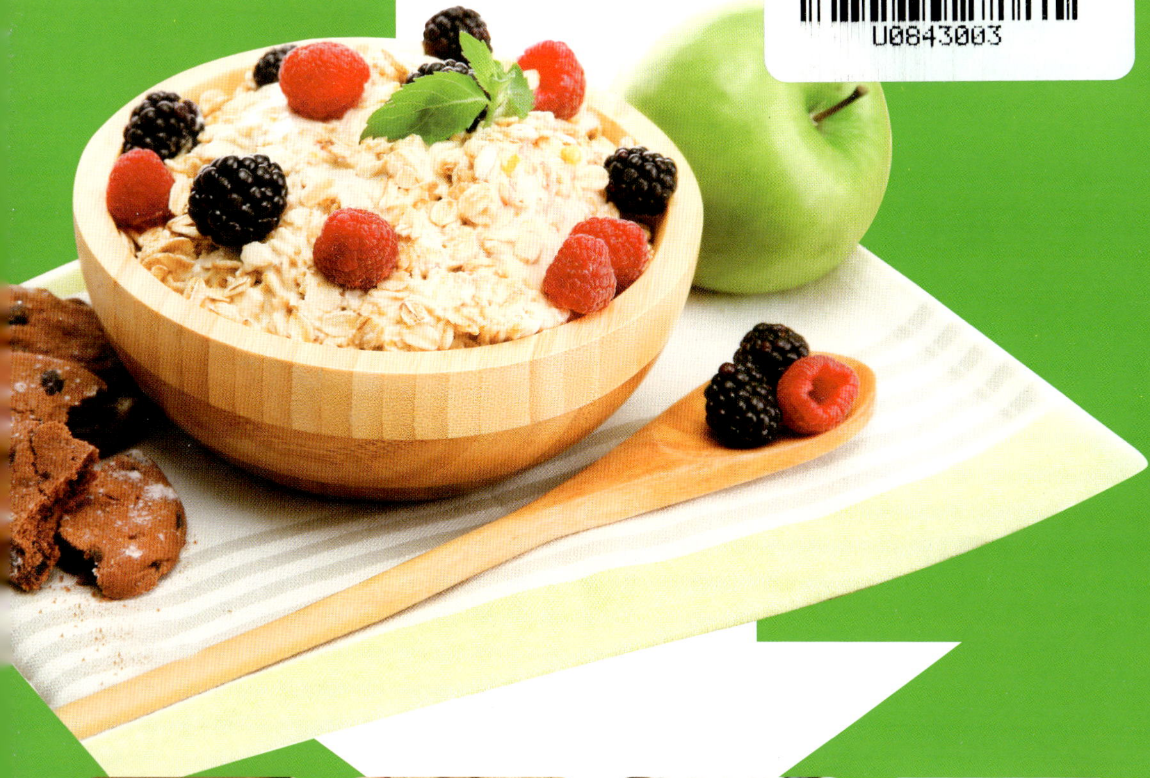

臧俊岐 / 胡维勤 主编

黑龙江出版集团
黑龙江科学技术出版社

图书在版编目（CIP）数据

膳食内调，穴位外治痛风/臧俊岐，胡维勤主编.
——哈尔滨:黑龙江科学技术出版社,2015.12
ISBN 978-7-5388-8587-3

Ⅰ.①膳… Ⅱ.①臧… ②胡… Ⅲ.①痛风－食物疗法②痛风－穴位按压疗法 Ⅳ.①R247.1②R245.9

中国版本图书馆CIP数据核字(2015)第262665号

膳食内调，穴位外治痛风
SHANSHI NEITIAO, XUEWEI WAIZHI TONGFENG

主　　编	臧俊岐　胡维勤
责任编辑	刘　杨
摄影摄像	深圳市金版文化发展股份有限公司
策划编辑	深圳市金版文化发展股份有限公司
封面设计	深圳市金版文化发展股份有限公司
出　　版	黑龙江科学技术出版社
	地址：哈尔滨市南岗区建设街41号 邮编：150001
	电话：(0451)53642106　传真：(0451)53642143
	网址：www.lkcbs.cn　www.lkpub.cn
发　　行	全国新华书店
印　　刷	深圳市雅佳图印刷有限公司
开　　本	723 mm×1020 mm　1/16
印　　张	15
字　　数	200千字
版　　次	2016年3月第1版　2016年3月第1次印刷
书　　号	ISBN 978-7-5388-8587-3/R·2544
定　　价	29.80元

【版权所有，请勿翻印、转载】

目录 CONTENTS

第1章
痛风自我诊查——知识先行

- 002 / "白领病"痛风究竟是什么
- 004 / 嘌呤与尿酸——痛风的罪魁祸首
- 007 / 痛风的早期预警与诊断
- 009 / 痛风六防早知晓
- 010 / 痛风的高危因素及多发人群
- 012 / 轻松鉴别痛风性关节炎和其他疾病
- 014 / 不得不提的痛风并发症
- 016 / 痛风用药需谨慎
- 017 / 勿让您的健康输给痛风误区

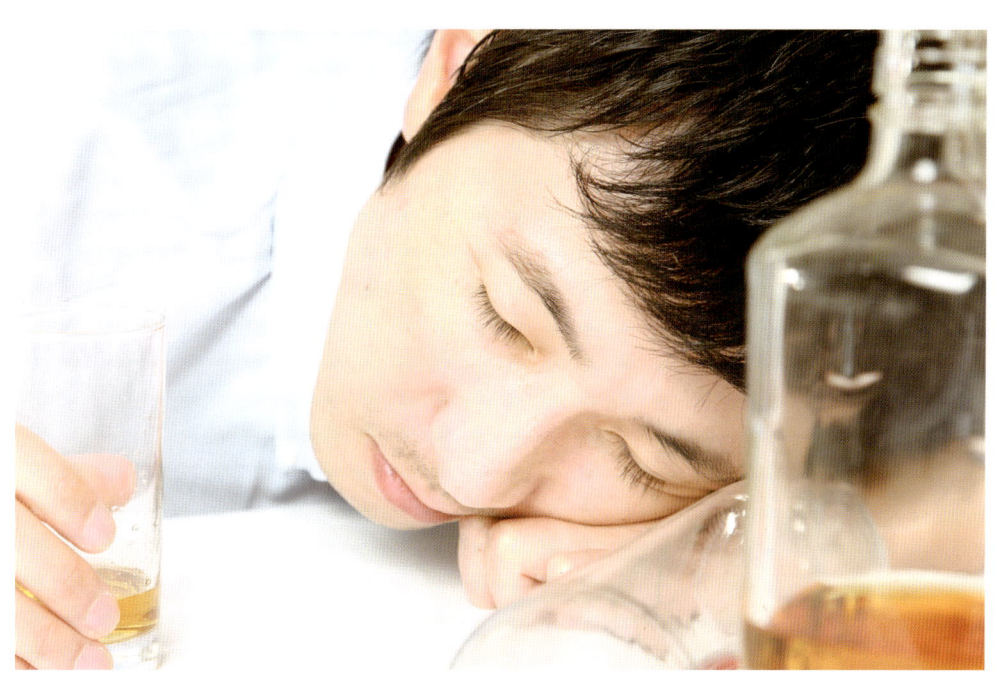

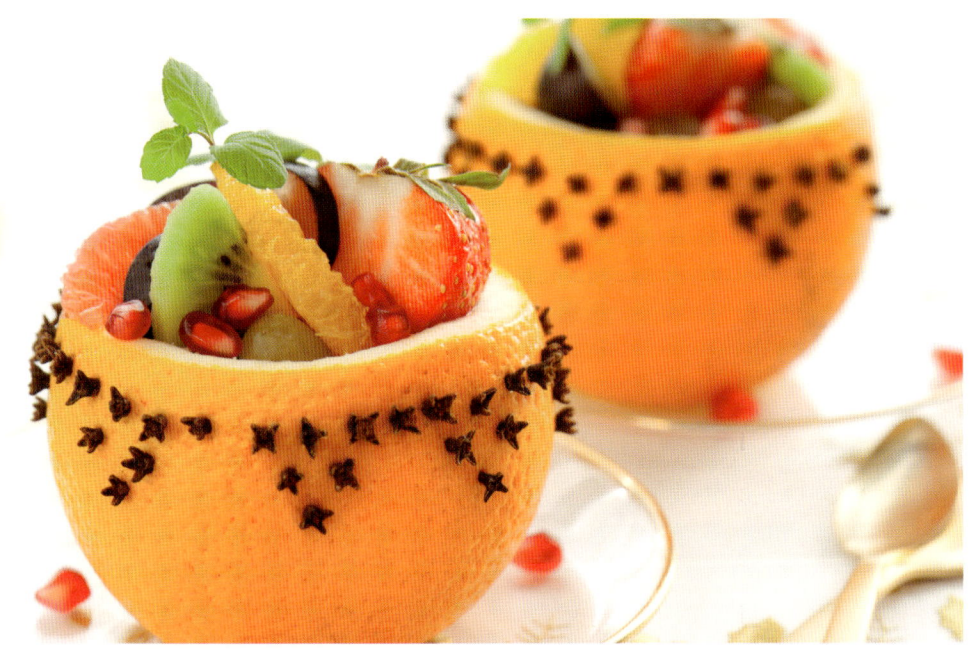

第2章
把吃出来的痛风吃回去

第1节 痛风的饮食原则——五要五不要

020 / 要限制外源性嘌呤的摄入
020 / 要适当控制体重
020 / 要合理摄入蛋白质和脂肪
020 / 饮食要清淡，要控制盐的摄入
020 / 要多饮水

021 / 不要饮酒
021 / 不要使用抑制尿酸排出的药物
021 / 不要喝汤
021 / 不要喝碳酸饮料
021 / 不要吃海鲜、动物内脏

第2节 吃对食物，防治痛风

022 / 大米——低嘌呤高能量

024 / 玉米——开胃利胆，通便利尿

026 /	小麦——可促进尿酸排出		054 /	丝瓜——排尿酸缓解并发症
028 /	荞麦——减少尿酸的沉淀		056 /	南瓜——促进尿酸代谢
030 /	高粱——低嘌呤补充能量		058 /	茄子——清热利尿可止痛
032 /	红薯——维持酸碱平衡		060 /	海带丝——碱性食物帮助尿酸代谢
034 /	土豆——通便排毒补能量		062 /	青椒——散寒除湿消痹痛
036 /	芋头——通便解毒排尿酸		064 /	胡萝卜——降低尿酸防治痛风
038 /	白菜——碱化尿液促排尿酸		066 /	洋葱——降脂降压降血糖
040 /	空心菜——消肿解毒排毒素		068 /	香菜——消炎排石缓痛风
042 /	苋菜——缓解痛风减肥胖		070 /	莴笋——消炎镇痛降血糖
044 /	芹菜——促进尿中尿酸的溶解		072 /	油麦菜——抑制血管平滑肌
046 /	西葫芦——消肿散结防结石		074 /	芥菜——解毒消肿排尿酸
048 /	苦瓜——清热解毒降糖脂		076 /	鸡蛋——低嘌呤可食用
050 /	黄瓜——清热解毒利小便		078 /	鸭蛋——大补虚劳兼养血
052 /	冬瓜——利尿消肿排尿酸		080 /	皮蛋——嘌呤含量较低

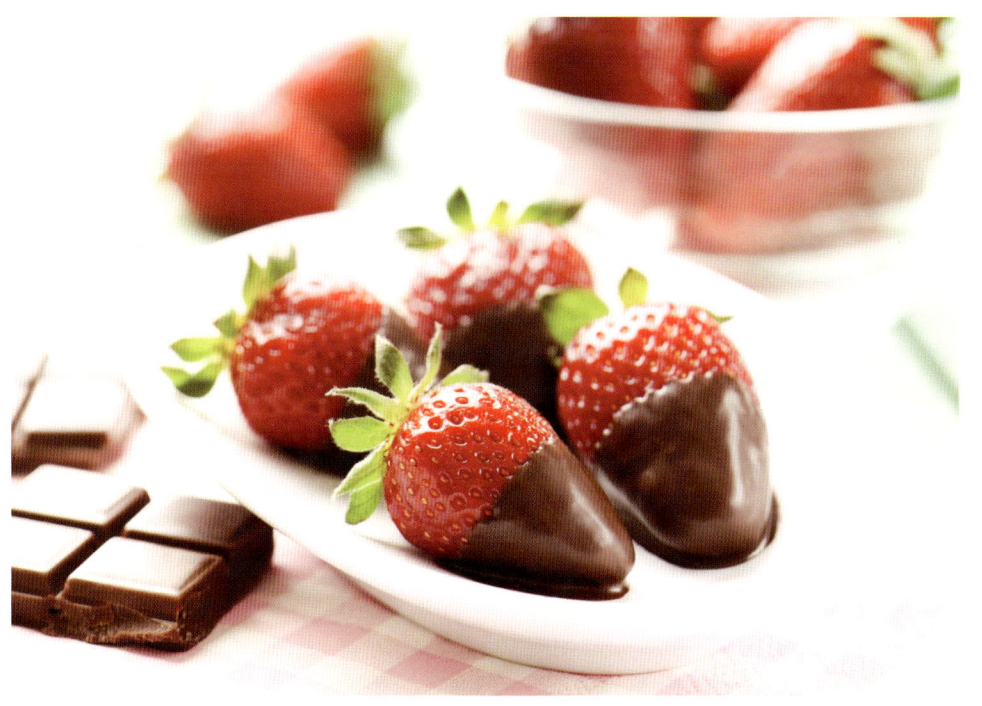

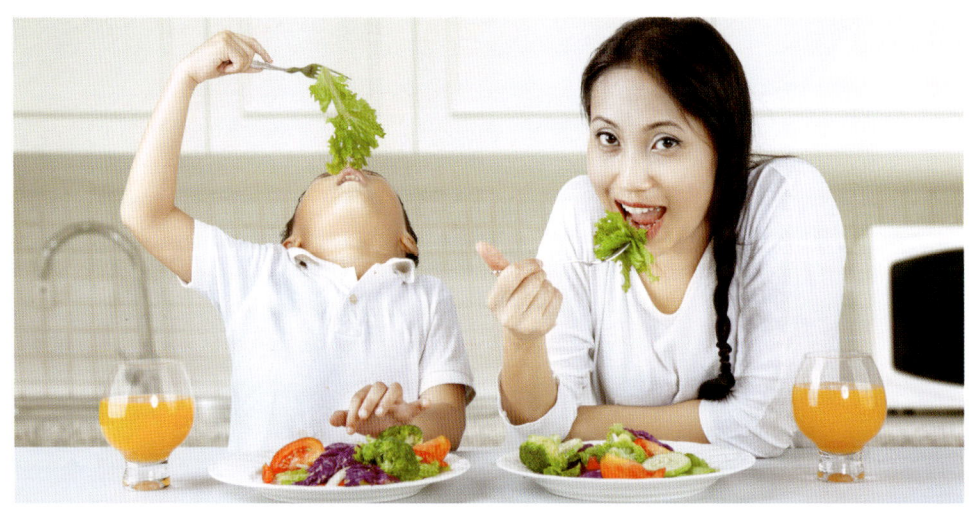

- 082 / 猪血——抑制血管平滑肌
- 084 / 鸭血——补血解毒易吸收
- 086 / 牛奶——对痛风发作期有效
- 088 / 海蜇皮——软坚消积结石通
- 090 / 豆腐干——少量食用供应蛋白质
- 092 / 橙子——降脂降压促代谢
- 094 / 菠萝——促进尿酸盐代谢
- 096 / 哈密瓜——抑制血管平滑肌
- 098 / 马蹄——清热解毒促代谢
- 100 / 人参果——消炎降压降血糖
- 102 / 柠檬——促进尿酸盐排出
- 104 / 糯米——温中祛寒散痹痛
- 105 / 燕麦——能够降低胆固醇
- 106 / 西红柿——有利于尿酸排泄
- 107 / 木耳——清胃涤肠排尿酸
- 108 / 银耳——抑制血管平滑肌
- 109 / 梨——利尿消肿降脂压
- 110 / 火龙果——排毒减肥促消化

第3节 痛风患者忌吃食物，你吃错了吗

- 111 / 菠菜
- 111 / 黄豆
- 111 / 茼蒿
- 111 / 青豆
- 112 / 扁豆
- 112 / 黄豆芽
- 112 / 赤小豆
- 112 / 芦笋
- 113 / 香菇
- 113 / 酸奶

113 / 蛋糕		115 / 鲢鱼	
113 / 猪肝		115 / 带鱼	
114 / 牛肝		115 / 沙丁鱼	
114 / 鸭肝		116 / 蛤蜊	
114 / 鸡肝		116 / 草虾	
114 / 紫菜		116 / 牡蛎	
115 / 鱼干		116 / 淡菜	

第3章
寓药于食，美味兼能消病痛

第1节 中药材，美味兼消痛

118 / 菊花——减少尿酸的生成	146 / 黄芪——减少尿酸盐生成
120 / 薏米——健脾祛湿排尿酸	147 / 杜仲——固护肾气强筋骨
122 / 陈皮——和胃理气降尿酸	148 / 白术——健脾益气能祛湿
124 / 山楂——消食化积降血脂	149 / 山药——健脾补肾止痹痛
126 / 白茅根——利尿助排尿酸盐	150 / 百合——缓解痛风性关节炎
128 / 玉米须——利尿消肿减尿酸	151 / 土茯苓——解毒除湿利关节
130 / 牛膝——补益肝肾排尿酸	152 / 金钱草——防痛风性关节炎
132 / 威灵仙——强筋健骨经络通	153 / 独活——清热利尿可溶石
134 / 荷叶——降低游离嘌呤量	
136 / 车前草——利水通淋降尿酸	
138 / 泽泻——通利小便降血脂	
140 / 茯苓——健脾渗湿消肿痛	
142 / 葛根——降脂降糖防并发症	
144 / 淡竹叶——抑制血管平滑肌	

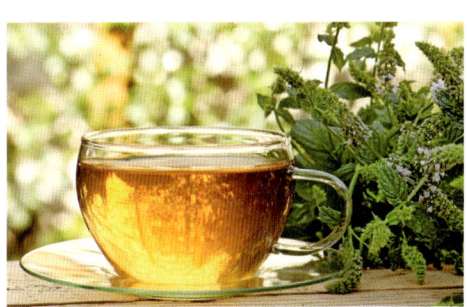

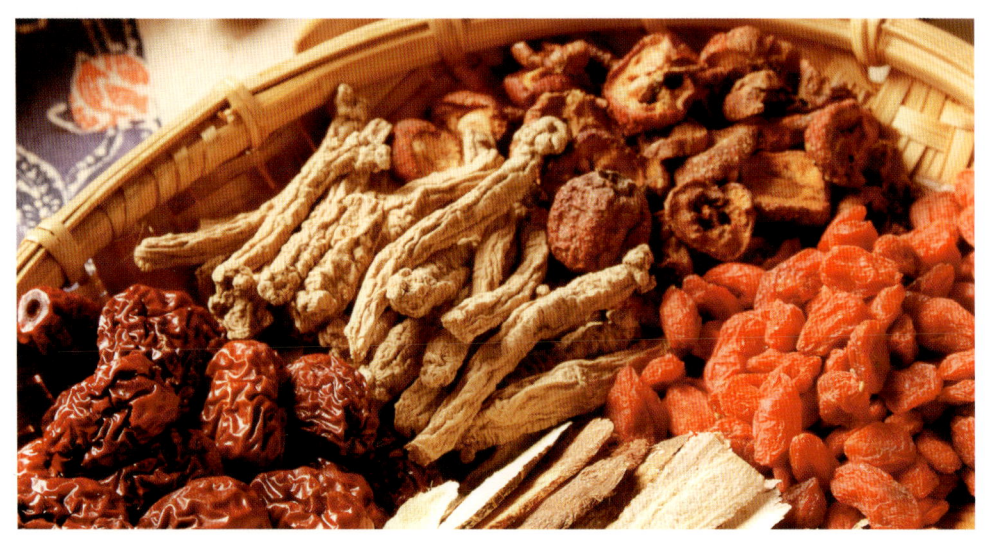

第2节　古方今用疗痛风

154 / 桃红四物汤
155 / 芍药甘草汤
156 / 当归四逆汤
157 / 蠲痹汤
158 / 独活寄生汤

159 / 麻黄杏仁薏仁甘草汤
160 / 越婢加术汤
161 / 桂枝芍药知母汤
162 / 八珍汤

第4章
穴位外治，一穴多用除痹痛

第1节　学习取穴方式，轻松找穴不发愁

164 / 手指度量法
165 / 简便定位法
165 / 依据体表标志取穴

165 / 依据人体骨度定位取穴
165 / 感知找穴法

第2节 特效穴理疗,"痛"减"风"祛

166 / 太溪穴——滋阴益肾强腰膝
167 / 足三里穴——补益气血强腰膝
168 / 内庭穴——清泄邪热可止痛
169 / 太冲穴——平肝理血利下焦
170 / 丘墟穴——疏肝利胆泻邪火
171 / 昆仑穴——舒筋活络兼清热
172 / 膝眼穴——活血通络利关节
173 / 阳陵泉穴——清热化湿能祛瘀
174 / 三阴交穴——补益脾肾强筋骨
175 / 曲池穴——清热祛湿调气血
176 / 血海穴——通经活络兼利湿
177 / 行间穴——清热凉血以止痛
178 / 膈俞穴——养血和营能止痛
179 / 丰隆穴——祛痰化湿助代谢
180 / 脾俞穴——健脾利湿促消化
181 / 商丘穴——健脾化湿调脾胃
182 / 犊鼻穴——通经活络消肿痛
183 / 复溜穴——补肾温阳可利水
184 / 地机穴——健脾渗湿消肿痛
185 / 腰阳关穴——除湿化浊止痹痛
186 / 大椎穴——清热通阳能散邪
187 / 委中穴——腰背腿痛求于此
188 / 承山穴——舒筋活络止痹痛
189 / 曲泽穴——清热解毒调血热
190 / 肾俞穴——益肾助阳强筋骨
191 / 内关穴——理气止痛治肢痹
192 / 阴陵泉穴——健脾益肾利湿热
193 / 外关穴——清热解表通经络
194 / 风市穴——祛风除湿通经络
195 / 肩髃穴——舒经活络利关节
196 / 肩井穴——祛风清热,活络止痛
197 / 手三里穴——通经活络养气血

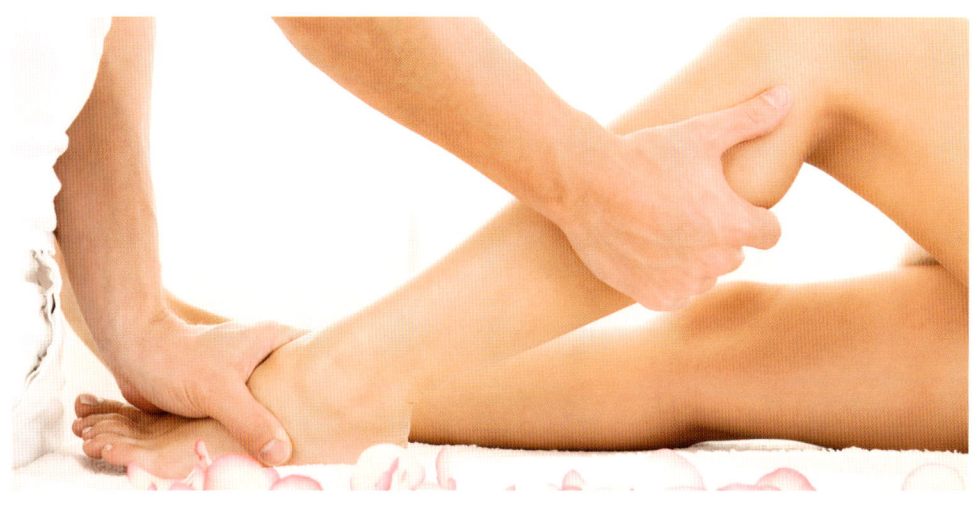

198 / 环跳穴——强健腰膝除风湿

199 / 命门穴——温补肾阳强腰膝

200 / 腕骨穴——舒筋活络利湿热

201 / 水道穴——通调水道止疼痛

202 / 筑宾穴——缓解下肢无力

203 / 大敦穴——最常用的痛风阿是穴

204 / 百会穴——调节全身的阳气

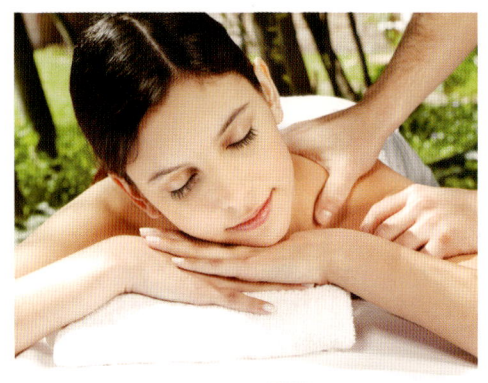

第5章
内调与外治并驾齐驱，轻松拿下痛风

206 / 湿热痹阻型
207 / 按摩疗法
208 / 刮痧疗法
209 / 拔罐疗法

210 / 风寒湿痹型
211 / 按摩疗法
212 / 刮痧疗法
213 / 艾灸疗法

214 / 痰瘀阻滞型
215 / 按摩疗法
216 / 刮痧疗法
217 / 拔罐疗法

218 / 寒热错杂型
219 / 按摩疗法
220 / 刮痧疗法
221 / 拔罐疗法

222 / 脾肾阳虚型
223 / 按摩疗法
224 / 刮痧疗法
225 / 艾灸疗法

226 / 肝肾阴虚型
227 / 按摩疗法
228 / 刮痧疗法
229 / 拔罐疗法

附录：常见食物嘌呤含量表

第1章

痛风自我诊查
——知识先行

本章主要介绍什么是痛风、嘌呤与尿酸、痛风的早期预警与分期、痛风的防治、痛风的高危因素与多发人群、痛风性关节炎与其他类似关节炎的鉴别、痛风的并发症、痛风的用药须知、痛风的误区等系列基础知识,让您更好地了解痛风,进行自我诊查,做好痛风的防治工作。

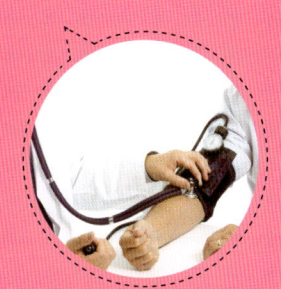

"白领病"痛风究竟是什么

本节主要为大家简单阐述什么是"白领病"痛风及其诊断要点,带领大家初步认识痛风,并附有古代一些患有痛风的风骚人物,让大家感受一下痛风的威力。

什么是痛风

痛风是一种嘌呤代谢紊乱所致的疾病,以高尿酸血症及由此而引起的痛风性急性关节炎反复发作、痛风石沉积、痛风石性慢性关节炎和关节畸形,并常累及肾脏引起慢性间质性肾炎和尿酸肾结石形成为主要临床特点。根据病因分为原发性和继发性两大类,原发性者除少数由于酶缺陷引起外,大多未阐明,常伴高脂血症、肥胖、糖尿病、高血压病、动脉硬化和冠心病等,属遗传性疾病。继发性则可由肾脏病、血液病及药物等多种原因引起。本病多见于40岁以上男性,绝经期后的妇女也有发生。本病常由于饮食失节、过劳、受寒或感染等多种因素复发,以春、秋季发作较多,且常在午夜突然发病。晚期常伴肾功能不全。

痛风属中医的"痹证""历节风""腰痛"范畴。痛风的病因是由于嗜食肥甘厚味、酗酒、过劳、紧张或感受风寒湿热等邪,致气血凝滞、痰瘀痹阻、骨节经气不通而发病。

痛风的病理变化为风热之邪,与湿相并,合邪为患;或素体阳盛肝旺,或酒食失节,蕴生痰热,均可致风湿热邪,或风夹痰热,滞留经络关节,痹阻气血,而为风湿热痹。风寒夹湿,袭入经络,凝涩气血,经气不通,而发为风寒湿痹。痹证日久不愈,气血运行不畅日久,则痰浊瘀血阻滞经络,而致关节刺痛、结节、畸形等症。邪恋伤正,脾肾阳虚,终致固摄无权,精微下泄,形体衰惫。

痛风常伴发肥胖、高血脂、高血压、冠心病、糖尿病等疾病,后期常因高尿酸血症易累及肾脏,引起肾功能不全,故应及时治疗高尿酸血症。

痛风应注意控制饮食,忌酒,禁食含嘌呤高的各种动物内脏、肉汤,以及一些高蛋白及高脂肪的鱼类、豆类。

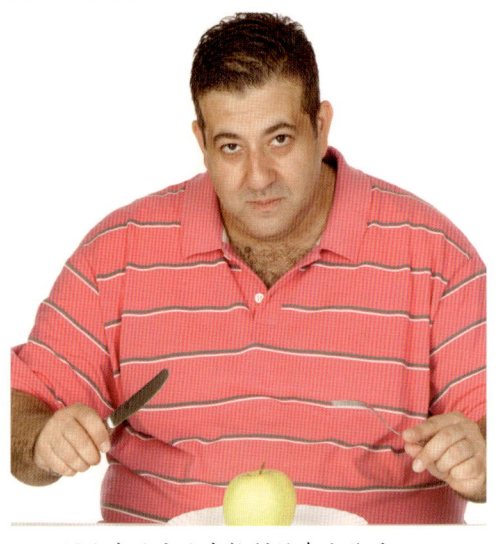

预防痛风应注意控制饮食和体重

诊断要点

1 多发于中年以上，以男性居多，突然发生，拇指、跖、踝、膝等单关节处红肿疼痛、活动受限，或跖趾、指间和掌指处有痛风石。

2 关节腔穿刺，取滑囊液旋光显微镜检查，可找到尿酸盐结晶；检查可发现血尿酸增高，可有肾尿酸结石或蛋白尿，以及肾功能减退等肾脏疾病。

痛风疯狂事，那些与你并肩的名人

在古代，痛风都好发于帝王将相和达官显贵中。如圣罗马帝国皇帝查尔斯五世和其子西班牙菲利普二世均患痛风，并因其致残。在法国和英国的历史上，有多位帝皇患有痛风，其中著名的麦狄西家族中有两位帝皇因严重痛风不能执政或继位数年就死于痛风。所以痛风也被称为"帝皇病"。

马其顿亚历山大大帝

马其顿亚历山大大帝，第一帝国年轻的领袖33岁就死了，根据他死前大病，无法行走上马的情况，历史学家们推测他患上了痛风，而且发作期吃肉喝酒导致急性痛风关节炎无法停止，最后竟导致尿酸浓度过高引发心脏问题而死亡。尽管这只是个传闻，但它显然是合理的。

本杰明·富兰克林

本杰明·富兰克林参与起草了《独立宣言》和美国宪法，在美国家喻户晓。但他的晚年却为痛风和肾结石所折磨，现代医学认为，是痛风引起的结石。

路易十四

路易十四，这位让法兰西成为欧洲当时最强国家的大人物活到了77岁，在位72年，但却因饮食不当患上了痛风。由此可见，饮食控制是日常生活中非常重要的一个环节。

拿破仑

拿破仑曾患痛风，按现在医学的说法属于继发性痛风，和大多数痛风都不一样，他是第二次被关押期间得了痛风。虽然他的小监狱（龙坞德庄园）居室的墙壁用当时最好的油墙纸，但岛上潮湿的气候导致大量的砷在环境中渗透，致使他慢性砷中毒，患了痛风和各种疾病。

查理五世

帝国皇帝查理五世是低地国家（指今天的荷兰、比利时、卢森堡一带）至高无上的君主。根据记载，查理五世的痛风在其老年时期一直折磨着他，当时他几乎已经不再与人会面，1547年取得决定性胜利后，他甚至没有参加一场宴会。当时的法国公使甚至认为，他能活下去就已经是一种奇迹了。

嘌呤与尿酸——痛风的罪魁祸首

痛风有两高，高嘌呤和高尿酸，本节主要阐释何为尿酸、正常的尿酸水平、血尿酸升高的两大途径与意义以及尿酸排出体外的意义。

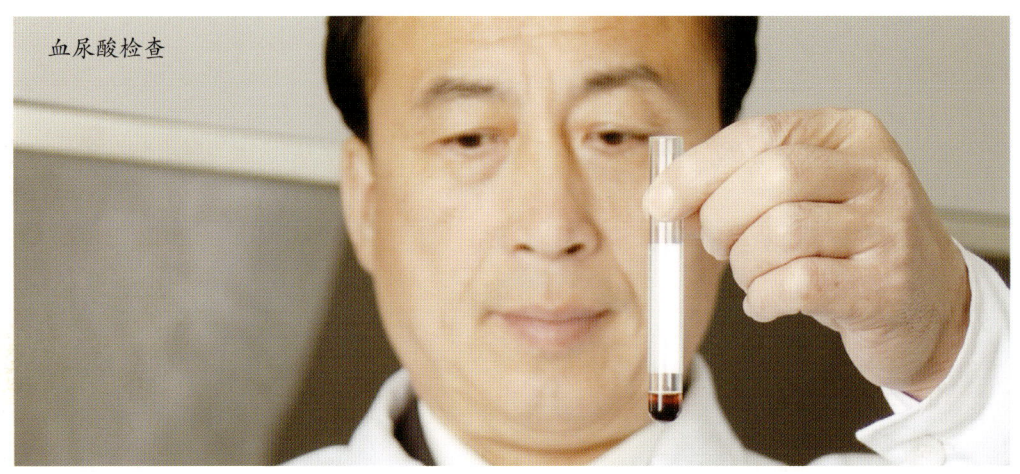

血尿酸检查

什么是尿酸

尿酸是鸟类和爬行类的主要代谢产物，微溶于水，易形成晶体。正常人体尿液中产物主要为尿素，含少量尿酸。

体内的老旧细胞，还有食物，尤其是富含嘌呤的食物（如动物内脏、海鲜等）在体内新陈代谢过程中，其核酸氧化分解产物就有嘌呤（这种内源性的嘌呤占总嘌呤的80%）。体内产生嘌呤后，会在肝脏中再次氧化为2，6，8-三氧化嘌呤，又称为尿酸。2/3尿酸经肾脏随尿液排出体外，1/3通过粪便和汗液排出。可见嘌呤是核酸氧化分解的代谢产物，而尿酸是嘌呤的代谢最终产物，其中的嘌呤环没有解开。

尿酸高是人体内有一种叫作嘌呤的物质因代谢发生紊乱，致使血液中尿酸增多而引起的一种代谢性疾病。体内尿酸每日的生成量和排泄量大约是相等的。生成量方面有1/3是由食物而来，2/3是体内自行合成；排泄途径则是1/3由肠道排出，2/3从肾脏排泄。上述各种途径只要有任何一方面出问题，就会造成尿酸升高。尿酸上升，就会阻碍血液分泌尿酸的过程，使尿酸无法排出。尿酸过高，也会引发其他疾病。

过去痛风患者比较少见，如今却多了起来，不仅仅是中老年人发病，还出现了年轻化的趋势，成了一种常见病。

注：女性尿酸的正常参考值比男性低60~70微摩尔/升，通常要到停经期后尿酸值才逐渐上升，并接近成年男性的数值。

正常的血清尿酸水平

正常情况下，体内的尿酸大约有1200毫克，每天新生成约600毫克，同时排泄掉600毫克，处于平衡的状态。但如果体内产生尿酸过多来不及排泄或者尿酸排泄机制退化，则体内尿酸滞留过多。当血液尿酸浓度大于7毫克/分升，就会导致人体体液变酸，影响人体细胞的正常功能，长期置之不理将会引发痛风。

正常人体内尿酸的生成与排泄速度较恒定。体液中尿酸含量变化，可以充分反映出人体内代谢、免疫等功能的状况。

血尿酸升高的两大途径

体内尿酸过多

①嘌呤摄入过多：血尿酸含量与食物内嘌呤含量成正比。摄入的食物内RNA的50%、DNA的25%都要在尿中以尿酸的形式排泄，严格限制嘌呤摄入量可使血清尿酸含量降至60微摩尔/升（1.0毫克/分升），而尿中尿酸的分泌降至1.2毫摩尔/升（22毫克/分升）。

②内源性嘌呤产生过多：因为嘌呤最主要的用途是DNA和RNA的构成成分，当细胞RNA和DNA氧化分解过多，合成减少，就会有大量的DNA和RNA碎片产生，也就是更多的嘌呤产生，DNA分解碎片越多，嘌呤自然就越多，这是内源性尿酸的主要来源。

肾清除血尿酸减少

持续血尿酸高的患者中90%有肾处理尿酸功能的异常。在高尿酸血症并有痛风的患者中，给予其不同的尿酸负荷，其尿酸盐清除与肾小球滤过率的比值要低于正常人群。尿酸分泌的减少可能与肾小球滤过率的降低、肾小管分泌减少或肾小管重吸收有关。

①血尿酸升高的意义。血尿酸增高主要见于痛风，但少数痛风患者在痛风发作时血尿酸测定正常。血尿酸增高无痛风发作者为高尿酸血症。

②在细胞增殖周期快、核酸分解代谢增加时，如白血病及其他恶性肿瘤、多发性骨髓瘤、真性红细胞增多症等血清尿酸值常见增高。肿瘤化疗后血尿酸升高更明显。

③在肾功能减退时，常伴有血清尿酸增高。可见于肾脏疾病如急慢性肾炎，其他肾脏疾病的晚期如肾结核、肾盂肾炎、肾盂积水等。

④氯仿中毒、四氯化碳中毒及铅中毒、子痫、妊娠反应及食用富含核酸的食物等，均可引起血中尿酸含量增高。

尿酸排出体外的两条通路

人体生成的尿酸不再被分解利用，几乎全部排出体外。排出的途径有两条：

①通过肾脏随尿排出。这是最主要的排出途径，60%～70%的尿酸由这一途径排出。所以完整的肾小球和肾小管功能状态是保证尿酸排泄的重要条件，肾脏有病变时尿酸排泄减少，血中尿酸升高而引起痛风属于继发性痛风。尿量与尿pH值也是尿酸能否由肾脏充分排泄的重要条件。当饮水量不足而致尿量减少，尿液偏于酸性时（尿pH值低于5.5），尿酸就不容易溶解于尿中随尿排出，而易沉积于肾脏内，即使肾功能完全正常也是如此。

②通过肠道随粪便排出。一个健康成人按每日生成600～700毫克尿酸计算，400～500毫克由肾脏排出，150～200毫克由肠道排出。肾脏排泄尿酸的能力是有限度的。当尿酸生成量过多，超过了肾脏排泄的最大限度时（肾脏每日尿酸的最大排泄量为1000毫克），血尿酸即升高，尿酸就易在关节、肾脏沉积而导致痛风。

所以为了使尿酸充分排出，就必须有足够的饮水，使尿量充足。

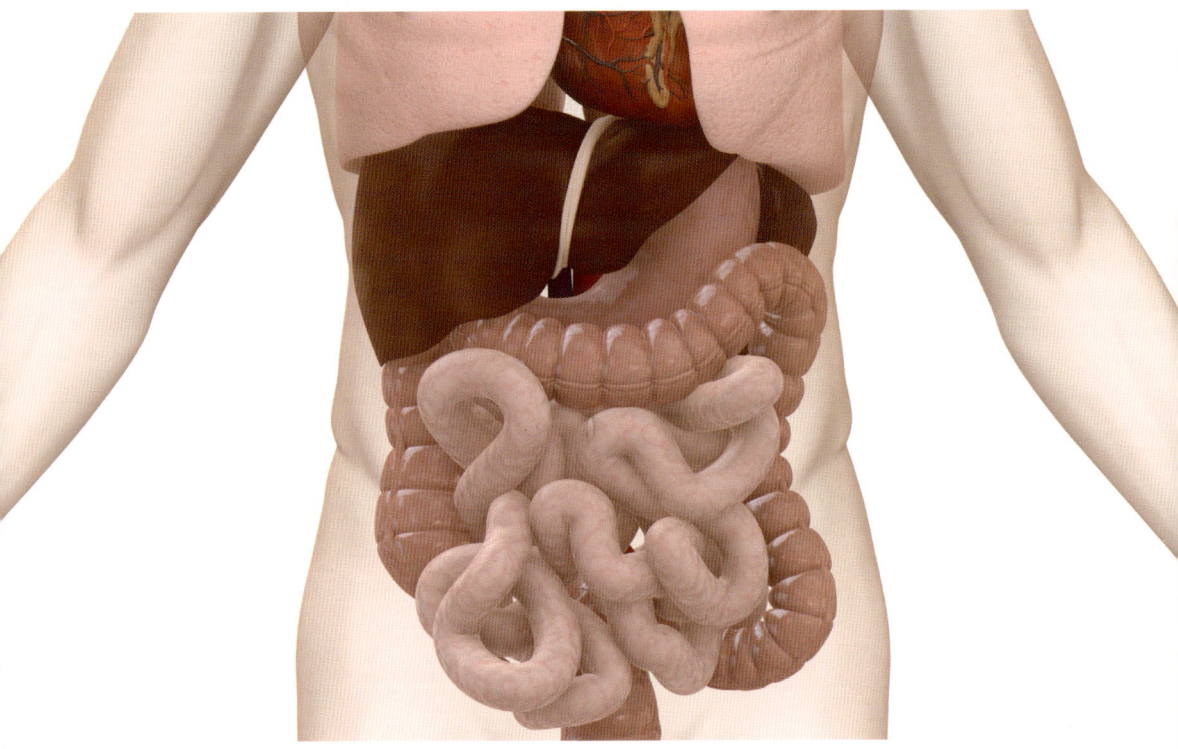

人体排出尿酸的第二条通路——肠道

痛风的早期预警与诊断

痛风发作,往往会令人痛不欲生,我们要做到及时发现并积极治疗。本节主要介绍痛风典型症状、痛风的四大分期,以及各分期主要症状。

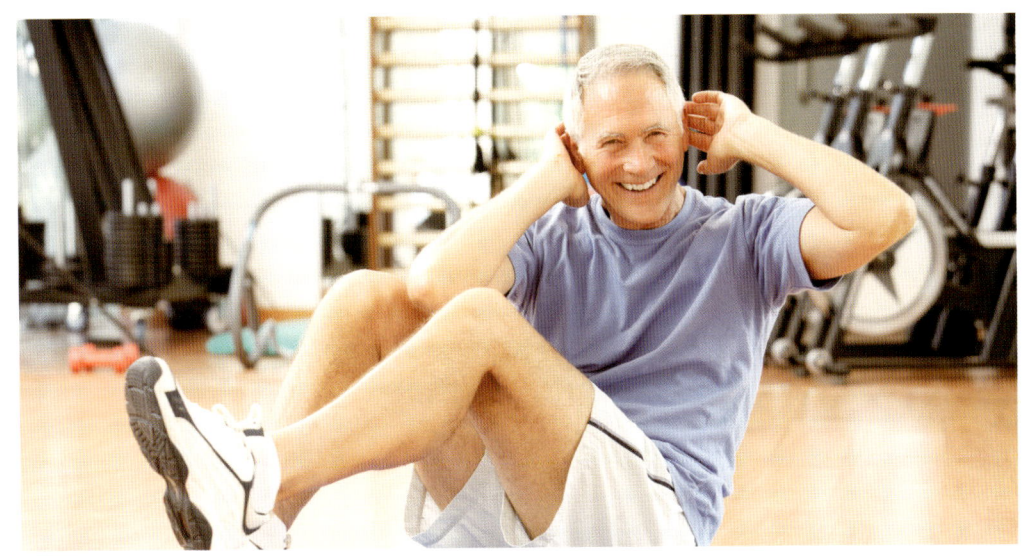

痛风发作时,多疼痛不堪,因此要早预防,早阻止

尿酸盐结晶——诊断痛风的黄金指标

在痛风病人的发病过程中,会出现一种坚硬如石的结节,称为"痛风石",又名痛风结节。

这是尿酸钠结晶沉积于软组织,引起慢性炎症及纤维组织增生形成的结节肿。痛风石最常见于耳轮,亦多见于踇趾的第一跖趾关节、指、腕、肘及膝关节等处,少数病人可出现在鼻软骨、舌、声带、眼睑、主动脉、心瓣膜和心肌。在关节附近的骨骼中侵入骨质,形成骨骼畸形,或使骨质遭受损毁。这种痛风结节也可在关节附近的滑囊膜、腱鞘与软骨内发现。痛风石大小不一,小的如芝麻,大的如鸡蛋。

一般认为,血尿酸在0.54毫摩尔/升以上时,50%患有痛风石。多见于起病后的某个时期,平均为10年左右。总之,血尿酸浓度越高,病程越长,发生痛风石的机率就越大。痛风石逐渐增大后,其外表皮肤可能变薄溃破,形成瘘管,排出白色粉笔屑样的尿酸盐结晶物,经久不愈。由于尿酸有抑制细菌的作用,继发感染少见。发生在手足肌腱附近的结石,常常会影响各关节的活动,严重时需进行手术治疗。

痛风的分期及临床症状

临床上一般将痛风分为四期，但并非每位痛风病人都经过这四个时期。痛风的四个分期包括无症状的高尿酸血症、急性痛风关节炎、发作间期、慢性痛风关节炎等。肾结石可在第二至第四期间发生。

第一期——无症状的高尿酸血症

在这个时期的病人，血清中的尿酸浓度会增高，但并未出现关节炎、痛风石或尿酸结石等临床症状。部分男性会在青春期即发生，且可能有家族史，女性多在停经期才出现。无症状的高尿酸血症可能终其一生都会存在，但也可能会转变成急性痛风关节炎或肾结石，临床有10%～40%的病人会先发生肾结石症状。

第二期——急性痛风关节炎

这时期的病人会在受累关节部位出现剧痛症状，在病发的早期多侵犯单一关节（占90%），其中约有半数发生于一脚掌骨关节，中后期可能会累及多处关节。痛风常犯部位包括大脚趾、脚背、脚踝、脚跟、膝、腕、手指和肘等部位。

一般而言，痛风多在晚上发作，见剧痛、关节发炎，甚至发热，多见于饮食过量、饮酒、服药、外伤或手术后，有时脚踝扭伤也会引发，尤其是脱水时。患者睡前可无任何异样，但痛风发作时，剧痛会让人从梦中痛醒，且受犯关节会出现严重红肿热痛现象，可伴发冷与颤抖并因之加重。严重可出现关节肿大积水，且抽取液会出现黄浊，这里需与蜂窝组织炎或细菌性关节炎相鉴别。

第三期——发作间期

痛风的发作间期是指病人症状消失的期间，即临床上病人未出现任何症状。发作间期长短不等，可能会持续一两天至几周，约7%的病人很幸运，他们的痛风会自然消退，不再发作，但大多数病人会在一年内复发。反复发作后倾向于多关节性，病情较严重，时间较长，且伴随发热。

第四期——痛风石与慢性痛风关节炎

罹患痛风石与慢性痛风关节炎的人多为慢性发展，在体内会有尿酸结晶沉积在软骨、滑液膜及软组织中，形成痛风石，而且血中的尿酸浓度越高，患病的间期越久，沉积的痛风石越多，后期会影响血管与肾，造成严重肾功能衰竭，并造成排泄尿酸异常的恶性循环。

常常沉积痛风石的部位很多，如耳朵、手部、肘部、跟腱、脚踝或脚趾，有时会引起局部溃疡，甚者需进行截除手术。严重者会引起关节变形，足部变形严重时可影响穿鞋。此外，发生肾结石的危险性随血尿酸增高而增加，常引起肾脏病变，肾衰竭后可能需接受血液透析，这也是引起痛风病人死亡的主要原因之一。

此外，此时期痛风常并见肥胖、高脂血症及高血压。

痛风六防早知晓

痛风如果治疗不及时的话,最终通常会发展成为痛风性肾病,造成肾功能衰竭。那么,如何做到有效预防痛风?有效预防痛风可从以下几方面进行。

防止受寒和疲劳过度

受寒及过度劳累均可使人体自主神经调节紊乱,易致体表及内脏血管收缩,包括肾血管的收缩,从而引起尿酸排泄减少。痛风病人要在冬季或者气候转换时注意保暖,避免受寒,日常生活中也应注意劳逸结合。

防肥胖,别让肥胖掌控你的人生

肥胖是痛风发病的危险因素。肥胖者的血尿酸水平通常高于正常人。因此,肥胖者应当减肥,主要措施是控制总热量,限制脂肪摄入及坚持参加体育锻炼。一般减肥应以2~3周内减重2千克左右为宜。

防酗酒,别让酒偷走你的健康

饮酒是痛风发作的最重要诱因之一。酒类本身可提供嘌呤原料,如啤酒内就含有大量嘌呤成分。因此,大量饮酒可致痛风发作,长期慢性饮酒可发生高尿酸血症。痛风病人应当戒酒,一时戒不掉也要注意避免大量饮酒,更忌酗酒。

防高嘌呤饮食,慎防病从口入

嘌呤是尿酸生成的来源,如果进食含嘌呤量大的食物极易诱发高尿酸血症,诱使痛风发作。目前已知含嘌呤量大的食物主要有肝、肾、心脏、胰脏等动物内脏,沙丁鱼、凤尾鱼、鳕鱼、大马哈鱼等鱼类及其鱼卵,咸猪肉、羊腿肉、松鸡、野鸡、鸽肉等动物肉类。

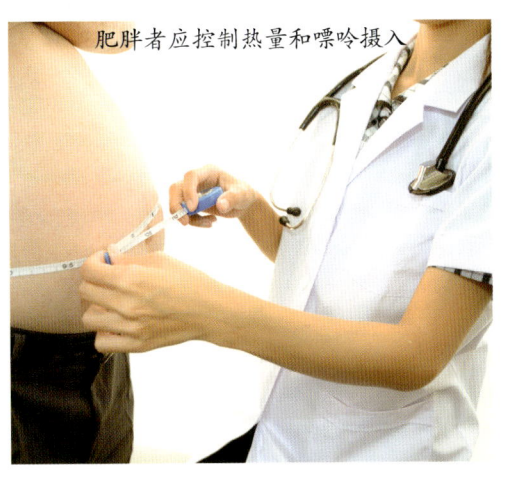

肥胖者应控制热量和嘌呤摄入

痛风病人要少吃或不吃上述食物。

防剧烈运动,拿捏好正确的保健方式

剧烈运动后体内乳酸产生增加,可抑制肾小管排泄尿酸而使血尿酸升高。剧烈运动还可致出汗过多,机体失水而使血容量、肾血流量减低从而影响尿酸排泄,引起一过性高尿酸血症。所以,痛风病人不宜剧烈运动。

防高血脂,别让血脂做了"隐形杀手"

高脂血症患者血液呈高凝状态,可促进动脉粥样硬化的发生与发展,并且高脂血症患者常伴肥胖和高尿酸血症,高脂血症既构成痛风的危险因素,又将增加痛风病人的心血管并发症,降低病人生活质量。因此,痛风病人要定期测定血脂。必要时服用降脂药,防止痛风发作。

痛风的高危因素及多发人群

痛风主要有七大高危因素,分别为性别、年龄、体重、职业、饮食、饮酒、遗传,同样,痛风的高发人群与这些因素息息相关。

性别因素	男人比女人易患痛风,男女发病比例为20∶1,而且女性患痛风几乎都是在绝经以后。
年龄因素	年龄较大的人比年轻人易患痛风,发病年龄为45岁左右。不过近年来由于生活水平提高,痛风还在向低龄化发展。
体重因素	肥胖中年男性易患痛风,尤其是不爱运动、进食肉类蛋白质较多、营养过剩的人比营养一般的人易患痛风。
职业因素	企事业单位、教师、私营企业主等社会应酬较多和脑力劳动者易患痛风。
饮食因素	进食高嘌呤饮食过多的人易患痛风,贪食肉类的人比素食的人易患痛风。
饮酒因素	酗酒的人较不饮酒的人更容易患上痛风。
遗传因素	痛风是种缺陷性疾病,具有一定的遗传性。早在古代就有发现痛风具有一定的家族遗传倾向。痛风的遗传因素决定了有家族史患者病发较多,病情也相对严重。

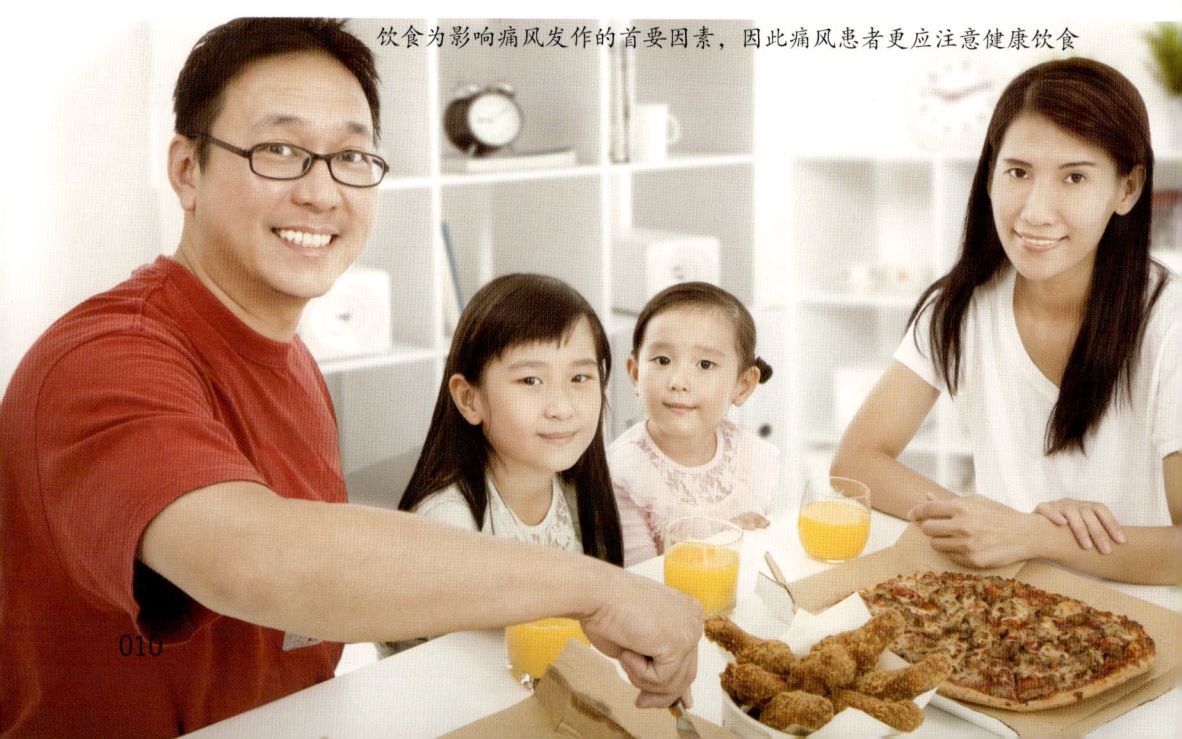

饮食为影响痛风发作的首要因素,因此痛风患者更应注意健康饮食

你离痛风多远——痛风自测小问卷

① 您的性别?
A 女
B 男

② 您的年龄?
A 45岁以下
B 45岁以上

③ 您是否患有慢性疾病,如高血脂、高血压、糖尿病、慢性肾病、动脉粥样硬化?
A 无
B 患有其中一项或患有其中多项疾病

④ 您的饮食结构与下列哪种最接近?
A 素荤搭配,以素食为主,如粮谷类主食、水果、蔬菜,很少吃海鲜、肉类、动物内脏
B 喜欢吃辛辣刺激的食物,经常食用海鲜、肉类、动物内脏

⑤ 您的家族中是否曾经有亲属患痛风病?
A 否
B 是

⑥ 您是否喜欢诸如游泳、爬山、打球等运动?
A 是
B 否

⑦ 您是否肥胖?
A 否
B 是

⑧ 您的睡眠时间是否每天八小时以上?
A 是
B 否

⑨ 您的职业是?
A 白领
B 其他

⑩ 你是否酗酒?
A 否
B 是

注:选A为得1分,选B为2分,总分超过15分者存在较大的患病可能,建议就医明确。

轻松鉴别痛风性关节炎和其他疾病

在诊断时,应注意与症状相类似的关节疾病加以区分,以免发生误诊,只有明确地鉴别清楚痛风与其他关节疾病,才能更好地防治痛风。

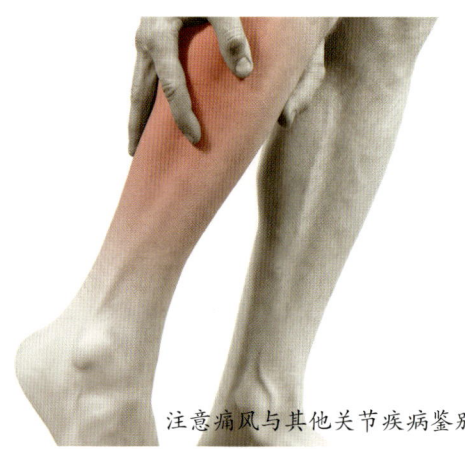
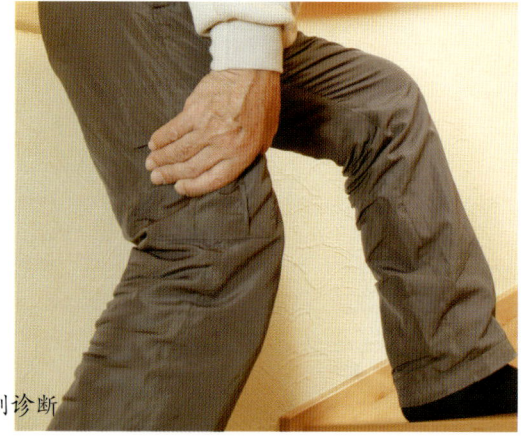

注意痛风与其他关节疾病鉴别诊断

痛风性关节炎 VS 类风湿性关节炎

① 痛风性关节炎主要以男性多见;类风湿性关节炎则以女性居多。

② 痛风性关节炎初起时都是单个关节,且以大脚趾的跖趾关节多见;类风湿性关节炎起病大多是对称性关节炎。

③ 痛风性关节炎血尿酸升高,关节的滑液检查可查到尿酸结晶,血沉一般不快,类风湿因子阴性;类风湿性关节炎血尿酸正常,关节滑液检查可发现类风湿因子,血沉大多增快,类风湿因子为阳性。

④ 痛风性关节炎的关节变形主要以尿酸结石沉积于关节周围为主;类风湿性关节炎是关节的软骨和骨破坏、脱位引起。

⑤ 痛风性关节炎发作快,消退也快,来去匆匆有如风之感。

⑥ 痛风性关节炎应用秋水仙碱治疗,能使关节症状迅速改善;类风湿性关节炎却需用激素和非甾体类抗炎药治疗才能改善关节症状。

痛风性关节炎 VS 风湿性关节炎

① 痛风多见于老年男性,约占95%,女性则以更年期后发病,部分有痛风家族史,多有漫长的高尿酸血症史。

② 风湿性关节炎多发于青少年女性,常累及四肢大关节,呈游走性疼痛;血清抗链球菌溶血素"o"滴度增高。

痛风性关节炎 VS 骨关节炎

① 痛风性关节炎患者多为40岁以上男性。双足的足趾关节为易发部位，踝关节等其他关节也可受累。发作突然，局部剧痛、红肿，发作时皮肤可破溃。部分患者在耳轮、尺骨鹰嘴、肘骨结节及手足等处可发现痛风石。实验室检查可见血尿酸增高，关节滑液偏振光显微镜检查可见到已折射的尿酸盐结晶。X线检查可显示软骨下骨质呈穿凿样囊状骨缺损。

② 骨关节炎发病年龄多在40岁以上，无全身症状。关节局部无红肿现象，受损关节以负重的膝、脊柱等较常见，无游走现象，肌肉萎缩和关节畸形不显著。X线检查显示关节周围钙质沉着，关节边缘呈唇样增生，骨沉形成，血沉正常，RF阴性。检查受累关节可见关节肿胀、压痛，活动时有摩擦感或"咔嗒"声，病情严重者可有肌肉萎缩及关节畸形。

痛风 VS 假性痛风

① 假性痛风病人血尿酸不高，尿中尿酸排量也不增多。

② 假性痛风之关节炎症主要侵犯膝、髋等较大的关节，以足部的跖趾关节起病极为少见。

③ 假性痛风病人无痛风性肾病和尿酸性肾结石形成。

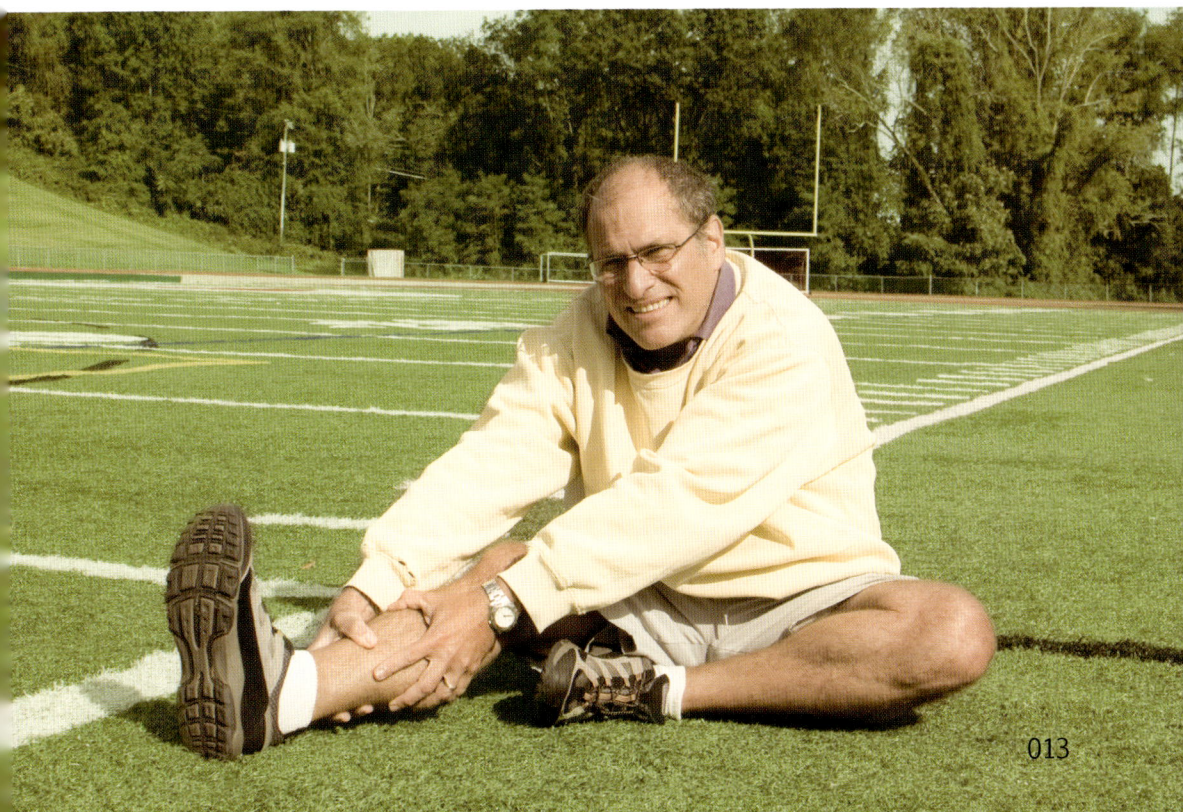

不得不提的痛风并发症

痛风多发于中老年人,可伴有多种并发症,了解其并发症对于治疗痛风也有很大的意义,以下主要为大家介绍痛风常见的八种并发症。

痛风并发肾病、尿路结石

痛风还会引起尿酸性尿路结石,主要是因为尿酸的浓度过高,那么就会很容易形成晶体,一般都是在泌尿系统沉积,主要表现为排尿困难,还会出现泌尿系统感染,有的患者甚至还会出现肾盂扩张肾积水等症状。

痛风并发高血压

痛风患者常伴高血压病,资料显示痛风患者有58.8%的人群患有高血压病。有学者认为高尿酸血症与高血压病可能有相关性,并认为高尿酸血症是高血压的一个危险因子,有高尿酸血症者易患高血压病。其原因尚不清楚,目前怀疑为痛风素质的反应,也可能与高胰岛素血症有一定的关系。

痛风并发高脂血症

高脂血症明显与血尿酸增高有关。资料显示,痛风患者75%～80%伴有高脂血症,而高脂血症患者60%～80%伴有高尿酸血症。血尿酸与三酰甘油数值有显著的正相关。有学者认为高三酰甘油可降低肾尿酸排泄,是痛风的原因之一。

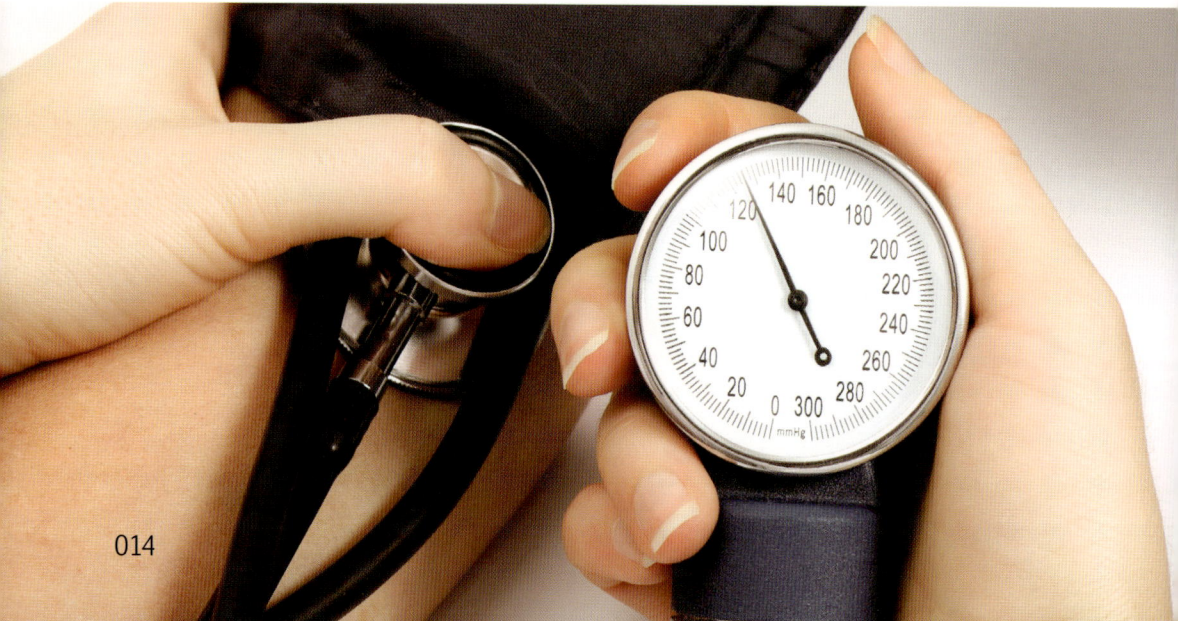

痛风并发高血压者应定期监测血压

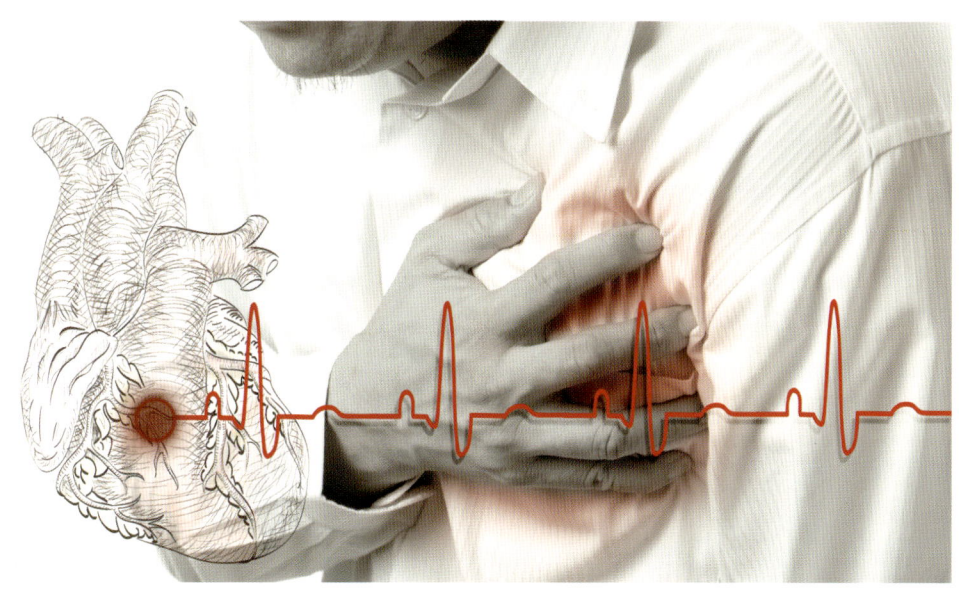

痛风并发心肌梗死

痛风并发糖尿病

痛风患者常并发糖尿病。痛风与糖尿病两者有许多共同的影响因素，如年龄、肥胖等。人类尿酸值像血糖一样，随着年龄的增加而有升高倾向。有学者认为过高的血尿酸浓度可直接损害胰腺J3细胞，从而诱发糖尿病。甚至部分痛风患者存在胰岛素抗体，会加重糖尿病。后期痛风的骨节损伤严重，极容易并发糖尿病病足。

痛风并发冠心病

有学者将高尿酸血症视为冠心病的危险因素之一。甚至有人称之为"痛风性"心脏病。但高尿酸血症是否可以作为冠心病的危险因素还是存在争议的，另有学者认为尿酸与冠心病的发生、心血管病病死率并无因果关系。

痛风并发骨质疏松

痛风患者大都年纪较大，容易并发骨质疏松症。骨质疏松即骨质疏松症，是多种原因引起的一组骨病，骨组织有正常的钙化，钙盐与基质呈正常比例，以单位体积内骨组织量减少为特点的代谢性骨病变。在多数骨质疏松中，骨组织的减少主要由于骨质吸收增多所致，以骨骼疼痛、易于骨折为特征。

痛风并发肥胖

痛风多见于肥胖者。肥胖的定义是人为的，目前多数以标准体重为依据。标准体重（千克）=身高（厘米）-105，或身高（厘米）-100后再乘以0.9（男性）或0.85（女性）。体重超过标准体重的20%为肥胖症，在10%~20%之间为超重。

痛风用药需谨慎

对于痛风患者而言，药物治疗是很有必要的，但痛风药物选择有讲究，痛风患者应在医生指导下，正确使用各种药物。

降压药选择有学问

（1）利尿剂：所有排钾利尿药如速尿、寿比山、北京降压零号等均具有升高血尿酸、增加肾脏尿酸盐沉积、促进痛风性肾病发生的作用，痛风伴高血压者，应尽量不用这些利尿药。

（2）钙拮抗剂：钙拮抗药种类很多，不同的钙拮抗剂对血尿酸的影响也不一样。其中硝苯地平类如心痛定、尼福达，尼卡地平类如硝苯苄啶等长期服用可使血尿酸水平明显升高；尼群地平类如硝苯乙吡啶、尼索地平类如硝苯异丙啶等对血尿酸影响稍小；左氨氯地平如施慧达对血尿酸几乎无影响；氨氯地平类如络活喜兼有降尿酸的作用。因此痛风伴高血压和心绞痛者，应优先选用这类药物。

（3）β受体阻滞剂：这类药中有些阻碍尿酸排泄，升高血尿酸作用较明显，如心得安、心得乐等；有些药物对尿酸影响极小，如倍他乐克、倍他心安等。

（4）血管紧张素转换酶抑制剂：这类药有促进尿酸排泄作用，是治疗高血压伴痛风或高尿酸血症的良药，如同时合并充血性心衰者，此类药是最佳选择。但也有人质疑，认为使用此类药后肾总血流量减少，使尿酸排出减少，诱发或加重痛风。这类药物临床上常用的有洛汀新、依那普利、卡托普利等。

（5）血管紧张素Ⅱ受体拮抗剂：这类药物降压作用平稳持久，对心、肾、脑等器官均有保护作用，因此对于高血压伴痛风或兼有心衰者，疗效尤佳。代表药有氯沙坦类如科素亚、缬沙坦类如代文等，但此类药物中替米沙坦类如美卡素有升高尿酸的不良作用，因此痛风和高尿酸血症患者最好不用。

阿司匹林使用需讲究

痛风急性发作时，患者往往疼痛难忍。但要提醒大家，此时切不可服用阿司匹林、扑热息痛等药物止痛，否则可能诱发高尿酸血症，加重病情。长期服用中等剂量阿司匹林，即每天1~2克，还可能因抑制肾小管排泄尿酸，诱发高尿酸血症。

勿让您的健康输给痛风误区

只有正确认识到痛风的各方面,人们才能更好地防治痛风,因此,规避痛风误区,对痛风误区说不,也具有非常重要的作用。

误区一:只要不痛,血尿酸再高也不用管它

如果不及时有效地控制高尿酸血症,就会导致痛风性关节炎反复发作,并由急性转为慢性。高尿酸血症还可导致关节畸形、虫蚀样、斧凿样骨缺损或骨折,急性肾衰或尿毒症。动物实验和人体研究的结果均显示,长期高尿酸血症可诱发和加重糖尿病、冠心病、中风等现代流行病的发生和发展。

专家建议:只要血尿酸水平超过正常值上限,就要到医院咨询。血尿酸水平超过480微摩尔/升就必须高度重视,开始考虑药物治疗。

误区二:血尿酸降到正常后,不需继续服用降尿酸药物

有些患者确实是这么认为的,也是这么做的。但结果如何呢?大部分患者血尿酸又升上去了。这是因为:

肾脏对尿酸的排泄减少和体内尿酸的合成增加是导致血尿酸水平升高的主要原因。其中90%的患者是因肾脏对尿酸的排泄减少所致,只有不到10%的患者因尿酸合成增加引起。饮食控制只能减少体内尿酸合成的原料,使尿酸合成减少,不能改善肾脏对尿酸的排泄。

目前临床上应用的降尿酸药物主要有

血尿酸降至正常后,仍应在医生的指导下服药

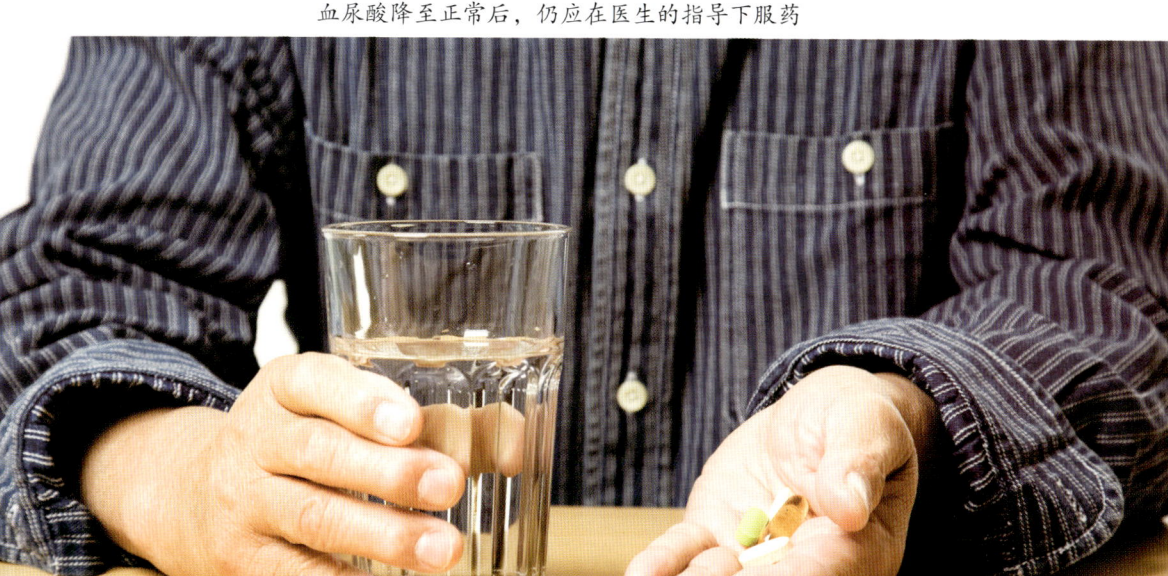

两类,一类为抑制尿酸合成的药物,如别嘌醇,一类为促进肾脏尿酸排泄的药物,如苯溴马隆。这两类药物均有较好的降尿酸能力,停止服药后,尿酸代谢和排泄就会逐渐恢复原态。因此血尿酸降至正常后,停止服药,血尿酸水平会逐渐升高。

正确的做法是:当血尿酸降至正常后,在医生的指导下,逐渐减量,直到找到一个最小维持量,然后长期维持治疗。

误区三:决不能吃豆制品

在嘌呤的含量表中,黄豆、黑豆等豆类的确是属于含嘌呤较高的食物。比如,100克黄豆中就含有116.5毫克嘌呤。因此,许多痛风患者"望豆生畏"。甚至有很多医生也郑重警告病人绝对不要吃豆腐和豆浆。

众所周知,发生痛风的大多是经常大鱼大肉、喜欢吃海鲜和河鲜的人,素食主义者很少发生痛风。而素食主义者吃的菜,比如素鸡、素火腿,大多都是由大豆制作而成,为什么他们的嘌呤并不高呢?

这是因为在大豆制作成豆腐、豆干、素食的过程中,大量嘌呤会随之而流失,所以,豆制品中的嘌呤含量很少。而且,豆腐中的蛋白质有利于促进尿酸盐的排泄,是痛风病人饮食中很好的蛋白来源。

那豆浆能喝吗?豆浆是由黄豆制作的,在制作过程中,嘌呤的确基本上没有损失。

但是,一杯豆浆的嘌呤总量是不多的,因为一杯浓豆浆所用黄豆也就20克,所含的嘌呤约为38毫克,相当于25克瘦肉中所含的嘌呤。而且,日常购买的散装豆浆大多比较稀,嘌呤含量更低。如果喝的是五谷豆浆,嘌呤含量还要少得多。所以,喜欢喝豆浆的痛风患者,在痛风缓解期,喝一杯豆浆是没有问题的,只是要注意,在喝豆浆的同时,相应减少肉类的摄入量。

只要控制一天食物中的嘌呤总量,适量食用豆浆和豆制品来替代肉类,是有益健康的食物选择。但是,应该注意的是,肾功能减退者需限制豆制品的摄入量。

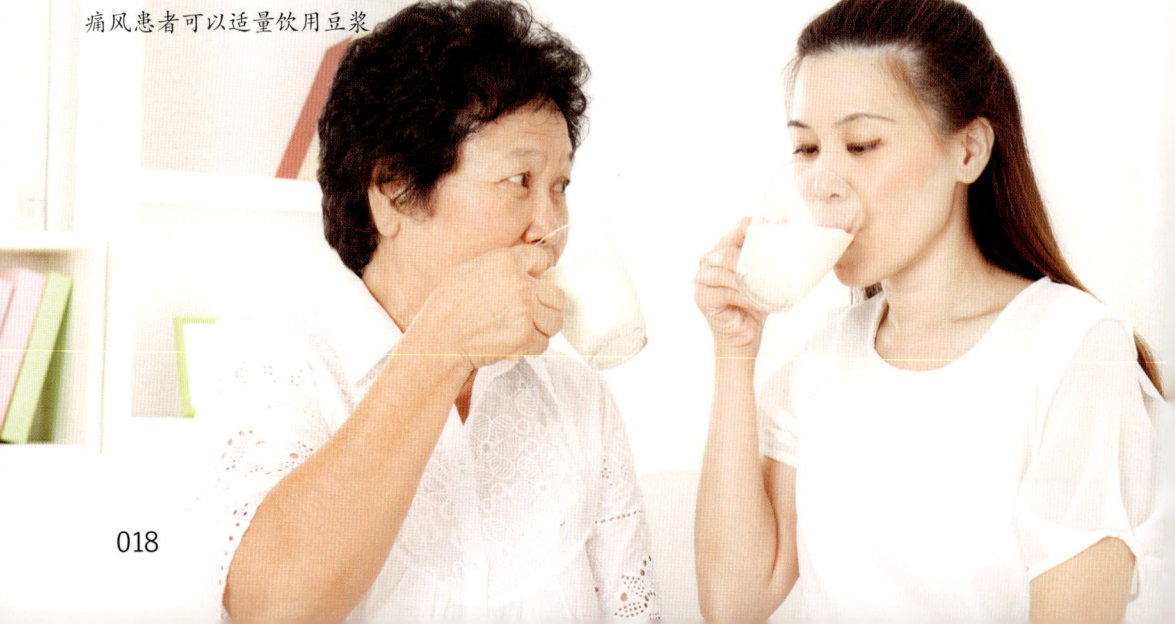

痛风患者可以适量饮用豆浆

第 2 章

把吃出来的痛风吃回去

痛风是人体嘌呤代谢紊乱引起的疾病，与人们的生活方式和饮食习惯等密切相关。因此，明确饮食原则、调整饮食结构以及合理选择食物是日常生活中预防和改善痛风不可或缺的环节。

本章主要从痛风患者如何选择食物、如何合理饮食搭配以及痛风饮食禁忌等方面做了详细的解说，并附有相关食谱，让患者不需要纠结于吃什么、怎么吃的问题，同时介绍了适宜痛风患者的烹调方法，让痛风患者吃得放心，吃得健康。

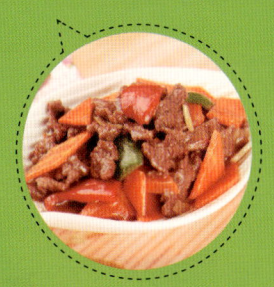

第1节 痛风的饮食原则——五要五不要

痛风是人体嘌呤代谢紊乱引起的疾病，与人们饮食习惯密切相关。科学合理的饮食原则，可以有效地降低痛风的发病率，减轻痛风的症状。

要限制外源性嘌呤的摄入

嘌呤是细胞核中的一种成分，只要含有细胞的食物就含有嘌呤，动物性食品中嘌呤含量较多。痛风患者禁食内脏、骨髓、海味、发酵食物、豆类等。嘌呤存在于细胞核中，是一切生物细胞的基本成分。几乎所有的生物都含有嘌呤，只是含量不同而已，动物性食品中嘌呤含量较高。而嘌呤含量很高的食物如动物内脏、沙丁鱼、凤尾鱼、小鱼干、牡蛎、蛤蜊、浓肉汤、浓鸡汤、火锅汤等要避免食用。

要适当控制体重

防治痛风要适当控制体重，应自觉保持理想体重，超重或过度肥胖就应该减轻体重。不过，减轻体重应循序渐进，否则容易导致酮症或痛风急性发作。研究发现肥胖是高血压、高脂血症、高尿酸血症及痛风的重要原因。超重的痛风患者要减少食物量，避免肥肉、油煎、油炸等脂肪含量高的食物，因为脂肪促进尿酸的潴留，减少尿酸的排泄。应以米饭、馒头、面食作为主食。

要合理摄入蛋白质和脂肪

蛋白质可根据体重，按照比例来摄取，1千克体重应摄取0.8克至1克的蛋白质，并以牛奶、鸡蛋为主。如果是瘦肉、鸡鸭肉等，应该煮沸后去汤食用，避免吃炖肉或卤肉。

饮食要清淡，要控制盐的摄入

痛风防治应注意保持清淡的饮食，尤其应当控制盐的摄入。摄入过量的盐，容易引发高血压、水肿、胃癌、心脏疾病等。因此，日常生活中，我们应该尽量少吃盐，尤其是痛风患者，每天盐的摄入量更应该严格限制在5克以内。

要多饮水

每天喝水2000～3000毫升，通过尿液促进体内尿酸的排出，还可降低尿中的尿酸浓度，预防尿道结石，延缓肾脏进行性损害。为了防止夜尿浓缩，夜间也应补充水分。

不要饮酒

禁酒！酒精容易使体内乳酸堆积，抑制尿酸排出，从而诱发痛风。饮含酒精类的饮料，也是痛风或高尿酸血症患者的一大禁忌。各种酒类均可引起痛风发作。其原因如下：酒中的乙醇可直接加快人体内嘌呤合成的速度，使其产量增加；乙醇还可导致人体内乳酸合成增加，而乳酸可抑制肾脏排泄尿酸的功能，容易引起泌尿系统结石；某些酒类，尤其是啤酒在发酵过程中可产生大量嘌呤，对痛风患者很不利。在一般人的心目中总认为啤酒没有什么度数，比较安全，但对痛风患者并非如此，甚至应当将其列为首要禁忌。

不要使用抑制尿酸排出的药物

一些降压药或其他药物有抑制尿酸排出的作用，这不利于体内的尿酸盐排出体外，并容易在体内形成结晶，加重痛风的症状。

不要喝汤

桌上的汤越来越多样化，喝汤虽然也是一种很好的滋补方式，但对于痛风患者来说，并非如此。喝太多含嘌呤、盐分过高的汤，往往会诱发或加重痛风症状。在外就餐时，一般的速溶汤和餐厅的菜汤，含盐量在1.2%～2%，也就是100毫升的汤里面就含有1.2～2克盐。这样做出的汤菜更加鲜美，一不小心，两碗汤下肚，就可能吃下了5克盐。按照世界卫生组织的推荐，一个人每天摄入的食盐量不应超过5克。如果喝下两碗汤，再加上菜肴中的盐，一天的盐摄入量就会大大超标。另外，嘌呤高温易溶于水，喝汤就等于直接摄入嘌呤，在排骨汤、鸡汤等肉类的汤中，含有大量的脂肪、胆固醇和嘌呤，更需要注意。因此，不要用汤来泡饭，吃汤面或火锅时也最好不要喝汤。

盐摄入过多不但容易引起高血压等并发症，还会影响钙等矿物质的吸收效果。在营养上，肉汤不放盐也是完全可以的，因为排骨、鸡肉等动物食材经过长时间的炖煮，其中的鲜味物质已溶出，不需要再通过放盐来提高鲜味。总的来说，痛风患者在外就餐，无论是菜汤还是肉汤，多鲜多美味，为了减少关节疼痛，还是尽量少喝，不能为了一时口腹之欲，拿自己的健康开玩笑。

不要喝碳酸饮料

专家解析痛风病人喝饮料引起痛风病复发的概率：每周喝饮料达到六杯，痛风复发的概率增加29%；每天喝软饮料达到两杯，痛风复发概率增加85%；每天喝饮料只有一杯，痛风复发的概率增加45%。综上所述，痛风病人喝饮料应该属于饮食生活中的一忌，为了提高饮食的质量，建议痛风病人平时还是少喝饮料为宜。

不要吃海鲜、动物内脏

海鲜、动物内脏的嘌呤含量较高，极易诱发痛风，因此，痛风患者应尽量少食用或不食用海鲜、动物内脏。

第2节 吃对食物，防治痛风

每日用量 500克

大米 低嘌呤高能量

缓解痛风原理

大米为低嘌呤食物，可为痛风患者提供足量的糖类，补充能量，并且大米能健脾和胃，脾胃为中州，可以防治过量食用其他利水消肿食物导致的脾胃虚损，即固护中州。

食疗作用

大米具有补中益气、健脾和胃的作用。古代养生家倡导"晨起食粥"，认为粥可以生津液，多食有"强身好颜色"的作用。

性味
性平，味甘。

归经
入脾、胃、肺经。

营养成分
大米含有氨基酸、蛋白质、糖类、B族维生素等成分。

人群宜忌
适宜体虚之人、高热之人、久病初愈、妇女产后、老年人、婴幼儿消化力减弱者；糖尿病患者不宜多食。

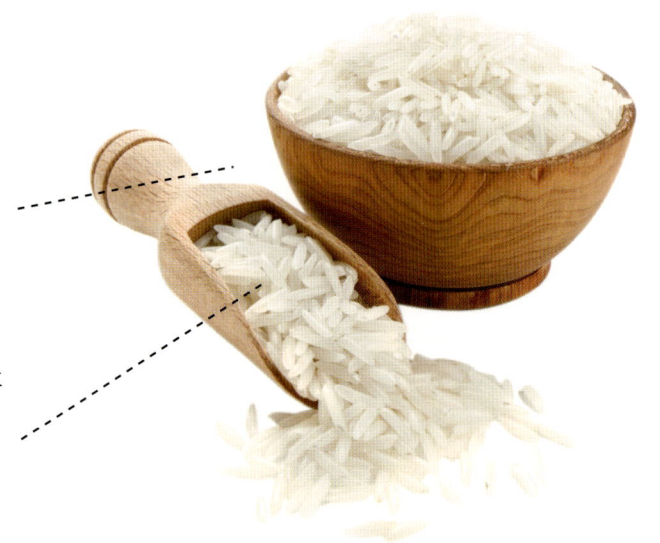

Collocation 痛风搭配

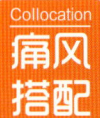 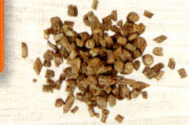 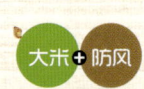 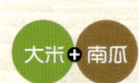 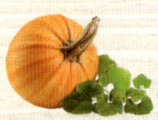

此搭配能够清热祛风、散寒止痛，可以缓解痛风性关节炎的骨节疼痛症状，减轻不适。

大米可养胃生阴，南瓜为低热量饮食，并且为碱性食物，二者搭配，可帮助尿酸排泄，并且不会导致肥胖。

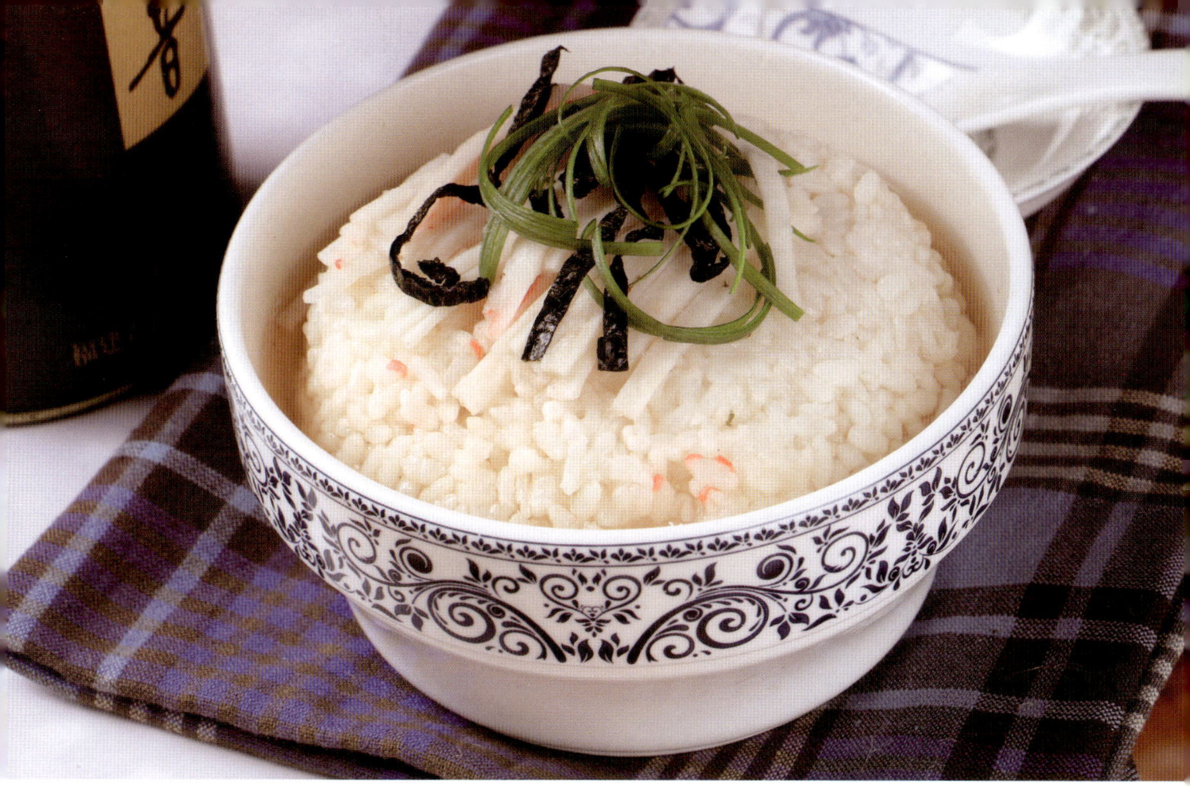

铁观音泡大米饭

原料 ● READY

大米饭230克，铁观音10克，海苔5克，葱丝少许，泡萝卜10克

调料
盐1克

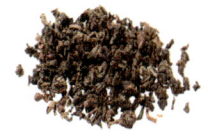

做法 ● HOW TO MAKE

1 海苔对半切开，卷起，切成丝；泡萝卜切成丝。
2 热水锅中倒入铁观音，加盖，煮6分钟至茶水散发出茶香味。揭盖，搅拌一会儿。
3 用滤网将茶水过滤到米饭上。
4 加入盐，放入萝卜丝，放上海苔丝，撒上葱丝点缀即可。

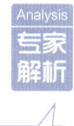

大米是补充营养素的食物基础，被誉为"五谷之首"，能帮助人们减肥，保持适当的体重，从而减少痛风发生。

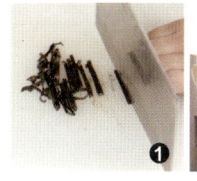 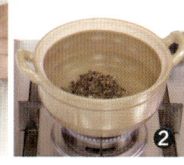 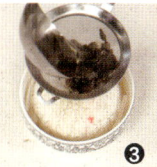 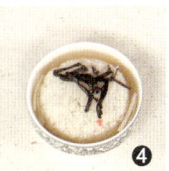
❶ ❷ ❸ ❹

每日用量 100克

玉米

开胃利胆，通便利尿

缓解痛风原理

玉米的嘌呤含量很低，钾的含量较高，可以帮助促进尿酸的溶解和排泄。玉米所含的膳食纤维和镁元素能够促进肠胃蠕动，排除体内毒素，促进脂肪和胆固醇的排出，对减肥非常有利，也可以有效防治痛风并发高脂血症。

食疗作用

玉米具有调中健胃、利尿通淋的作用，主治脾胃不健、食欲不振、饮食减少、水湿停滞、小便不利或水肿等。

性味
性平，味甘。

归经
入脾、胃经。

营养成分
玉米含蛋白质、脂肪、淀粉、钙、磷、铁、维生素、泛酸、胡萝卜素、槲皮素等成分。

人群宜忌
腹泻、胃塞胀满、胃肠功能不良者一次不可多吃。另外，变质玉米可致癌，霉烂、变质的玉米不可食用。

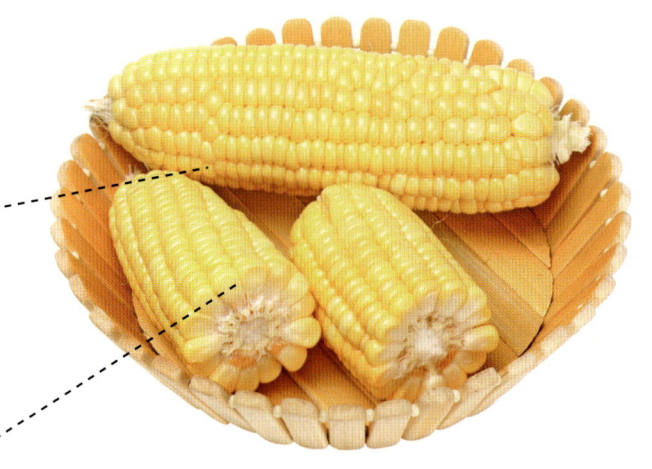

痛风搭配 Collocation

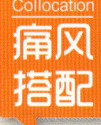 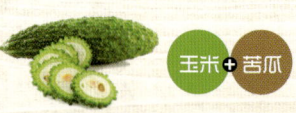

二者搭配，能够清热解毒、利尿消肿，可缓解湿毒壅盛型痛风性关节炎。

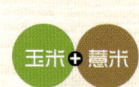 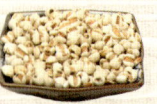

二者搭配，能够利尿消肿、健脾除痹，既促进尿酸盐的代谢，又能缓解痛风者的疼痛。

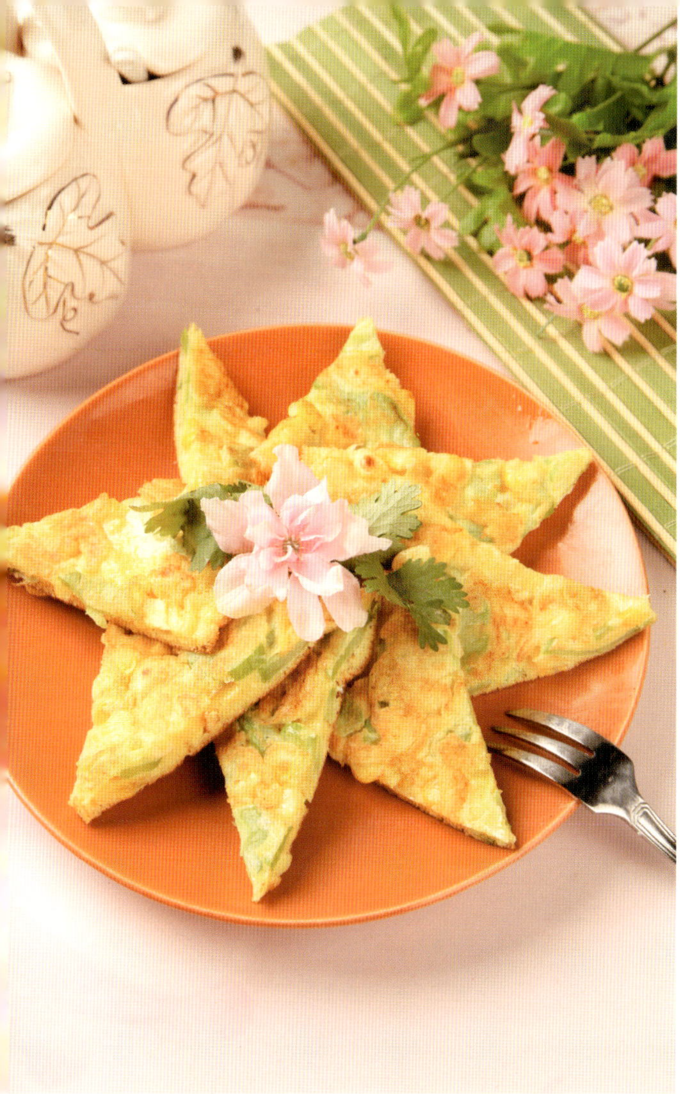

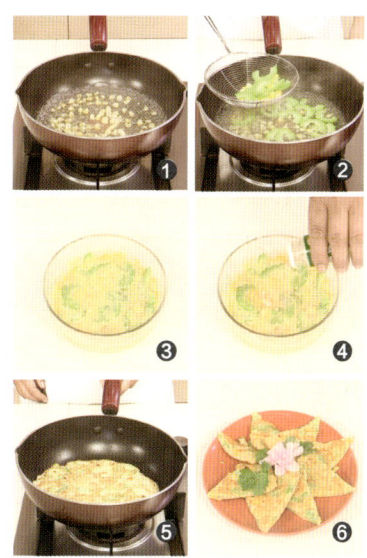

玉米苦瓜煎蛋饼

原料 • READY

玉米粒100克，苦瓜85克，高筋面粉30克，玉米粉15克，鸡蛋液130克

调料

盐少许，鸡粉2克，胡椒粉、食用油各适量

做法 • HOW TO MAKE

1 锅中注入适量清水烧开，倒入洗净的玉米粒，大火煮约1分钟至断生。

2 加入切好的苦瓜片再煮一会儿后捞出，沥干水分待用。

3 将鸡蛋液倒入碗中，加入苦瓜片、玉米粒、高筋面粉、玉米粉，拌匀。

4 再加少许盐、鸡粉，撒上适量胡椒粉，快速搅拌匀，制成蛋糊，待用。

5 起油锅，下入蛋糊，转中火煎成饼形，煎至两面熟透。

6 盛出煎好的蛋饼，食用时分切成小块，摆好盘即可。

Analysis 专家解析

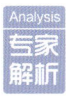

采用蒸煮的方法可以最大限度地激发玉米抗氧化剂的活性，更有利于痛风患者吸收其营养物质。

每日用量 100克

小麦
可促进尿酸排出

缓解痛风原理

小麦为低嘌呤食物。脾主四肢，肾主骨，小麦能补益脾肾以强筋骨，减少痛风的骨节痹痛情况。还能通利小便，促进尿酸盐排出体外，减少尿酸盐在体内的堆积，预防泌尿系统结石的形成。

食疗作用

小麦具有养心益肾、除热止渴、利尿通淋的作用，主治心阴不足、内热上扰引起的心烦不寐、神志恍惚、喜悲伤欲哭、烦热口干、小便不利等。

性味
性凉，味甘。

归经
入心、肾经。

营养成分
小麦含大量淀粉、蛋白质、糖类、脂肪、粗纤维、少量谷甾醇、卵磷脂、精氨酸、淀粉酶、蛋白酶、B族维生素等。其中脂肪多为不饱和脂肪酸。

人群宜忌
脚气病、末梢神经炎、产妇回乳、自汗、盗汗、多汗者适宜；并发糖尿病者忌食。

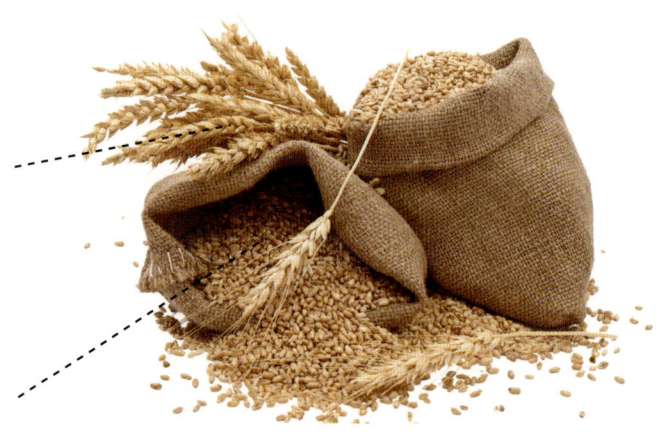

痛风搭配 (Collocation)

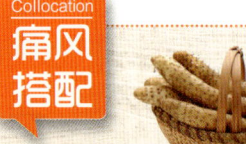 小麦+山药

二者搭配，能补益肝、脾、肾三脏之气，使四肢得养，筋骨得强，缓解痛风性关节炎的痹痛。

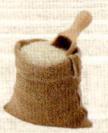 小麦+粳米

小麦能调肠胃益肾，古代医家谓粳米"可代参汤"，二者配伍，可增强痛风患者的营养。

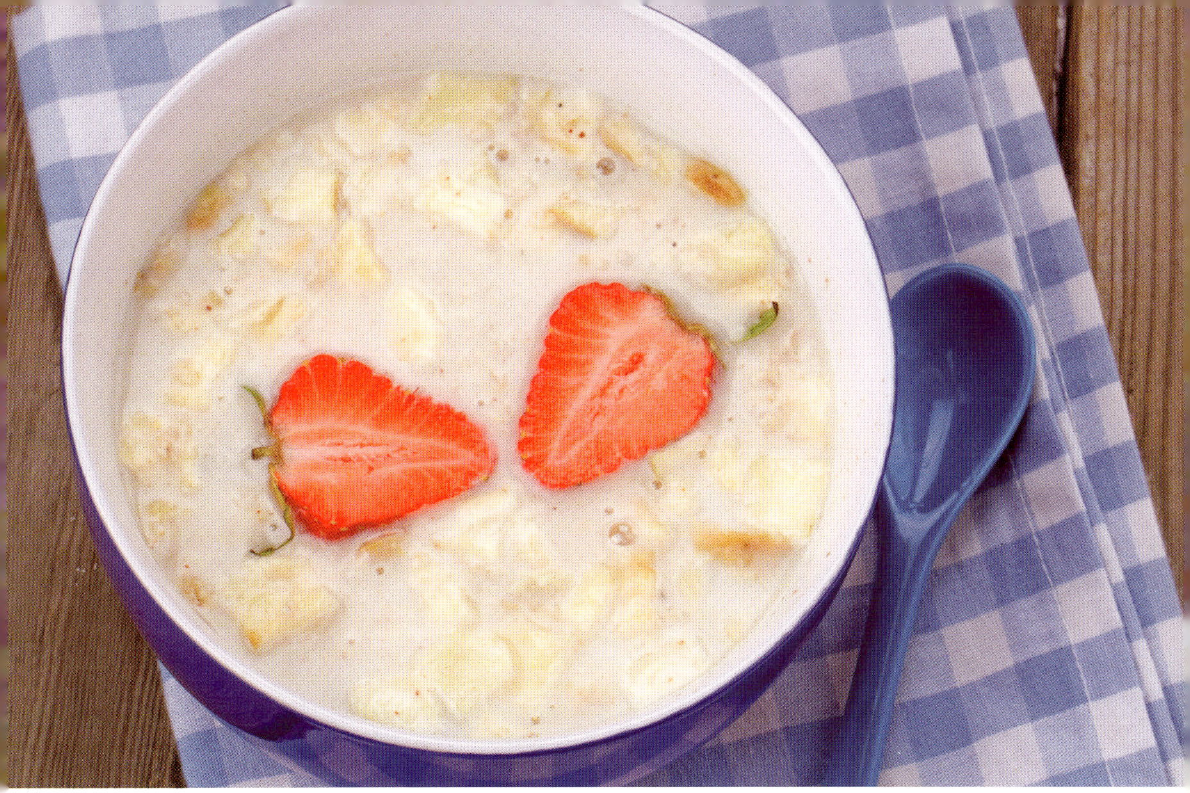

山药小麦粥

原料 • READY

水发大米150克，水发小麦65克，山药80克，草莓1颗

调料

盐2克

做法 • HOW TO MAKE

1 洗净去皮的山药切片后改切成丁；将草莓对半切开，备用。

2 砂锅中注入适量清水烧开，放入洗好的大米、小麦、山药，拌匀。

3 盖上盖，大火烧开后用小火煮约1小时至食材熟软。

4 揭开盖，加入盐，拌匀调味，关火后盛出煮好的粥，摆上草莓，即可。

Analysis 专家解析

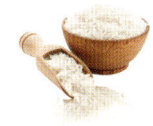

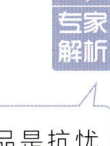

小麦制品是抗忧郁食物，对缓解精神压力、紧张、乏力等有一定的功效，可用于久患痛风，情绪低落抑郁者。

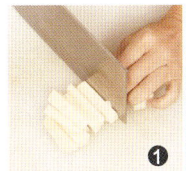

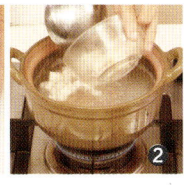

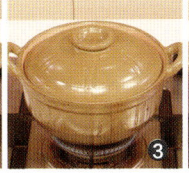

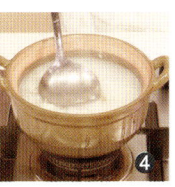

每日用量 100克

荞麦
减少尿酸的沉淀

缓解痛风原理

荞麦中含有丰富的钾、镁等元素，可维持体内酸碱平衡，有助于将尿酸排出体外，减少尿酸在体内沉积，能扩张血管及降低胆固醇，而且其嘌呤含量较低，在痛风急性期或缓解期都可适量食用。

食疗作用

荞麦具有下气消积、健脾除湿的作用，主治肠胃积滞、胀满腹痛、湿热腹泻、痢疾或妇女带下等。

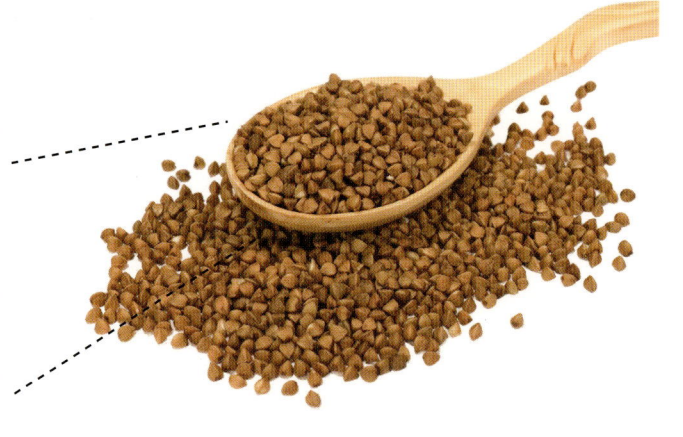

性味
性凉，味甘。

归经
入脾、胃、大肠经。

营养成分
荞麦含蛋白质、脂肪、B族维生素、水杨胺等。

人群宜忌
适用于高血压、毛细血管脆弱性出血、脑卒中、视网膜出血、肺出血患者；脾胃虚寒、消化功能不佳、经常腹泻的人及体质敏感之人不宜食用。

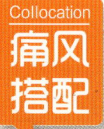
痛风搭配 Collocation

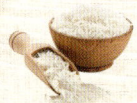
荞麦＋大米

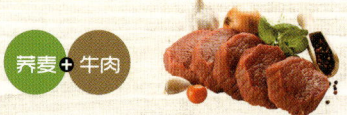
荞麦＋牛肉

荞麦是粗粮，用其煮粥或蒸饭时加些大米，粗细搭配，口感更好，营养更均衡。

荞麦健脾益气，牛肉补中益气，养血健脾，二者搭配食用可开胃宽肠，适合痛风患者食用。

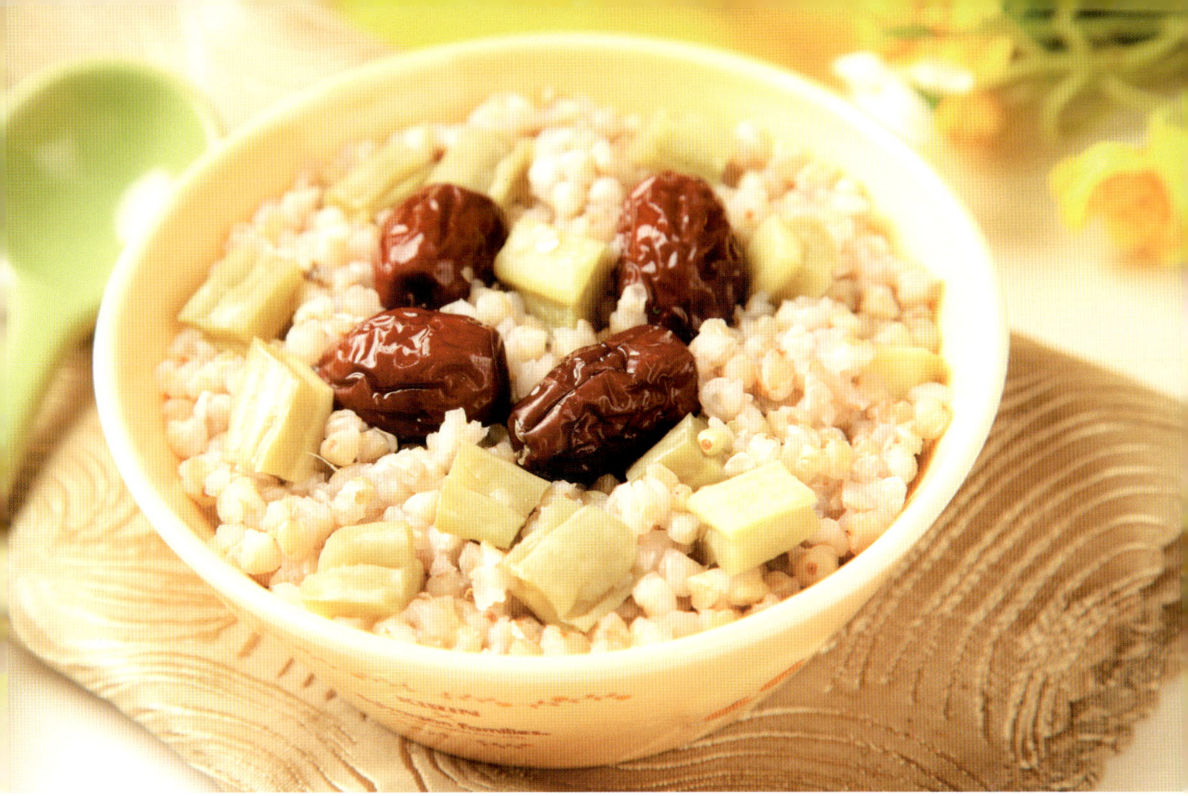

苦瓜荞麦饭

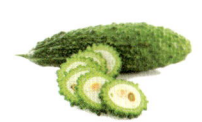

原料 • READY

水发荞麦100克，苦瓜120克，红枣20克

调料

盐、食用油各适量

做法 • HOW TO MAKE

1 砂锅中注入清水烧开，倒入苦瓜，焯煮30秒后捞出备用。

2 取一个蒸碗，分层次放入荞麦、苦瓜、红枣，铺平，倒入适量清水，使水没过食材约1厘米的高度。

3 蒸锅中注入适量清水烧开，放入蒸碗， 盖上盖，中火炖40分钟至食材熟软。

4 揭盖，关火后取出蒸碗，冷却后即可食用。

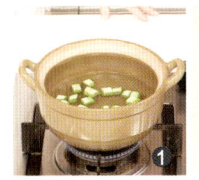

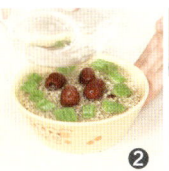

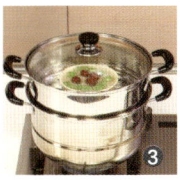

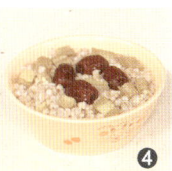

Analysis 专家解析

与荞麦相比，荞麦粉则更容易烹调，可以用荞麦粉与鸡蛋，搭配多种蔬菜和肉类等吃，增加食物的丰富度。

每日用量 100克

高粱

低嘌呤补充能量

缓解痛风原理

高粱有健脾益胃、充饥养身、通利小便的作用。煮粥滋养，适宜脾虚有水湿者食用。高粱米还具温中、燥湿、收敛的功效，高粱叶可和胃、止呕，高粱根利水止血，高粱霉则有燥湿、收敛、止血的功效，适用于痛风寒湿内盛者。

食疗作用

高粱能和胃、健脾、止泻，有固涩肠胃、抑制呕吐、益脾温中、催治难产等功能，可以用来治疗食积、消化不良、小便不利、妇女倒经、胎产不下等。

性味
性温，味甘。

归经
入脾、胃经。

营养成分
高粱中含有蛋白质、膳食纤维、胡萝卜素、维生素、钙、磷、钾、钠等成分。

人群宜忌
消化不良、脾胃气虚、大便溏薄、肺结核病人适宜；糖尿病患者应禁食，大便燥结或便秘者应少食或不食。

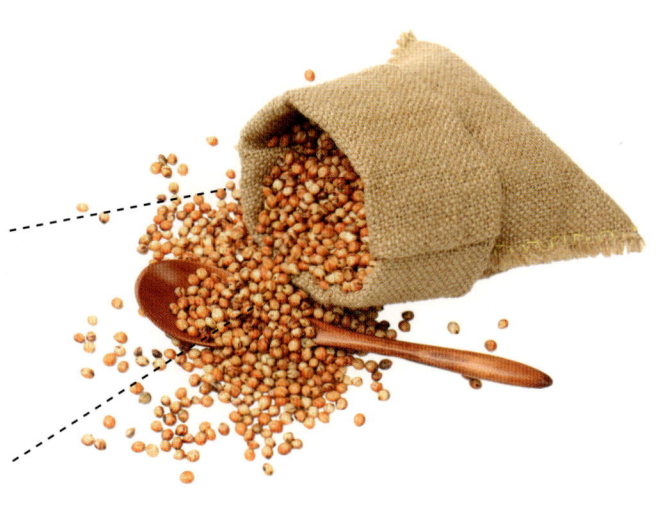

Collocation 痛风搭配

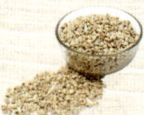 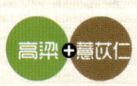
二者配伍，可治痛风症见脾虚湿盛、小便短少者，促进尿酸盐排出体外，减少体内的尿酸堆积。

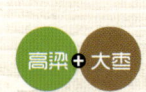 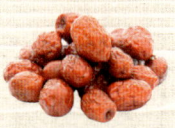
二者配伍，可补中益气、健补脾胃，可增强痛风患者的体质。

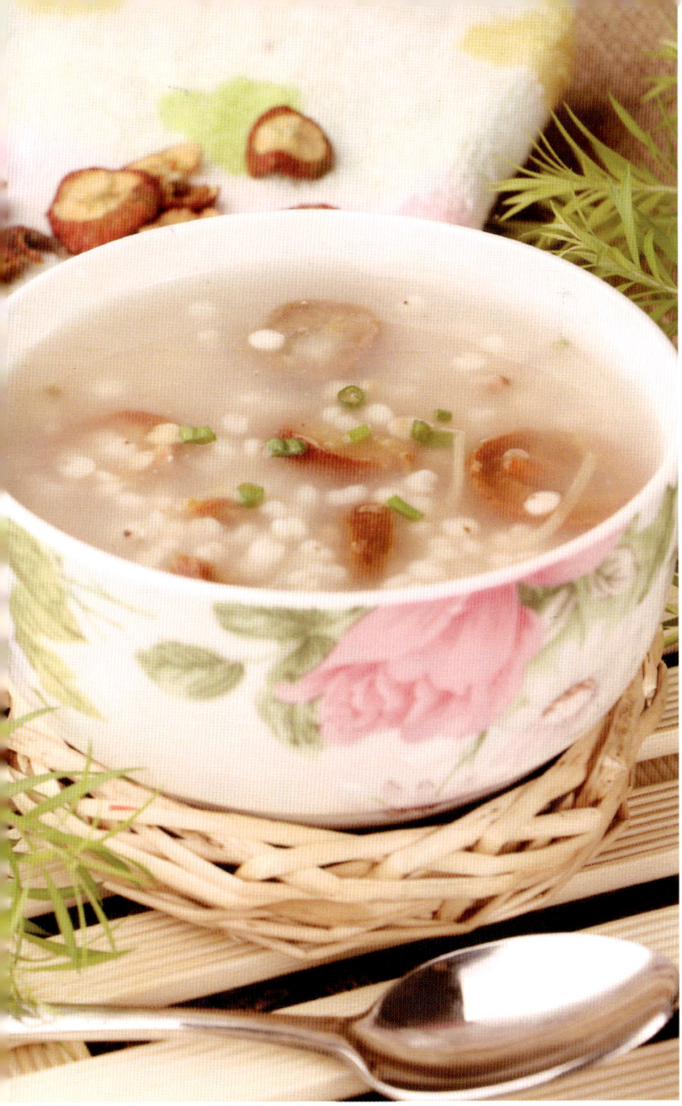

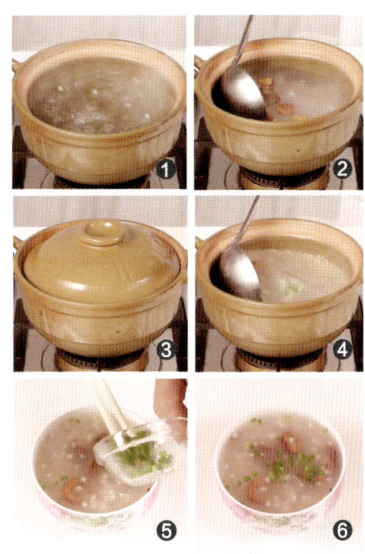

山楂高粱粥

原料 • READY

水发高粱米200克，山楂片15克，姜丝、葱花各少许

调料

盐2克

做法 • HOW TO MAKE

1 在砂锅中注入适量清水，用大火烧开，约5分钟。

2 再在锅中倒入备好的高粱米以及洗净的山楂片，并搅拌均匀。

3 盖上盖，待锅里水再烧开后，用小火煮40分钟，炖至食材软熟。

4 揭开锅盖，放入姜丝、盐、葱花等材料，搅拌均匀，使其入味。

5 关火后，盛出煮好的粥，装入碗中，撒上葱花。

6 待粥稍微放凉后，即可食用。

Analysis 专家解析

高粱的糠皮内含大量鞣酸与鞣酸蛋白，故具有较好的收敛止泻作用。

每日用量 150克

红薯
维持酸碱平衡

缓解痛风原理
红薯含有膳食纤维、钾、果胶及丰富的维生素，能够降低血脂，增加饱腹感，同时有助于维持人体电解质平衡，促进尿酸的排泄，对防治痛风并发肥胖症有一定的疗效。

食疗作用
红薯有"长寿食品"之誉，具有健脾益气的作用，《本草纲目》中说，甘薯"补虚、健脾开胃、强肾阴"。常食红薯有抗癌、保护心脏、增强血管韧性、预防肺气肿及糖尿病、减肥等功效。

性味
性平，味甘。

归经
入脾、肾经。

营养成分
红薯含蛋白质、脂肪、糖类、维生素B₁、维生素B₂、维生素C、尼克酸、胡萝卜素、钙、磷、铁、粗纤维。

人群宜忌
胃酸多者不宜多食，多食令人反酸；素体脾胃虚寒者不宜生食。

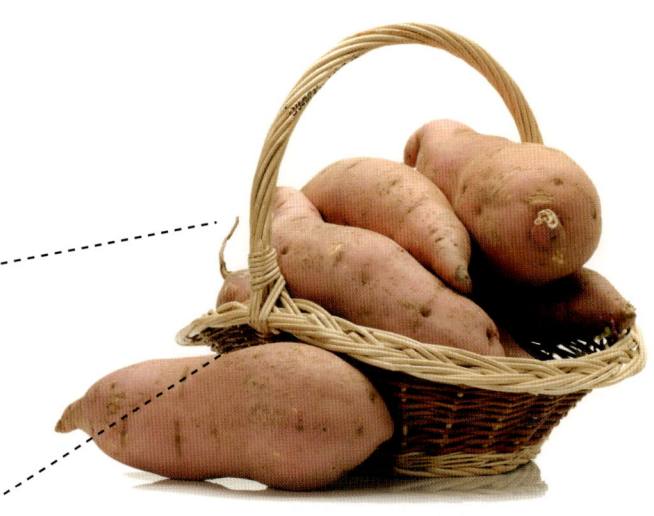

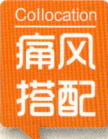 痛风搭配

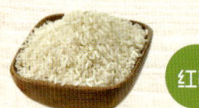 红薯＋糯米

红薯富含膳食纤维和多种维生素，糯米性甘平，能暖脾胃，二者煮粥食用，有健脾、暖胃的功效。

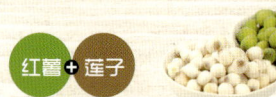 红薯＋莲子

红薯所含生物碱具有强心作用，莲子所含莲心碱有较强抗心律不齐的作用，二者同食有安神助眠的功效。

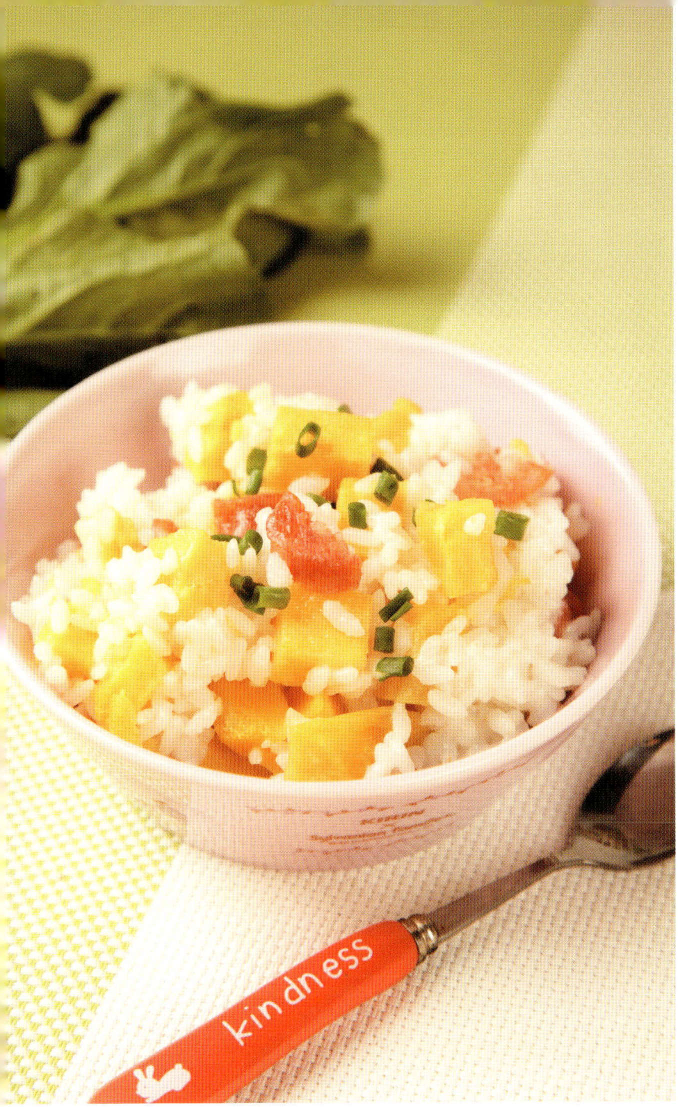

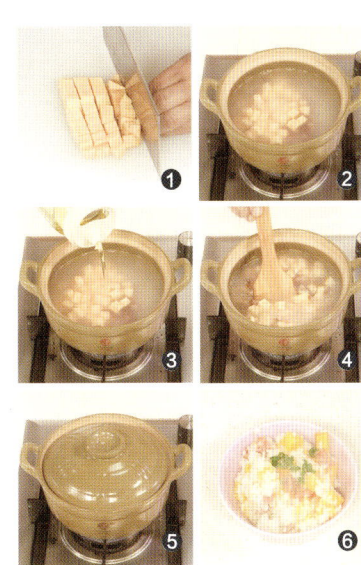

红薯腊肠焖饭

原料 • READY

水发大米300克，腊肠80克，去皮红薯350克，葱花少许

调料

盐1克，食用油适量

做法 • HOW TO MAKE

1 将腊肠与红薯洗干净，并切成丁；大米洗净泡好。

2 在砂锅中注入适量的清水，倒入泡好的大米。

3 在砂锅中放入切好的腊肠丁和红薯丁。

4 在砂锅中加入盐、食用油，拌匀食材。

5 盖上锅盖，用大火煮，待煮开后转为小火，焖20分钟至食材熟软。

6 揭开锅盖，关火后盛出焖饭，装碗，撒上葱花即可。

Analysis 专家解析

红薯含大量的黏液物质，能够保护人体呼吸道、消化道和骨关节的黏膜组织，并有润滑、消炎作用，可以保持血管壁的弹性，防止肝、肾结缔组织萎缩。

每日用量 150克

土豆

通便排毒补能量

缓解痛风原理

土豆属于低热量、高蛋白的碱性食物，含有丰富的维生素C和钾元素，有利尿的作用，而且土豆营养非常丰富，加之其嘌呤含量非常低，痛风患者常食用，有益于缓解其症状。另外，土豆还能降血压，尤适于痛风并发高血压患者。

食疗作用

土豆具有益气健脾、缓急止痛、通利大便的作用，主治脾胃虚弱、消化不良、肠胃不和、脘腹疼痛、便秘等。

性味
性平，味甘。

归经
入胃、大肠经。

营养成分
土豆含蛋白质、糖类、脂肪、胡萝卜素、维生素B_9、维生素C、无机盐和少量的龙葵碱。

人群宜忌
脾胃虚寒易腹泻者应少食；发芽或表皮变绿的土豆不宜食用，以防食物中毒。

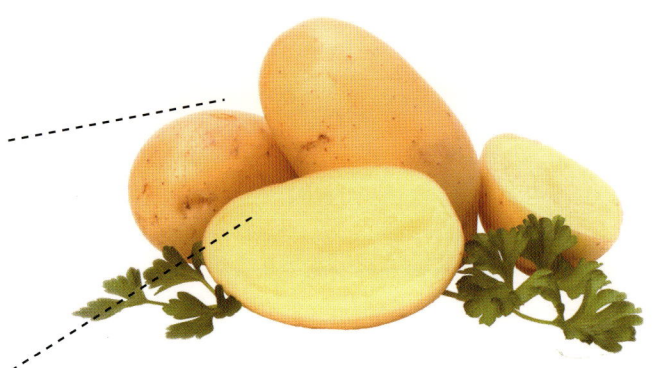

痛风搭配 Collocation

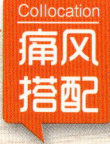
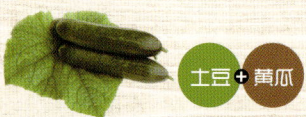
土豆+黄瓜

土豆中脂肪含量低，黄瓜是美容瘦身的佳品，二者同食，有利于肥胖型痛风患者减轻体重，保持身体健康。

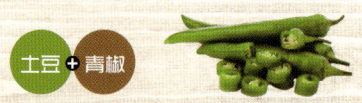
土豆+青椒

土豆能健脾补气，青椒富含多种维生素，两者炒食，不但营养互补，还能提高机体的免疫力。

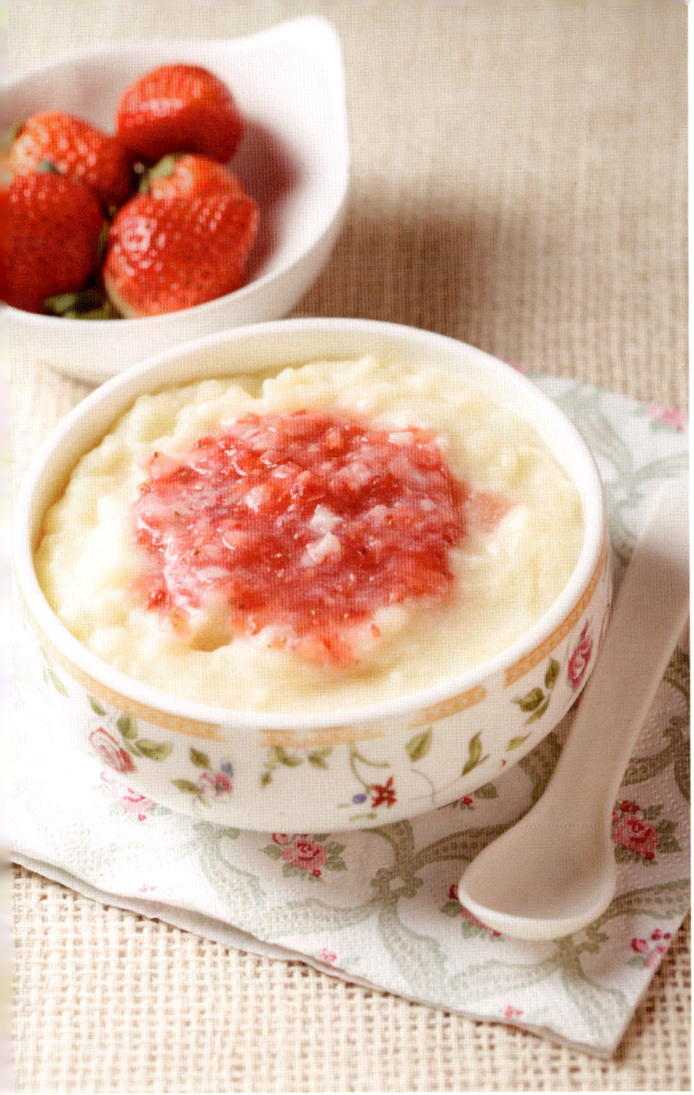

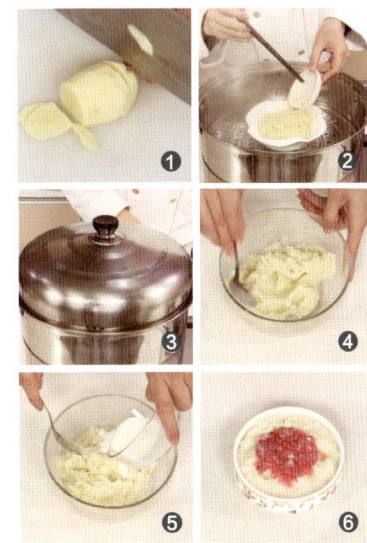

草莓土豆泥

原料 • READY

草莓35克，土豆170克，牛奶50毫升

调料

食用油、奶酪各适量

做法 • HOW TO MAKE

1 将洗净去皮的土豆切成薄片，装入盘中；将洗好的草莓去蒂，剁成泥，备用。

2 蒸锅注清水烧开，放入准备好的土豆片，在土豆片上放入少许食用油。

3 将锅盖盖上，并用中火蒸10分钟。

4 揭开锅盖，取出蒸好的食材，放凉待用，把土豆片倒入碗中，捣成泥状。

5 放入适量奶酪，搅拌均匀，注入牛奶。

6 取一个小碗，盛入拌好的材料，点缀上草莓泥即可。

Analysis 专家解析

蒸土豆能较好地保留其中的营养素，且会使其中的淀粉充分糊化，更易被消化，适合老人及脾胃虚弱者食用。切好的土豆丝不能长时间浸泡，以免造成水溶性维生素流失。

每日用量 150克

芋头
通便解毒排尿酸

缓解痛风原理

芋头含有丰富的钾元素及膳食纤维，是一种低热量、低嘌呤的碱性食物。常食用能够有效地促进尿酸的排泄，对防治痛风非常有益。

食疗作用

芋头具有散积理气、解毒通便、清热散结的作用。香芋中的聚糖能增强人体的免疫功能，增加对疾病的抵抗力，长期食用能解毒、滋补身体。对乳腺癌、甲状腺癌、恶性淋巴瘤患者及伴有淋巴肿大者有辅助治疗功效。

性味
性平，味辛、甘、咸。

归经
入小肠、胃经。

营养成分
香芋富含蛋白质、脂肪、糖类、钙、磷、钾等成分。

人群宜忌
一般人群均可食用，尤适于身体虚弱者食用；荨麻疹、湿疹、哮喘、过敏性鼻炎者、小儿食滞、消化不良以及糖尿病患者应少食。

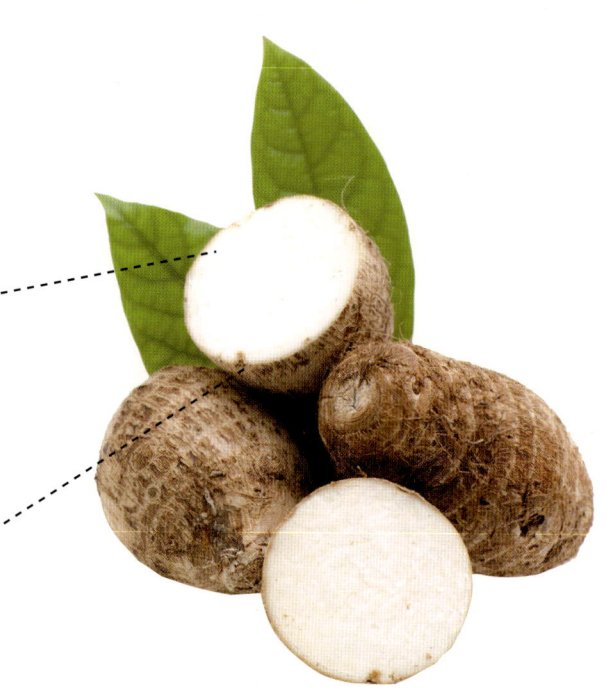

痛风搭配 Collocation

芋头＋大枣

芋头为碱性食品，能中和体内积存的酸性物质，调整人体的酸碱平衡；大枣能益气补血，二者可炖汤食用。

芋头＋茄子

茄子能清热消肿止痛，芋头能消炎镇痛，二者同食，能有效缓解痛风性关节炎的疼痛。

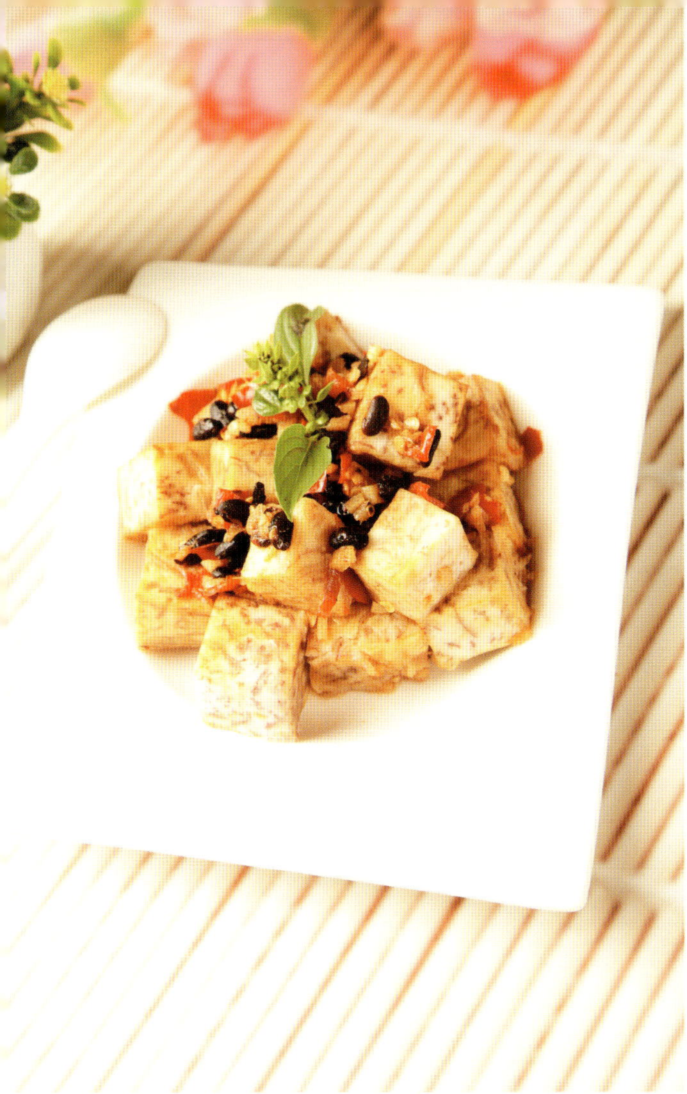

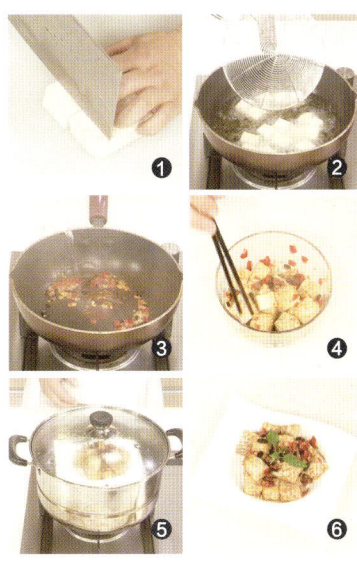

剁椒蒸香芋

原料 ● READY

香芋300克，剁椒40克，豆豉30克，蒜末、姜末各少许

调料
食用油适量

做法 ● HOW TO MAKE

1. 洗净去皮的香芋切成块。
2. 热锅注入食用油，烧至五成热，倒入香芋块，炸至金黄色，捞出待用。
3. 锅底留油，倒入姜末、蒜末、豆豉、剁椒，爆香，注入适量清水，略煮一会儿成味汁。
4. 将味汁倒入香芋内，搅拌均匀，将拌好的香芋装入盘中，待用。
5. 蒸锅注清水烧开，放入香芋，大火蒸10分钟至熟软。
6. 掀开锅盖，将香芋取出即可。

> **专家解析** 蒸芋头或用芋头煮汤食用，不仅能保留其大部分营养，而且容易消化。

每日用量 100克

白菜
碱化尿液促排尿酸

缓解痛风原理

白菜具有养胃生津、清热解毒、利尿通便等功效,此外,大白菜富含多种维生素及矿物质,是一种纤维素含量很高的碱性食物,有助于碱化尿液、促进尿酸排出,对防治痛风有一定的辅助作用。

食疗作用

白菜具有清热除烦、通利肠胃、利尿的作用,主治烦热口渴、小便不利或大便不通。常吃大白菜可以起到抗氧化、抗衰老作用,并可预防肠癌。

性味
性寒,味甘。

归经
入胃、肝、肾、膀胱经。

营养成分
白菜含维生素B₁、维生素B₂、烟酸、维生素C、胡萝卜素、钙、磷、铁、蛋白质、脂肪、粗纤维等。

人群宜忌
脾胃虚寒的患者不宜食用。用作清热,煎汤不宜太久;用作通利二便,须煮食或做菜食。

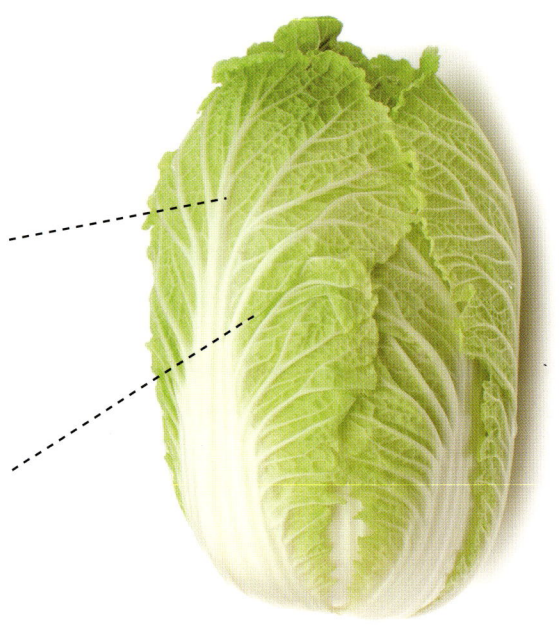

痛风搭配 (Collocation)

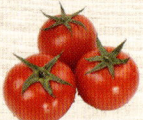 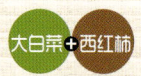 大白菜+西红柿
二者同食,具有益胃生津、利尿的作用,可帮助尿酸盐结晶排出,减缓痛风性关节炎的症状。

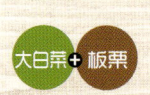 大白菜+板栗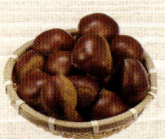
板栗具有补肾强筋、消肿强心的作用,与白菜同食,还能碱化尿液,健脾补肾,可预防或减少痛风的发作。

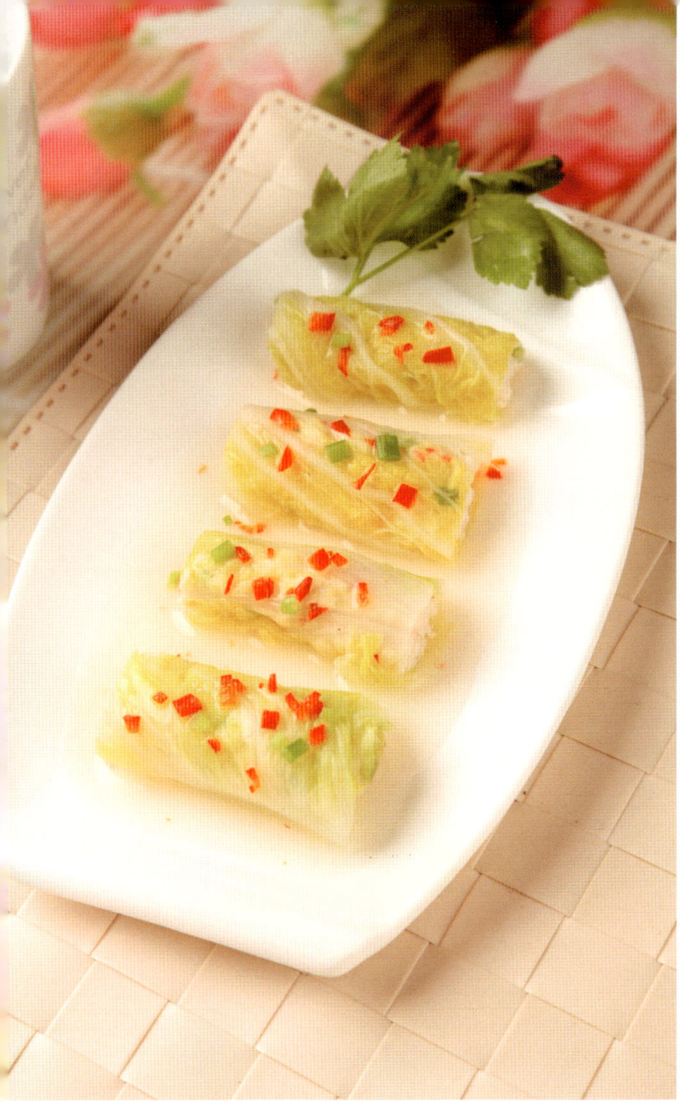

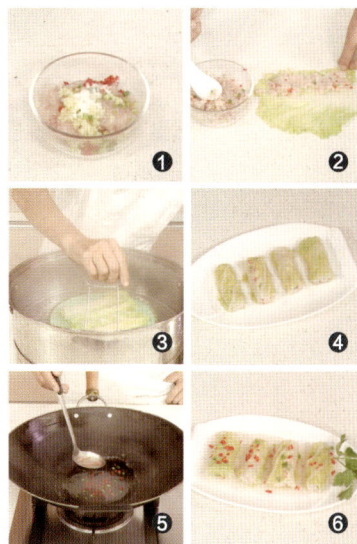

鱼胶白菜卷

原料 • READY

瘦肉200克，白菜叶70克，红椒末、姜末、葱花各少许，高汤75毫升

调料

盐3克，料酒3毫升，水淀粉、食用油各适量

做法 • HOW TO MAKE

1 将瘦肉剁成泥状，撒上红椒末、姜末、葱花、1克盐、料酒、水淀粉，制成馅料。

2 将白菜叶加1克盐煮至变软，捞出沥干水分，放入馅料，卷成卷儿，装入蒸盘中。

3 在蒸锅中放入蒸盘，用中火蒸约15分钟。

4 关火后取出白菜卷，修齐头尾，摆入盘中。

5 炒锅注油，置火上烧热，倒入高汤、1克盐、水淀粉、红椒末、姜末、葱花，调成味汁。

6 关火后盛出味汁，浇在盘中即可。

Analysis 专家解析

吃白菜润肠通便，白菜富含膳食纤维，能起到润肠通便的作用。对于容易上火的人，多吃大白菜有清火作用。

每日用量 100克

空心菜

消肿解毒排毒素

缓解痛风原理

空心菜中含丰富的膳食纤维及钾元素，嘌呤含量低，是一种碱性食物，可碱化尿液并促进尿酸的排出。空心菜中的膳食纤维较多，具有促进肠蠕动的作用，可以通便解毒、降低胆固醇。

食疗作用

空心菜具有清热凉血、利尿、润肠通便的作用。空心菜中粗纤维含量极丰富，能使体内有毒物质加速排泄，其含有的木质素能提高巨噬细胞吞食细菌的活力，杀菌消炎。

性味
性寒，味甘。

归经
入心、肝、小肠、大肠经。

营养成分
空心菜中含有丰富的粗纤维素、维生素C和胡萝卜素，其维生素含量高于大白菜。

人群宜忌
糖尿病、出血性病患者，习惯性便秘、痔疮、高血压者宜吃；低血压、脾胃虚寒者及月经期妇女忌吃。

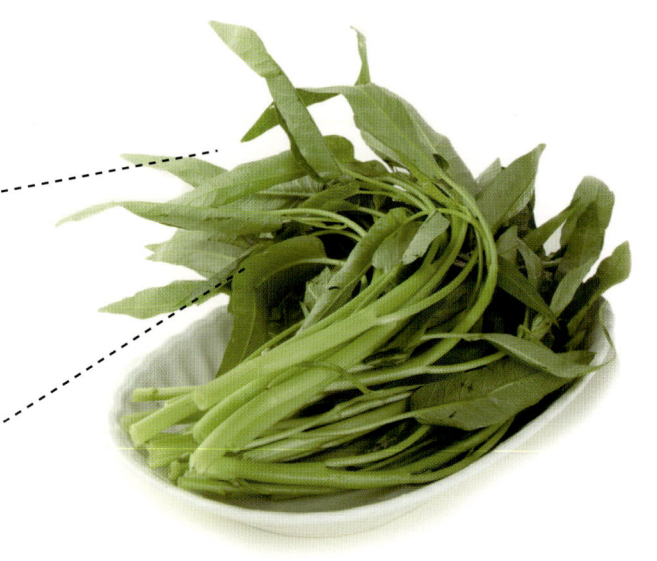

痛风搭配 Collocation

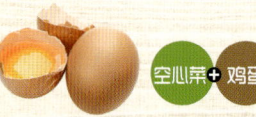 空心菜 + 鸡蛋

二者搭配，有润肠通便、补充蛋白质的作用，能为痛风患者补充充足的营养，并能清热利尿，除尿酸盐。

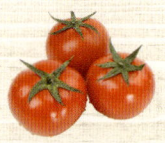 空心菜 + 番茄

二者搭配，具有促进肠胃蠕动、通便解毒的作用。空心菜为碱性食物，食后可降低肠道的酸度，对防癌有益。

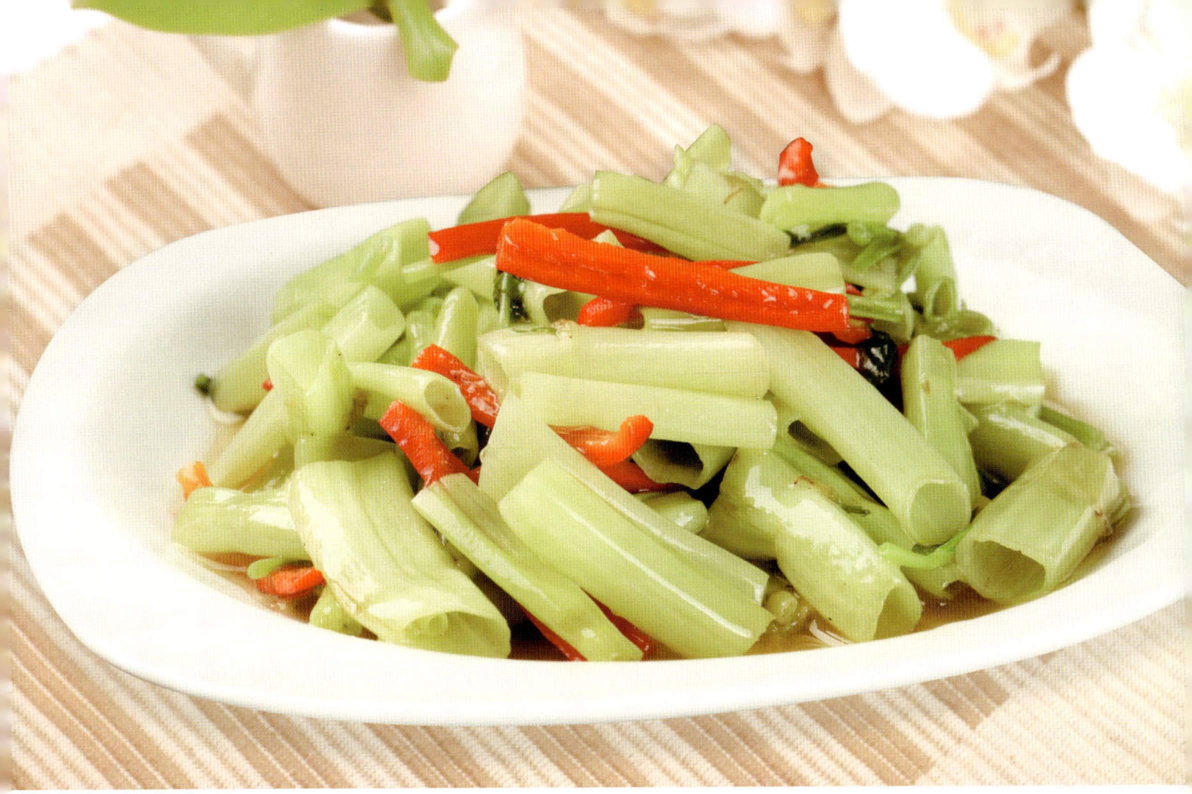

红椒炒空心菜梗

原料 • READY

空心菜梗200克，红椒15克。

调料
盐、水淀粉、食用油各适量。

做法 • HOW TO MAKE

1. 洗净的空心菜梗切成约2厘米长段备用；将洗净的红椒切成段，切开，去籽，再切成细丝，备用。
2. 炒锅注油烧热，倒入切好的空心菜梗、红椒丝，用大火快速翻炒匀。
3. 加入少许盐，倒入少许水淀粉，炒匀调味，炒至食材熟透。
4. 出锅盛入盘中即可。

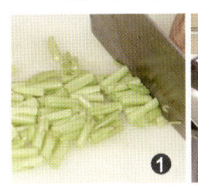
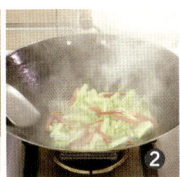
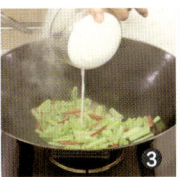
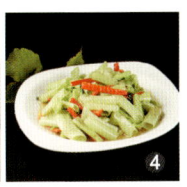

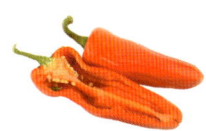

专家解析

空心菜是碱性食物，本品有清热解毒、降低血糖等功效，并且有助于促进尿酸排出，适合痛风患者长期食用。

每日用量 150克

苋菜

缓解痛风减肥胖

缓解痛风原理

苋菜富含蛋白质、多种维生素和矿物质，有利于强身健体，提高机体免疫力。它所含丰富的铁，可以合成红细胞中的血红蛋白，有携带氧气的功能，能维持正常的心肌活动，可预防痛风并发心脏病。

食疗作用

苋菜具有清热解毒、利尿通淋、凉血止血的作用，主治湿热痢疾或腹泻、痈肿恶疮、肠痈、热淋、小便不利、妇女湿热带下、月经过多、崩漏，以及尿血、便血等。

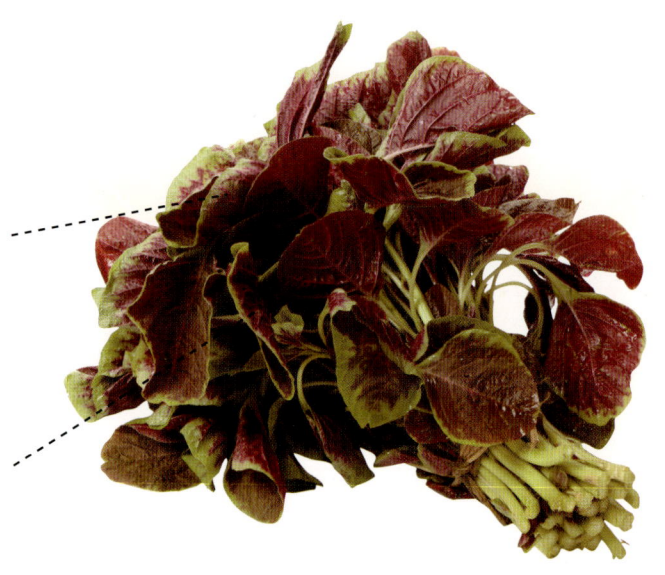

性味
性寒，味甘、酸。

归经
入大肠、肝、脾经。

营养成分
含大量去甲肾上腺素、钾盐、草酸、氨基酸、胡萝卜素、维生素B$_1$、维生素B$_2$、维生素C、烟酸、糖类、蛋白质、钙、磷、铁等。

人群宜忌
脾胃虚寒、肠滑腹泻者不宜食用。

痛风搭配 Collocation

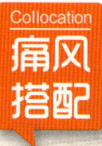 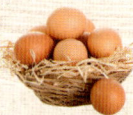 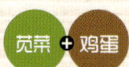 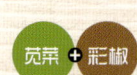 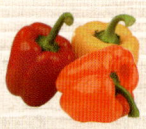

苋菜与鸡蛋搭配，能够益气补虚、清热解毒，可为痛风患者补充蛋白质，增强其免疫力。

二者搭配，具有温中、散热、消食的作用，还能促进新陈代谢、消除疲劳，预防痛风。

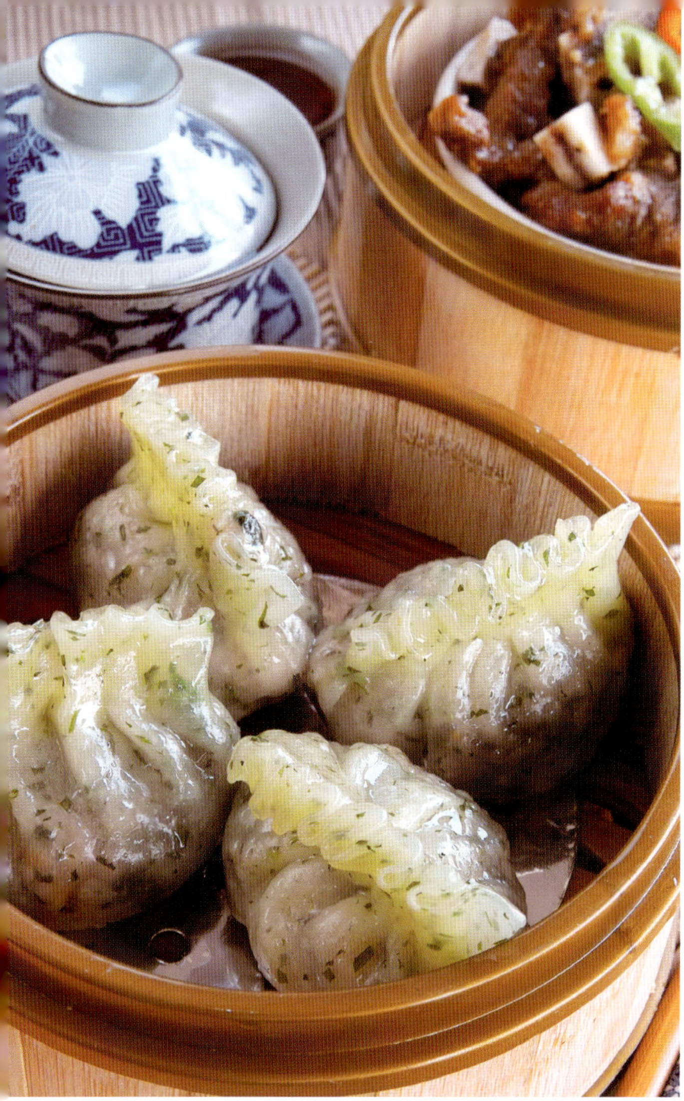

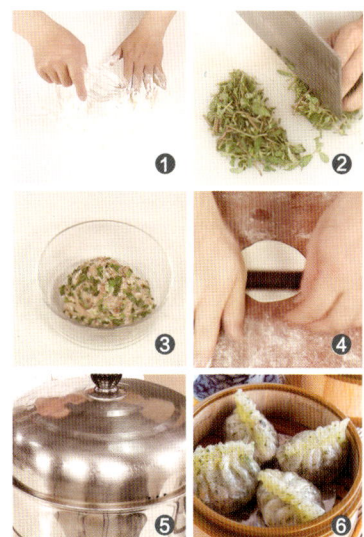

苋菜饺子

原料 • READY

苋菜300克，瘦肉200克，高筋面粉300克，小米面、荞麦面各30克（高筋粉和杂粮粉的比例为5∶1），葱花适量

调料

盐3克，酱油、芝麻油各适量

做法 • HOW TO MAKE

1 将高筋面粉、小米面、荞麦面混合好，倒入清水，揉成软硬适中的面团。

2 将苋菜洗净，放入沸水中焯烫一下捞出，挤干水分后切碎。

3 将肉切成肉末，装入碗中，加入苋菜碎、葱花、盐、芝麻油、酱油搅拌匀。

4 饧好的面团揉匀，切成小剂子，擀皮，包饺子。

5 将包好的饺子放进蒸盘，放入烧开的蒸锅中。盖上盖，用大火蒸4分钟，至饺子生坯熟透。

6 取出蒸熟的饺子即可。

Analysis 专家解析

苋菜是缺铁性贫血患者的良好辅助治疗食品，对于体虚、血虚的痛风患者来说，本品不仅能增强体质，同时有助于体内尿酸的排出。

每日用量 20克

芹菜
促进尿中尿酸的溶解

缓解痛风原理

芹菜含有丰富的维生素和矿物质,能够净化血液、促进体内废物排出,还有清热、利水消肿等功效。芹菜基本上不含嘌呤,且其所含碱性成分有利于尿酸排出,因此,非常适合痛风患者食用,尤其是痛风急性期的患者。

食疗作用

芹菜具有平肝降压、利尿消肿的作用。其含铁量较高,对缺铁性贫血者有益,还有降血糖作用。经常吃芹菜,可中和尿酸及体内的酸性物质,对预防痛风效果显著。

性味
性凉,味甘。

归经
归肝、肺、胃经。

营养成分
每100克芹菜中含蛋白质2.2克、钙160毫克、磷61毫克、铁8.5毫克、钾163毫克、钠328毫克。

人群宜忌
缺铁性贫血、糖尿病、小便不利、尿血、水肿、高血压、高血脂者适宜;脾胃虚弱、血压低者忌食。

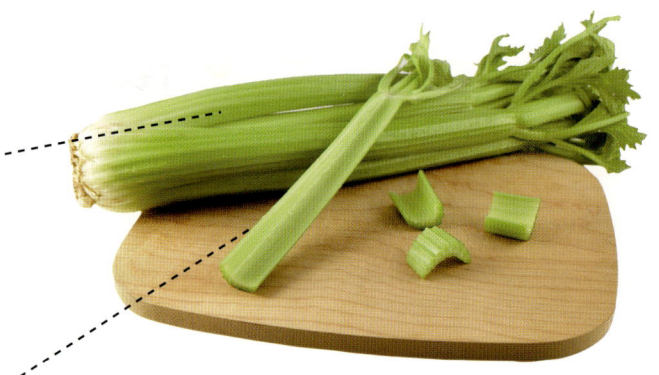

痛风搭配 Collocation

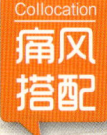 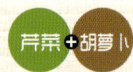

胡萝卜能够降血压、利尿消肿,与芹菜搭配,对于痛风并发高血压者尤为适宜。

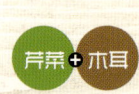 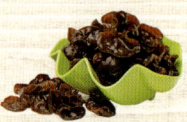

木耳能益气补血、活血止痛,与芹菜搭配,尤适用于年久体虚的痛风患者,或痛风并发贫血、高血脂者。

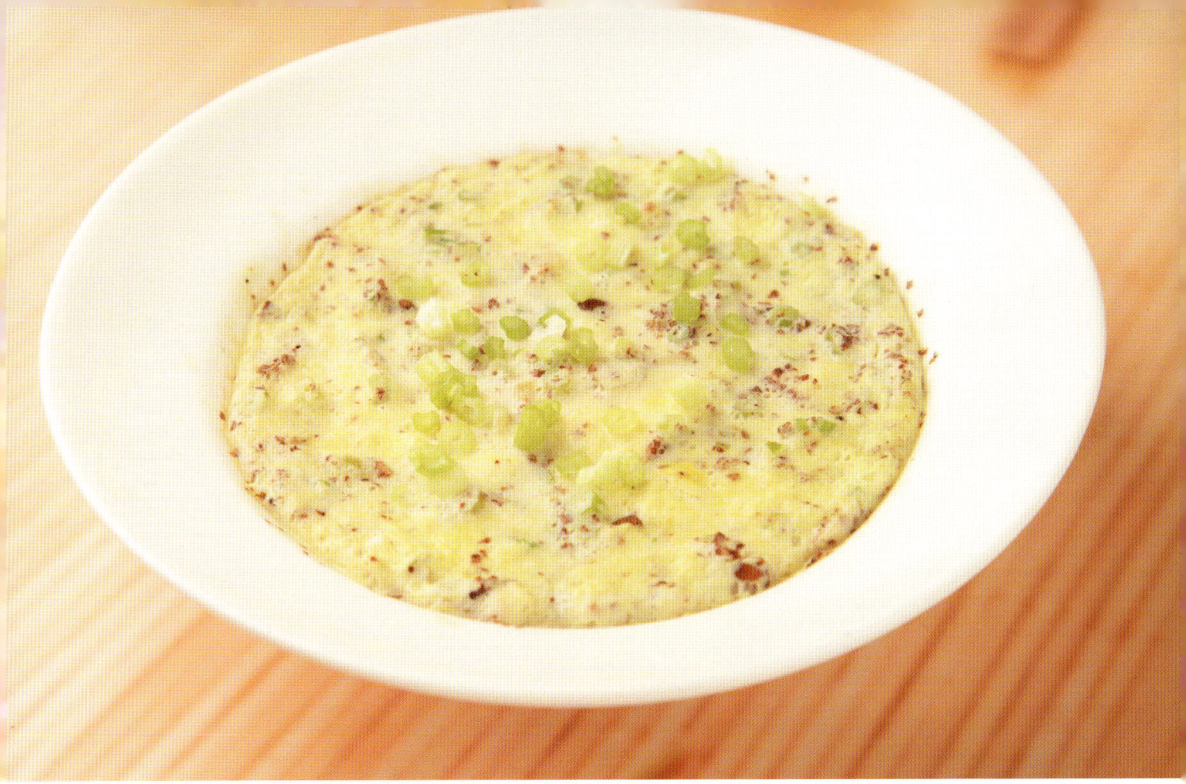

酸枣仁芹菜蒸鸡蛋

 原料 • READY

鸡蛋2个，芹菜40克，酸枣仁粉少许

调料
盐2克，食用油适量

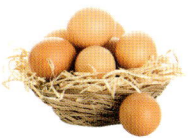

 做法 • HOW TO MAKE

1. 把鸡蛋打入碗中，加入盐与食用油搅匀；洗好的芹菜切成碎末，备用。
2. 在鸡蛋碗中倒入酸枣仁粉，拌匀；放入芹菜末，注入适量清水，拌匀，制成蛋液，取一个蒸碗，倒入蛋液，备用。
3. 蒸锅上火烧开，放入蒸碗，盖上盖，用中火蒸约8分钟至熟。
4. 揭开盖，取出蒸碗，待稍微放凉后即可食用。

> **专家解析** Analysis
>
> 芹菜有平肝清热、凉血止血、清肠通便的作用。痛风患者常食用芹菜可降低痛风并发其他病症的发生概率。

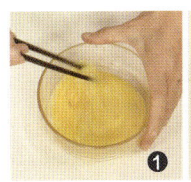 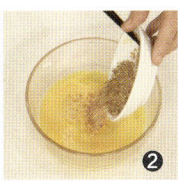 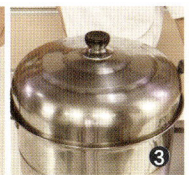 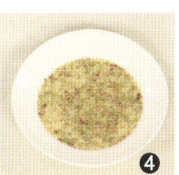

每日用量 60克

西葫芦

消肿散结防结石

缓解痛风原理

西葫芦具有清热利尿、除烦止渴、润肺止咳、消肿散结的功效。西葫芦富含水分,且含有一种干扰素的诱生剂,可刺激机体产生干扰素,提升免疫力。

食疗作用

西葫芦具有除烦止渴、清热利尿、消肿散结的作用,对烦渴、水肿腹胀、疮毒以及肾炎、肝硬化腹水等症具有辅助治疗的作用;能增强免疫力,有抗病毒和肿瘤的作用,还能有效地防治糖尿病,预防肝肾病变。

性味
性温,味甘。

归经
入脾、胃经。

营养成分
西葫芦含有较多维生素C、葡萄糖等营养物质,尤其是钙的含量极高。

人群宜忌
水肿腹胀、烦渴、疮毒以及肾炎、肝硬化腹水者适宜;脾胃虚寒者慎吃。

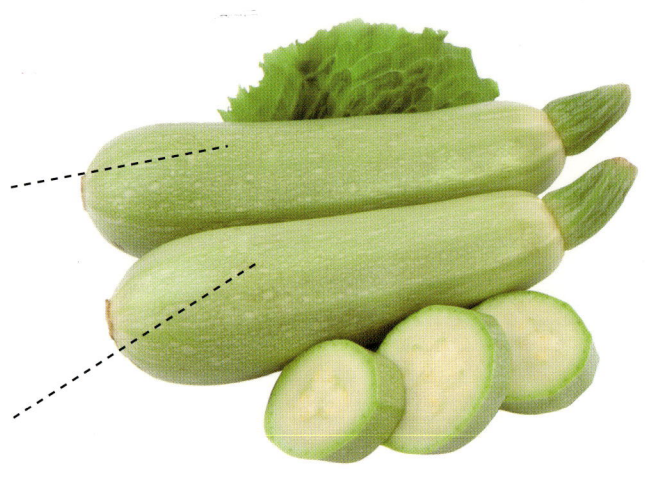

Collocation 痛风搭配

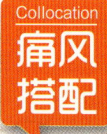 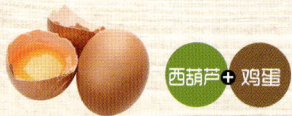

西葫芦与鸡蛋搭配,能够为痛风患者补充适当的蛋白质,增强免疫力,并能利尿消肿,减少尿酸盐的堆积。

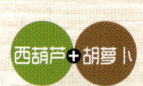 

西葫芦与胡萝卜搭配,能够碱化尿液,促进尿酸盐代谢,缓解痛风的疼痛不适。

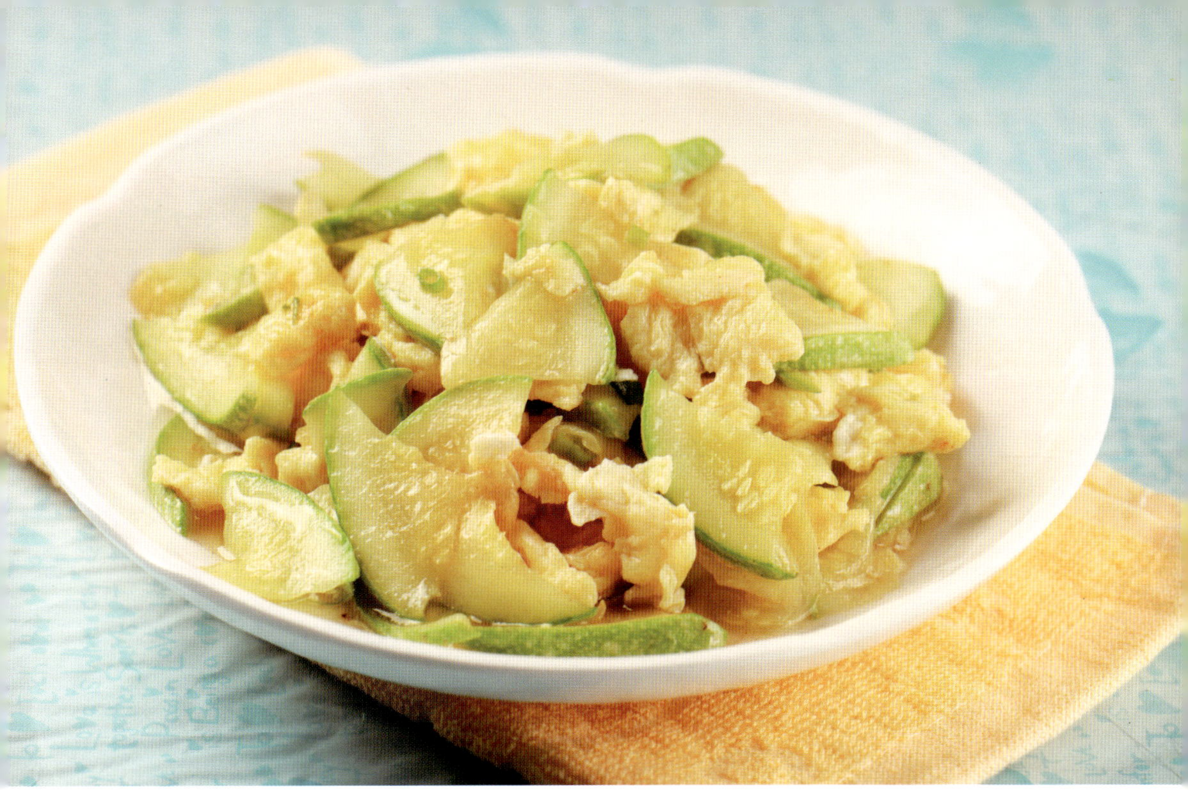

西葫芦炒鸡蛋

原料 • READY

鸡蛋2个，西葫芦120克，葱花少许

调料

盐、食用油各适量

做法 • HOW TO MAKE

1 将洗净的西葫芦切成片；鸡蛋打入碗中，加入盐，调匀。

2 锅中注入清水，用大火烧开，放入适量盐、食用油，倒入西葫芦，搅匀，煮1分钟，捞出焯煮好的西葫芦，沥干水分，待用。

3 另起锅，注油烧热，倒入蛋液，快速拌炒至鸡蛋熟，倒入焯煮好的西葫芦，加入盐、葱花，炒匀调味。

4 起锅，盛出炒好的菜肴，装入盘中即可。

Analysis 专家解析

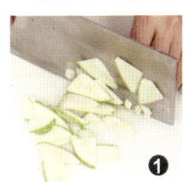

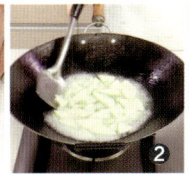

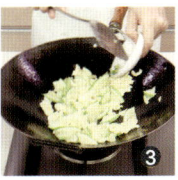

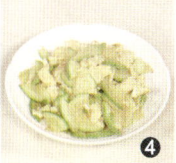

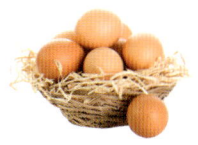

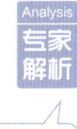

鸡蛋中含有较多的维生素B_2，可以分解和氧化人体内的致癌物质。鸡蛋中的微量元素，如硒、锌等也都具有防癌作用。

每日用量
100克

苦瓜
清热解毒降糖脂

缓解痛风原理
苦瓜含有丰富的钾元素及维生素C，有"植物胰岛素"之称，属于低热量、低脂肪、低嘌呤的碱性食物。苦瓜中还含有一种类胰岛素的物质，有降糖、降脂的作用，对痛风并发糖尿病有辅助治疗的作用。

食疗作用
苦瓜具有清热消暑、解毒消肿的作用。主治热病或暑热烦渴、肝热目赤或疼痛、湿热痢疾。

性味
性寒，味苦。

归经
入心、脾、胃经。

营养成分
苦瓜含苦瓜苷、5-羟基色胺、谷氨酸、丙氨酸、脯氨酸、α-氨基丁酸、瓜氨酸、半乳糖醛酸、果胶等。

人群宜忌
一般人群均可食用苦瓜，糖尿病、癌症、痱子患者适宜；脾胃虚寒者慎用，孕妇忌用。

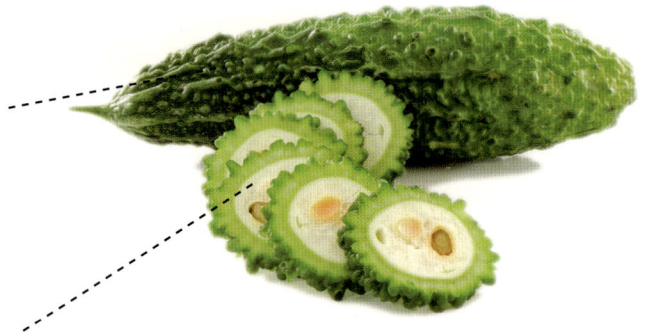

痛风搭配 Collocation

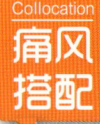 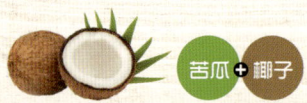 苦瓜+椰子 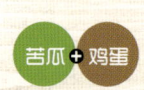 苦瓜+鸡蛋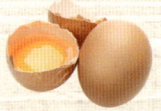

苦瓜能清热解毒消肿，椰子能利尿补虚，二者配伍，对于久病体弱的痛风患者尤为适宜。

鸡蛋与苦瓜搭配，不仅口感好，还能为痛风患者补充丰富的蛋白质。

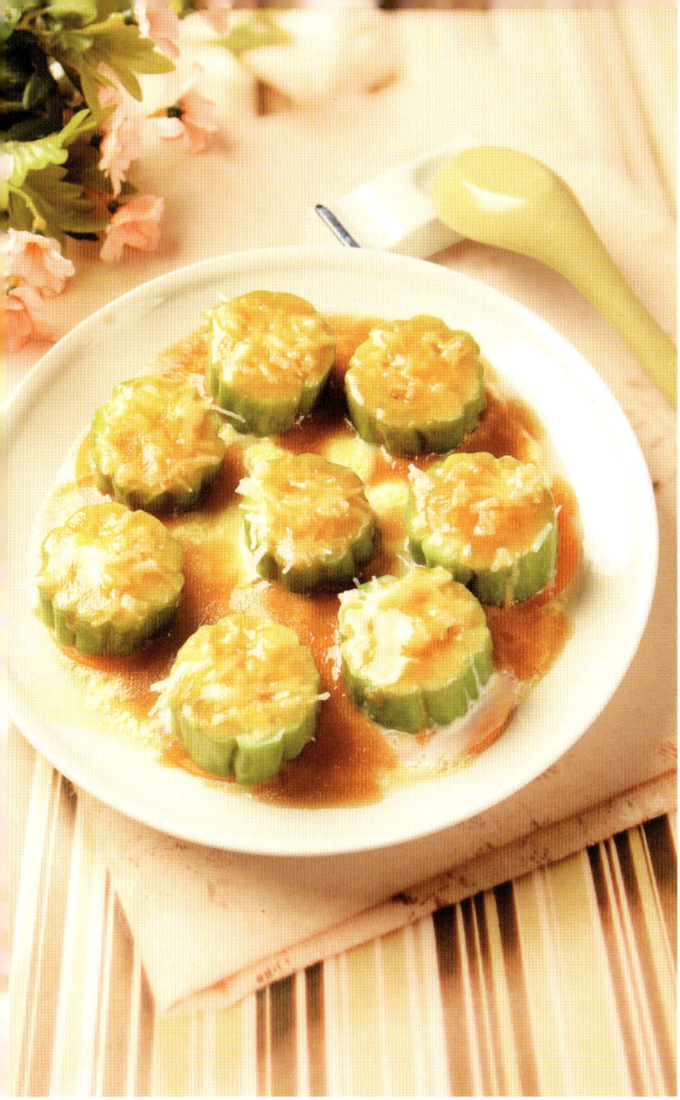

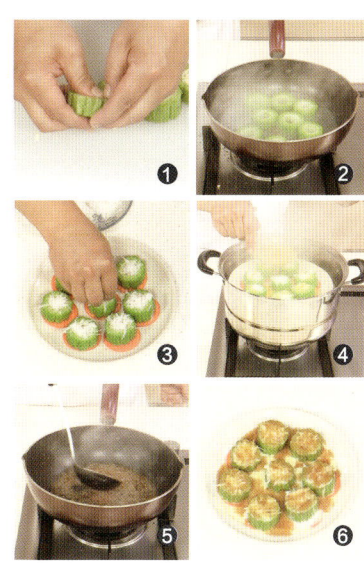

苦瓜玉米蛋盅

原料 • READY

苦瓜250克，玉米粒100克，鸡蛋2个，水发粉丝150克，胡萝卜片50克

调料

盐、食用油、生抽各适量

做法 • HOW TO MAKE

1 将粉丝切碎，苦瓜切段，去瓤，鸡蛋打入碗中，加入盐，拌匀。

2 锅中煮水，将玉米粒与苦瓜煮至断生。

3 在碟中摆上胡萝卜片，在苦瓜段内放入玉米粒与粉丝，然后摆在胡萝卜上。

4 蒸锅上火烧开，放入苦瓜盅，盖上锅盖，大火蒸5分钟后浇上蛋液，继续蒸5分钟。

5 在碗中加入盐、生抽、食用油，制成酱汁，倒入锅中煮开。

6 揭盖，将苦瓜盅取出，在苦瓜盅上浇上酱汁即可。

Analysis 专家解析

苦瓜中的苦瓜素被誉为“脂肪杀手”，能辅助痛风患者将体重控制在合理范围，素炒苦瓜有降糖、降脂的作用，痛风并发糖尿病患者可经常食用。

每日用量 100克

黄瓜

清热解毒利小便

缓解痛风原理

黄瓜是一种碱性食物，嘌呤含量较低，并含有丰富的维生素C、钾元素，有利于尿酸的排出，对防治痛风并发肾病非常有利。黄瓜中含有的丙醇二酸可抑制糖类转化为脂肪，有效降低胆固醇，适合痛风并发肥胖、糖尿病患者食用。

食疗作用

黄瓜具有清热止渴、利水解毒的作用，主治热病烦热、口渴、水肿、小便不利、湿热泻痢。另外，黄瓜还能增强人体免疫力、抗肿瘤抗衰老、降血糖。

性味
性寒，味甘。

归经
入胃、小肠经。

营养成分
黄瓜含糖类、苷类、咖啡酸、绿原酸、多种氨基酸、维生素B_2、维生素C、挥发油、葫芦素等。

人群宜忌
适宜热病、肥胖、高血压、高血脂、水肿、癌症、嗜酒者食用，并且黄瓜是糖尿病人首选的食品之一。

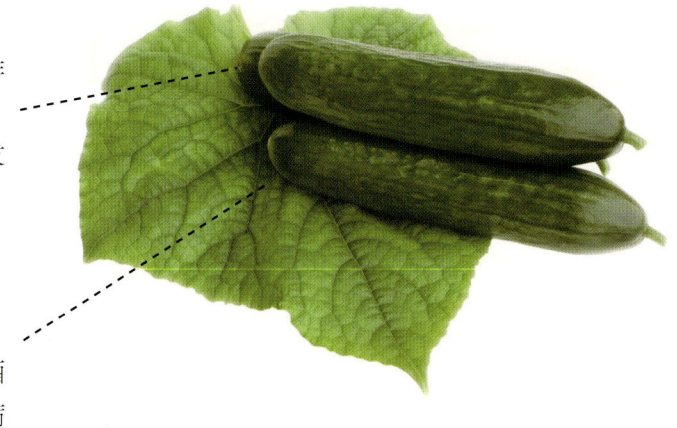

痛风搭配 Collocation

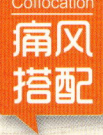  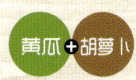 

黄瓜与土豆搭配，能够清热解毒、利水消肿，促进尿酸排出，减少痛风的发作次数。

黄瓜与胡萝卜搭配，口味清新可口，既能为痛风患者提供充足的维生素，又能利尿解毒、排尿酸。

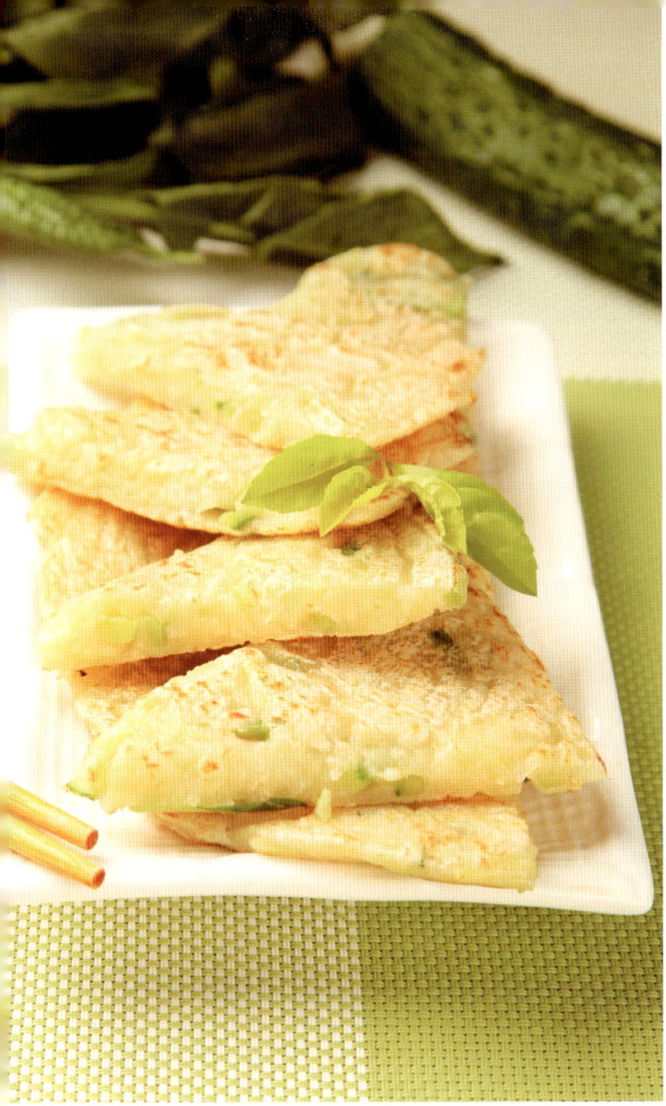

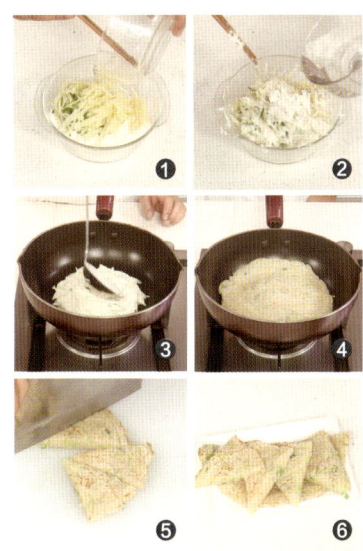

土豆黄瓜饼

原料 • READY

土豆250克，黄瓜200克，小麦面粉150克

调料

生抽5毫升，盐、食用油各适量

做法 • HOW TO MAKE

1 洗净去皮的土豆、黄瓜分别切成片，再切成丝；取个大碗，倒入小麦面粉和切好的黄瓜丝、土豆丝。

2 注入适量的清水，搅拌均匀制成面糊，加入生抽、盐，搅匀调味。

3 热锅注油烧热，倒入制好的面糊。

4 烙制面饼，煎出焦香，翻一面；将面饼煎至熟透，两面呈现金黄色。

5 将饼盛出，放凉后将其切成三角状。

6 将切好的饼装入盘中即可。

Analysis 专家解析

鲜黄瓜中所含的黄瓜酶是一种具有很强生物活性的生物酶，能有效地促进机体的新陈代谢。

每日用量 300克

冬瓜
利尿消肿排尿酸

缓解痛风原理

冬瓜是名副其实的高钾低钠食品，嘌呤含量微乎其微，冬瓜所含的维生素C能促进尿酸排泄。此外，冬瓜本身几乎不含脂肪，热量低，肥胖的痛风患者可以长期食用，减肥的同时也可缓解关节疼痛，对痛风患者很有益处。

食疗作用

冬瓜具有清热化痰、除烦止渴、利尿消肿的作用，主治热病烦渴或消渴、水肿、小便不利，能降低体内胆固醇、降血脂、降血压，防止动脉粥样硬化，还能保护肝肾。

性味
性凉，味甘、淡。

归经
入肺、大肠、膀胱经。

营养成分
含蛋白质、糖类、粗纤维、胡萝卜素、维生素B_1、维生素B_2、维生素C、烟酸等。

人群宜忌
热病口干烦渴，小便不利者宜食；脾胃虚寒、腹泻、久病滑泄者忌食。

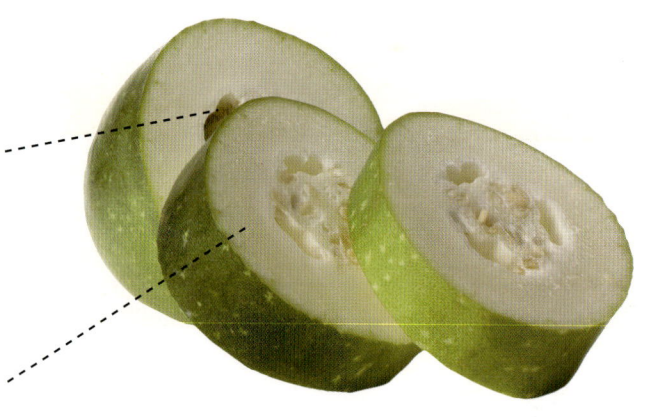

Collocation 痛风搭配

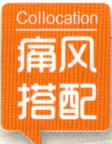
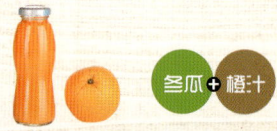

冬瓜与橙汁搭配，能够维持心肌功能，降低血压，促进消化，帮助改善痛风患者体质。

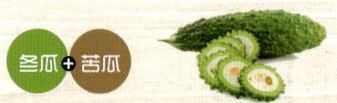

二者均能清热解毒，通利小便，两者搭配，能够加强解毒利尿之功，促进尿酸盐的排出。

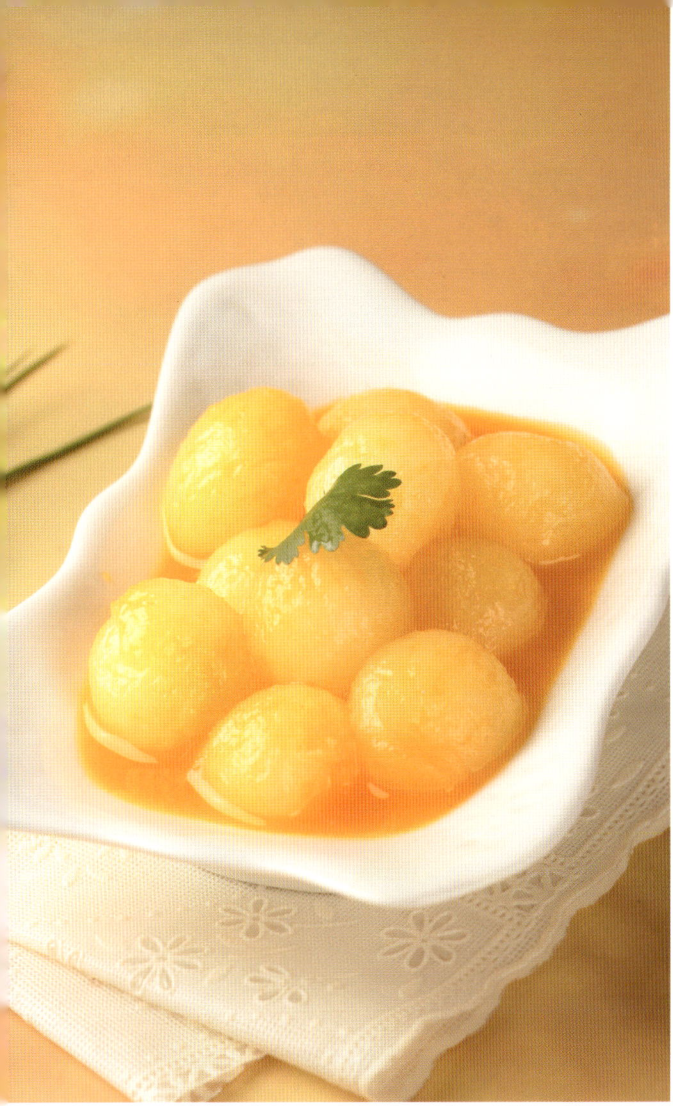

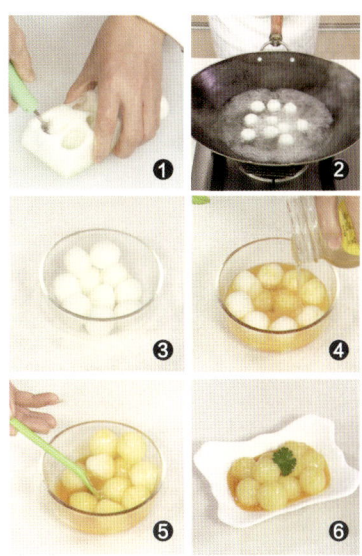

果味冬瓜

原料 • READY

冬瓜600克，橙汁50毫升

调料

蜂蜜15毫升

做法 • HOW TO MAKE

1 将去皮洗净的冬瓜去除瓜瓤，掏取果肉，制成冬瓜丸子，装入盘中待用。

2 锅中注入适量清水烧开，倒入冬瓜丸子搅拌均匀，用中火煮约2分钟，至其断生后捞出。

3 用干毛巾吸干冬瓜丸子表面的水分，放入碗中。

4 倒入备好的橙汁，淋入蜂蜜。

5 快速搅拌均匀，静置约2小时，至其入味。

6 取一个干净的盘子，盛入制作好的菜肴，摆好盘即成。

Analysis 专家解析

冬瓜中所含的丙醇二酸，能有效地抑制糖类转化为脂肪，从而帮助痛风患者保持体重，还可以降血脂。

每日用量 200克

丝瓜 — 排尿酸缓解并发症

缓解痛风原理

丝瓜富含钙、磷、钾等矿物质以及皂苷类物质,是低热量、低脂肪、低糖、低嘌呤食物,有助于尿酸盐的溶解,从而防止其沉淀。常食用丝瓜,对痛风并发糖尿病、高血压病、心脏病有辅助治疗作用。

食疗作用

丝瓜具有清热化痰、止咳平喘、凉血解毒的作用,主治湿热蕴结、发热烦渴、痰热咳嗽、咳痰黄稠、咽喉肿痛、痔疮便血等。

性味
性凉,味甘。

归经
入肝、胃经。

营养成分
丝瓜含皂苷、丝瓜苦味质、瓜氨酸、木聚糖、脂肪、蛋白质、B族维生素、维生素C。

人群宜忌
一般人群均可食用,月经不调、身体疲乏、痰喘咳嗽以及产后乳汁不通的妇女宜吃;脾胃阳虚、大便泄泻者慎用。

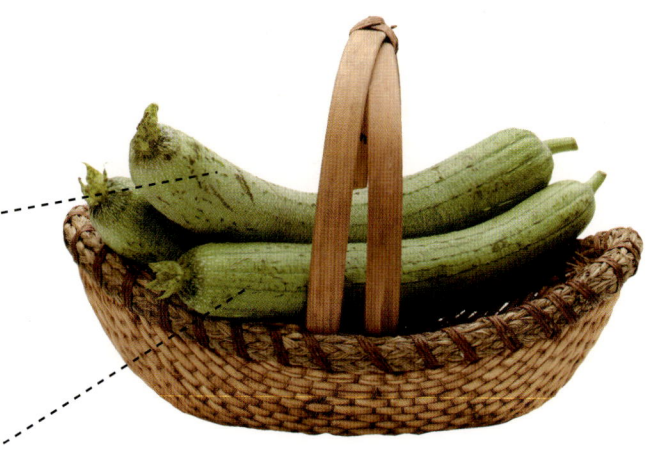

痛风搭配 Collocation

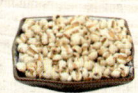 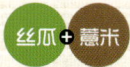

丝瓜和薏米均为低热量、低脂肪、低糖、低嘌呤食物,可促进尿酸排泄,帮助维持体内酸碱平衡,减轻病痛。

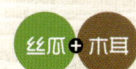 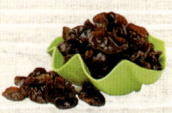

丝瓜能凉血解毒,木耳能活血止痛,两者搭配,能很好地缓解痛风性关节炎骨节痹痛的症状。

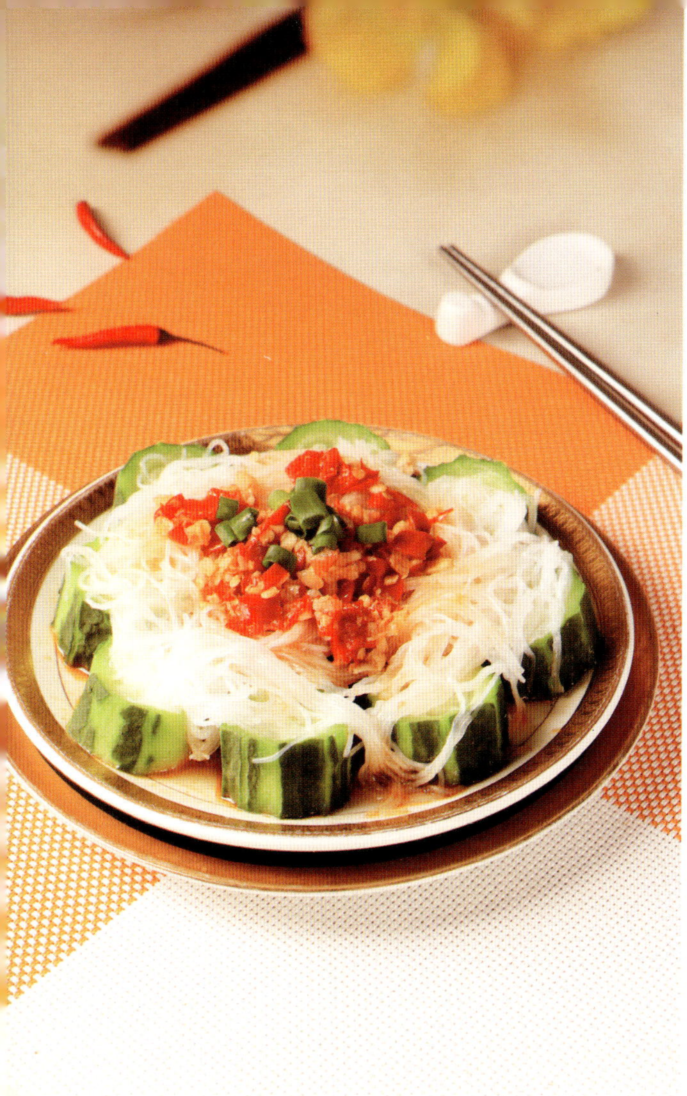

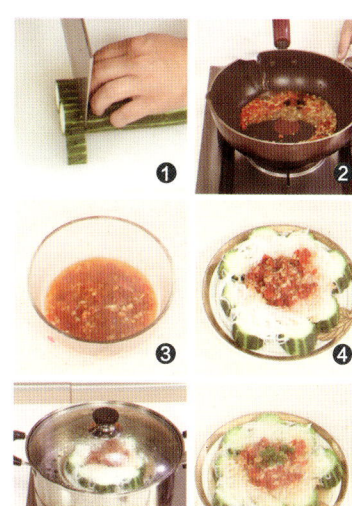

湘味蒸丝瓜

原料 • READY

丝瓜350克，水发粉丝150克，剁椒50克，蒜末、姜末、葱花各适量

调料

料酒5毫升，蚝油5克，白糖、食用油各适量

做法 • HOW TO MAKE

1 洗净去皮的丝瓜切成均等的段，摆在盘中。

2 热锅注油烧热，倒入姜末、蒜末、剁椒，爆香，倒入料酒、白糖、蚝油，注入适量清水，翻炒匀。

3 将翻炒好的酱汁盛出，装入碗中。

4 在丝瓜上摆上泡发好的粉丝，倒上酱汁，待用。

5 蒸锅上火烧开，放入食材。盖上锅盖，中火蒸10分钟至入味。

6 掀开锅盖，将丝瓜取出。撒上备好的葱花即可。

Analysis 专家解析

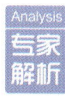

丝瓜含维生素C、膳食纤维等营养成分，能调节体内酸碱平衡，缓解痛风症状。与肉末、面条搭配，营养互补，适合营养不良、体虚的痛风患者。

每日用量 100克

南瓜 促进尿酸代谢

缓解痛风原理
南瓜是一种碱性食物，热量低，含钾元素较多，嘌呤含量极少，可以减少尿酸在体内的生成量，还能够促进尿酸排泄，对防治痛风并发肥胖症、糖尿病有一定的辅助疗效。

食疗作用
南瓜具有补中益气、化痰排脓、解毒驱虫的作用，主治脾弱气虚或营养不良、肺痈咯脓痰、蛔虫病。另外，南瓜还能通便解毒、降血糖，预防高血压和高血脂。

性味
性温，味甘。

归经
入脾、胃经。

营养成分
南瓜含瓜氨酸、精氨酸、天门冬素、葫芦巴碱、腺嘌呤、胡萝卜素、B族维生素、维生素C、脂肪、淀粉、葡萄糖、蔗糖、戊聚糖、甘露醇、钙、铁等。

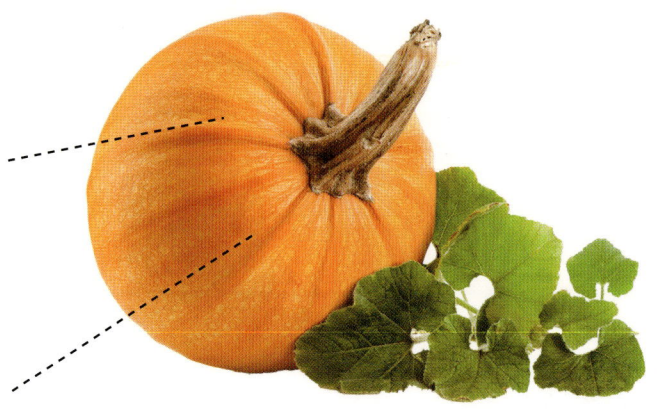

人群宜忌
多食壅气生湿，故气滞湿阻、痞闷胀满者不宜食用。

痛风搭配 Collocation

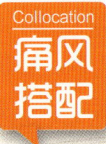 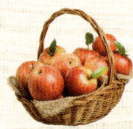 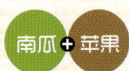 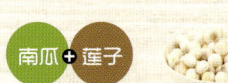

南瓜和苹果均是低嘌呤的碱性食物，二者搭配，其营养更容易被人体吸收，痛风患者常食用，能缓解症状。

二者搭配，具有增强免疫力、帮助消化、促进排毒等作用，本品可提高痛风患者的抗病能力。

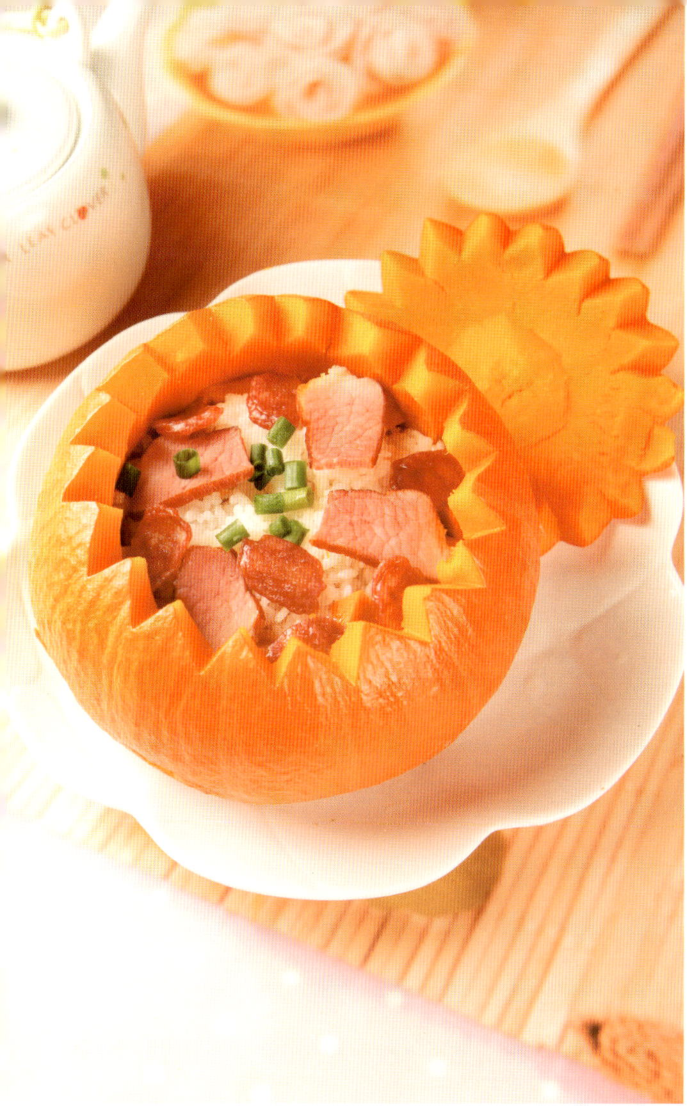

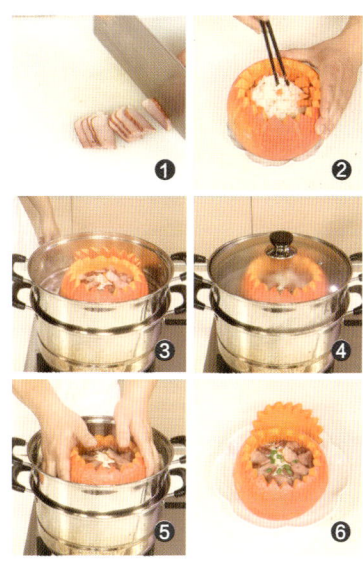

腊肉南瓜盅

原料 • READY

南瓜盅1个，腊肉250克，腊肠100克，米饭400克，南瓜丁100克，葱花少许

做法 • HOW TO MAKE

1 将洗净的腊肠、腊肉分别切成片。

2 将米饭、南瓜丁倒入南瓜盅里，拌匀，再将腊肠、腊肉放于米饭的表面，待用。

3 在蒸锅中注入适量清水，大火烧开，再放入南瓜盅，盖上南瓜盅盖。

4 盖上锅盖，用中火蒸约40分钟，蒸至食材熟软。

5 揭盖，关火后取出南瓜盅及南瓜盅盖。

6 将南瓜盅盖揭开，撒上葱花，待南瓜盅稍微放凉后即可食用。

Analysis 专家解析

南瓜含有丰富的钴，在各类蔬菜中含钴量居首位。钴能活跃人体的新陈代谢，促进造血功能，并参与人体内维生素B_{12}的合成，是人体胰岛细胞所必须的微量元素。

茄子 清热利尿可止痛

每日用量 100克

缓解痛风原理

茄子含丰富的维生素P，这种物质能增强人体细胞间的黏着力，增强毛细血管的弹性，减低毛细血管的脆性及渗透性，防止微血管破裂出血，使心血管保持正常的功能，对预防痛风并发心脏病有积极作用。

食疗作用

茄子具有清热凉血、利尿消肿、活血止痛的作用，主治痰热咳嗽、血热便血、痔疮出血或大便不利、跌扑肿痛等症。另外，茄子还能降血压、降胆固醇。

性味
性凉，味甘。

归经
入脾、胃、大肠经。

营养成分
茄子含葫芦巴碱、水苏碱、胆碱、龙葵碱、B族维生素、维生素C、胡萝卜素、蛋白质、脂肪、糖类、钙、磷、铁等。

人群宜忌
其性寒滑，脾胃虚寒、肠滑腹泻者不宜多食。

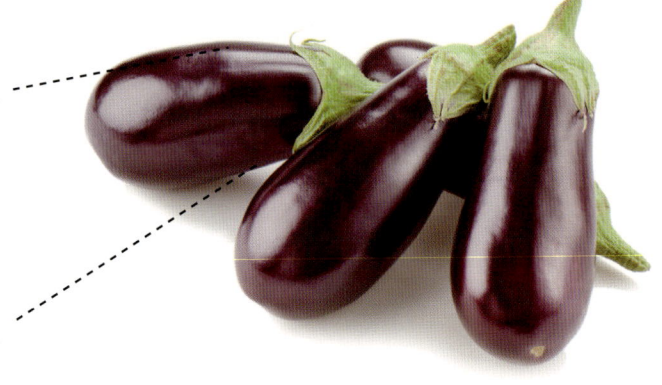

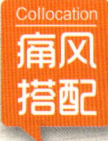 **痛风搭配**

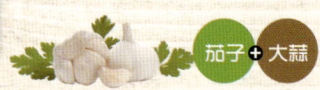 茄子+大蒜

二者搭配，能够开胃健脾、降低胆固醇，从而防治痛风性关节炎的并发症高血脂。

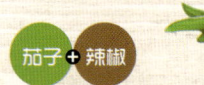 茄子+辣椒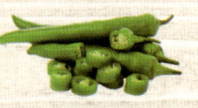

二者搭配，香辣可口，能开胃健脾、促进消化，为久病体虚、吃饭不香的痛风患者补充营养，益胃。

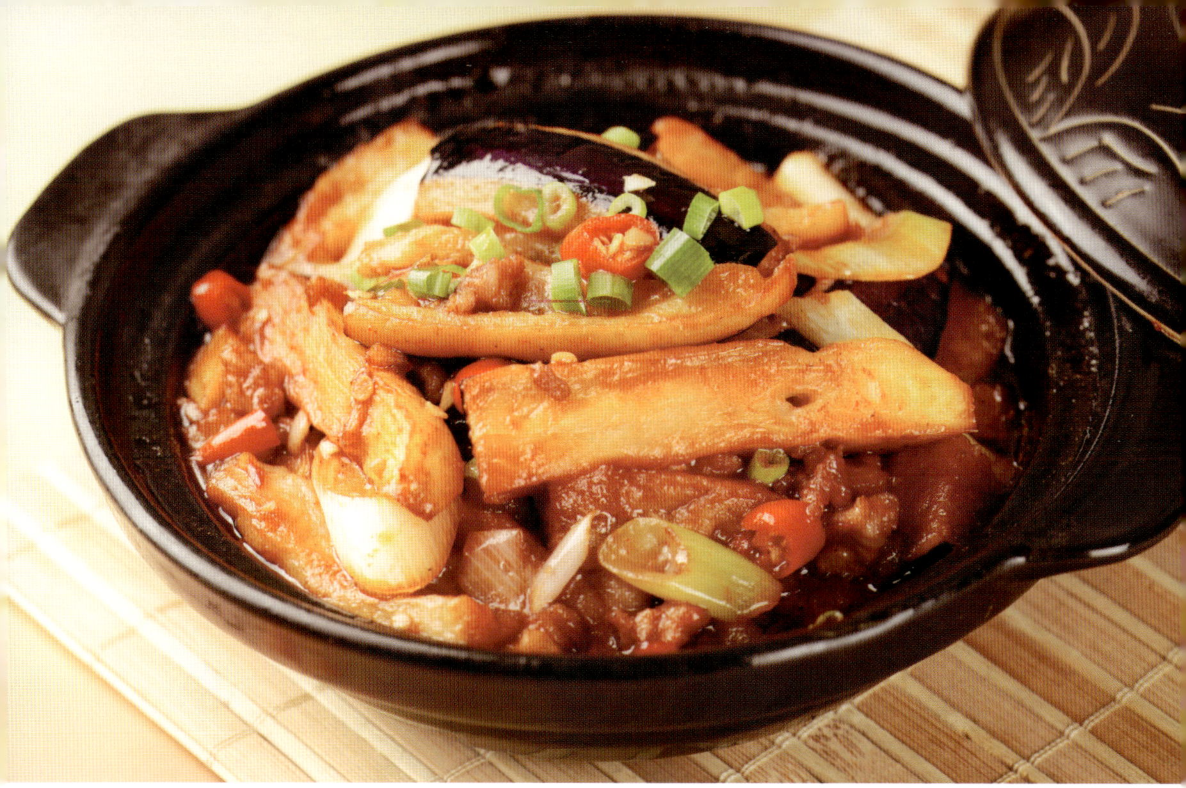

口味茄子煲

 原料 • READY

茄子200克,朝天椒25克,肉末80克,姜片、蒜末、葱段、葱花各少许

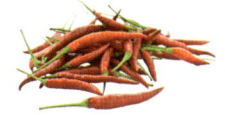

调料

盐2克,生抽5毫升,椒盐粉1克,水淀粉、食用油各适量

 做法 • HOW TO MAKE

1 将茄子切条;朝天椒切细;将茄子炸至金黄色。
2 热锅注油,将葱段、姜片、蒜末、朝天椒爆香,下肉末,倒入茄子,放入水淀粉、椒盐粉、生抽、盐,炒匀。
3 盛出炒好的菜肴,放入砂锅中,盖上盖,置于旺火上烧热。
4 揭盖,放入葱花即可。

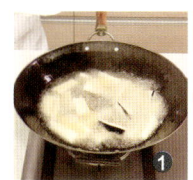 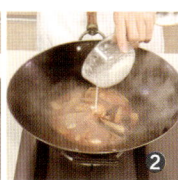 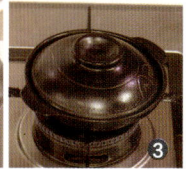 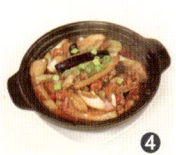

专家解析

常吃茄子,可使血液中胆固醇水平降低,抑制胆固醇增高,对痛风伴心血管疾病者具有积极的治疗意义。

海带丝

碱性食物帮助尿酸代谢

每日用量 100克

缓解痛风原理

海带含有丰富的钾元素、膳食纤维,能够改变酸性体质,促进尿酸排出。海带是碱性食物,对缓解痛风有一定辅助作用。

食疗作用

海带具有软坚化痰、祛湿止痒、清热行水的作用;经常食用海带可以降血脂、降血糖、调节免疫、抗凝血、抗肿瘤、排铅解毒和抗氧化等。

性味
性寒,味咸。

归经
入肝、肺、肾、胃经。

营养成分
海带含有丰富的糖类、膳食纤维、维生素C、钙、铁,含较少的蛋白质和脂肪。海带中还含有大量的甘露醇。

人群宜忌
糖尿病、缺钙、水肿、脚气者适宜;孕妇忌用。

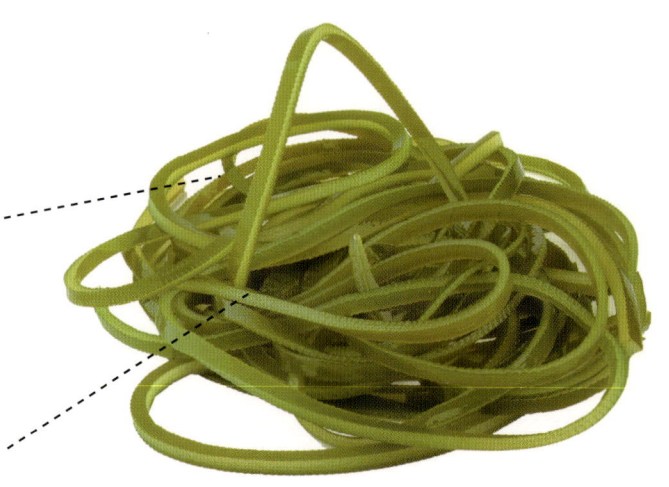

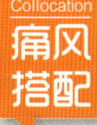 痛风搭配 Collocation

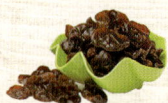 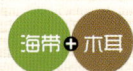 海带+木耳

海带和黑木耳均有清热解毒的功效,二者搭配食用可排除毒素、促进营养吸收。

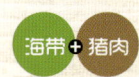 海带+猪肉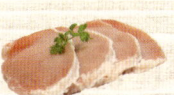

海带有祛湿利尿的功效,猪肉滋阴润燥,二者搭配食用可化痰软坚、润肺止咳。

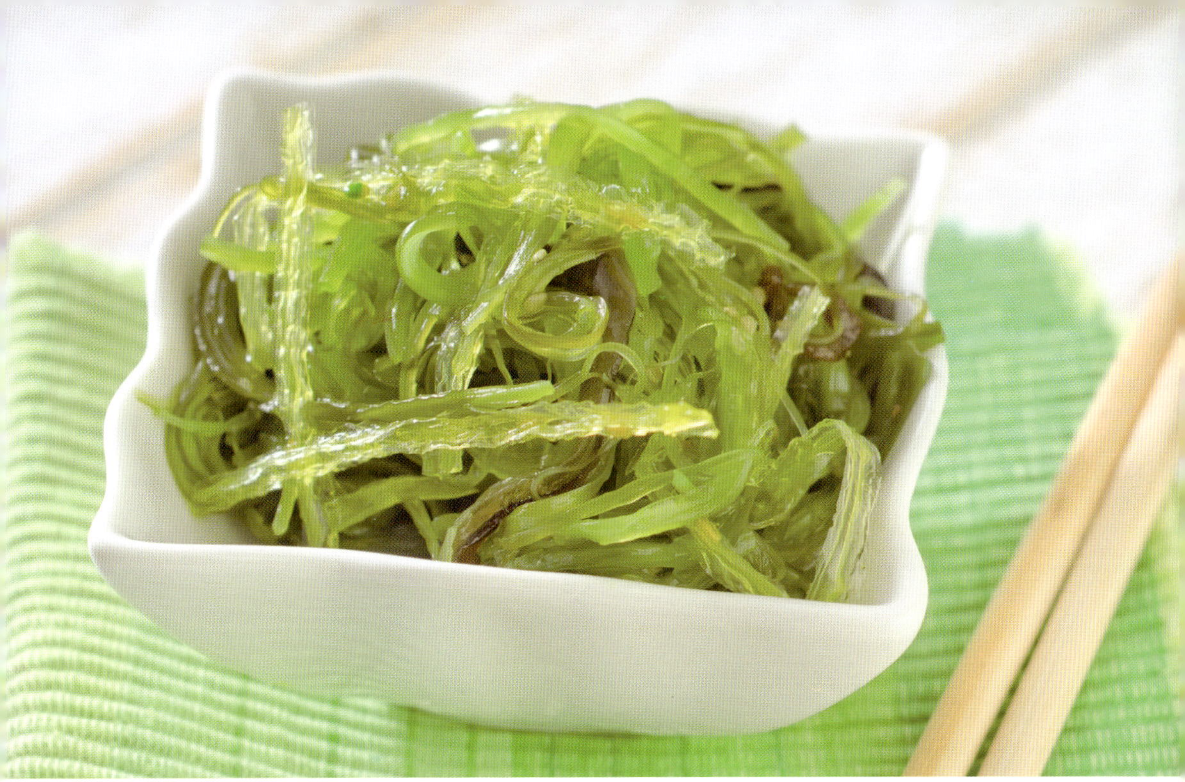

凉拌海带丝

原料 ● READY

海带丝200克，蒜末20克

调料

盐10克，白醋15毫升，陈醋3毫升，生抽3毫升，食用油、辣椒油、芝麻油各适量

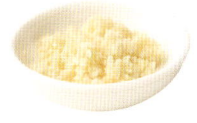

做法 ● HOW TO MAKE

1 将洗净的海带丝切5厘米长的段。

2 锅中加入清水、海带丝、白醋、5克盐、食用油，煮约2分钟至熟。

3 将煮好的海带丝捞出，装入碗中，加入备好的蒜末、5克盐、生抽、陈醋、辣椒油、芝麻油，拌匀。

4 将拌好的海带丝装入盘中即可。

Analysis 专家解析

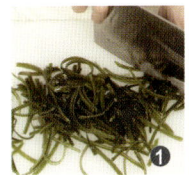

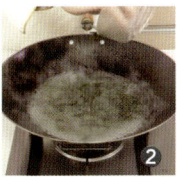

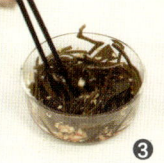

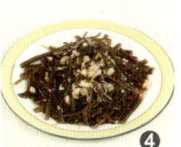

烹饪时，最好先洗净再浸泡，将浸泡的水和海带一起做汤食用。这样既可避免溶于水的甘露醇和维生素丢失，又保存了海带的有效成分。

每日用量 20克

青椒
散寒除湿消痹痛

缓解痛风原理

现代科学研究表明，青椒具有解热、镇痛的功效，辣椒辛辣发散，能够通过发汗而降低体温，并缓解肌肉疼痛，因此具有较强的解热镇痛作用，对痛风性关节炎引起的炎症性反应，如发热、骨节疼痛均有缓解作用。

食疗作用

青椒具有温中健胃、散寒除湿的作用，主治外感风寒、寒性腹痛、虚寒腹泻、身体困倦、肢体酸痛等症。另外，青椒还有促进消化、减肥降脂、预防癌症等作用。

性味
性热，味辛。

归经
入心、脾经。

营养成分
含辣味成分，主要为辣椒碱、二氢辣椒碱、挥发油、蛋白质、钙、磷、维生素C、胡萝卜素及辣椒红素。

人群宜忌
消化性溃疡、高血压患者不宜服用；服用钙片前后2小时内应尽量避免食用，因其含草酸过多，容易破坏钙质。

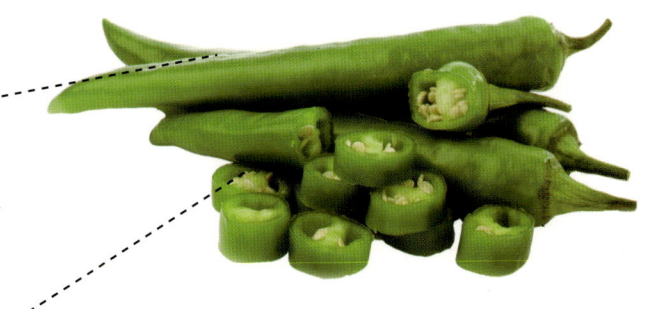

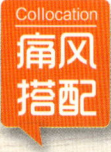 **痛风搭配** Collocation

 青椒+土豆

二者搭配，不仅香辣可口，具有和中养胃、健脾利湿的作用，还能增强免疫力，让年老体虚的患者吃饭香。

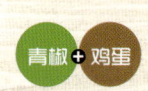 青椒+鸡蛋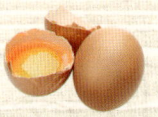

二者搭配，温中散寒，可缓解寒湿型痛风性关节炎的骨节痹痛，还能够为痛风患者补充蛋白质。

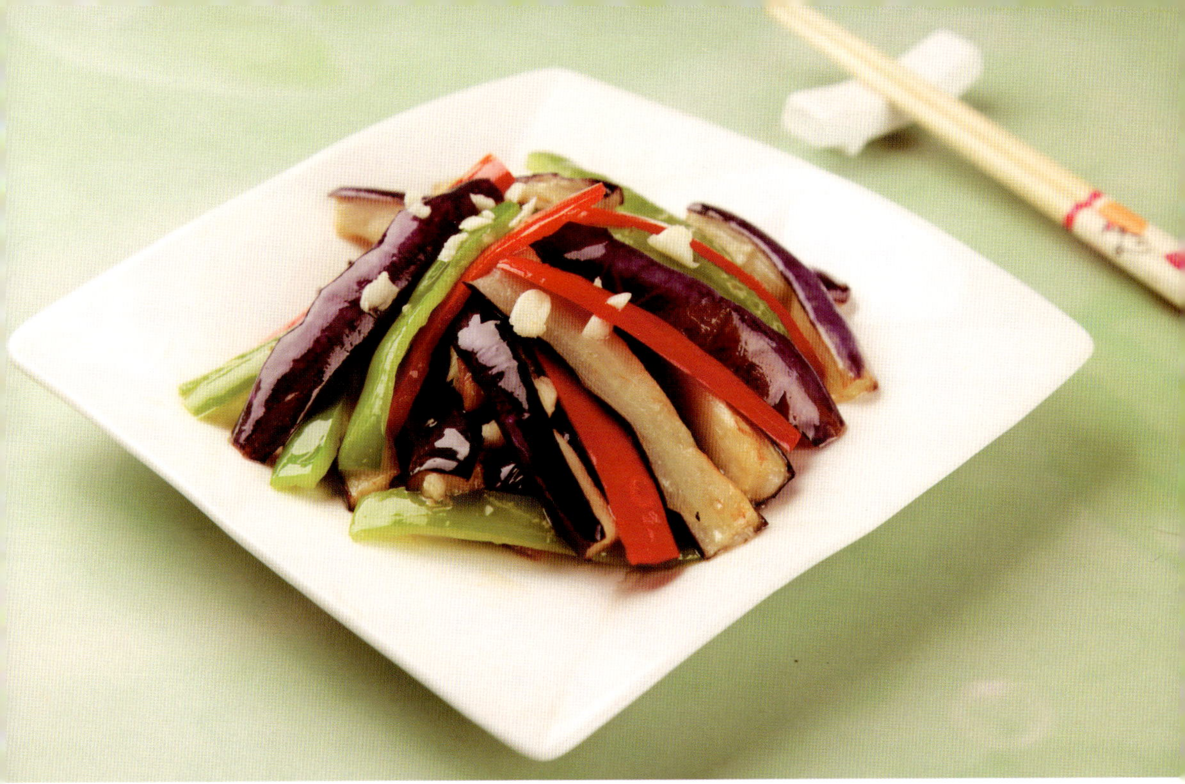

蒜香青椒炒茄条

原料 ● READY

茄子180克,青椒1个,红椒1个,蒜末适量。

调料
盐2克,水淀粉、食用油各适量。

做法 ● HOW TO MAKE

1. 将茄子切成条形;洗好的青椒和红椒去籽,也切成条形。
2. 热锅注油,烧至六成热,倒入茄子条,拌匀,炸至金黄色。
3. 另起锅,注入适量清水烧热,加入1克盐、青椒、红椒,放入炸好的茄子条,去除油分,捞出材料,沥干待用。
4. 用油起锅,倒入蒜末,爆香,放入焯过水的食材,加入1克盐、水淀粉,炒匀调味,关火后盛出炒好的食材即可。

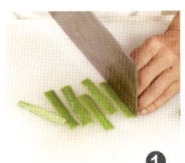
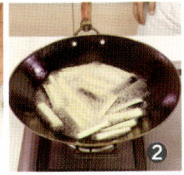
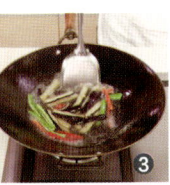
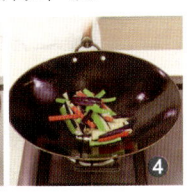

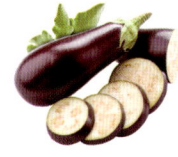

专家解析 Analysis

青椒所含的辣椒素有刺激唾液和胃液分泌的作用,能增进食欲,帮助消化,促进肠蠕动,防止便秘。

胡萝卜

降低尿酸防治痛风

每日用量 100克

缓解痛风原理

胡萝卜含有丰富的琥珀酸钾、胡萝卜素、膳食纤维、维生素等营养成分,能降低血脂、血糖,促进尿酸排泄,对防治痛风并发糖尿病、高血压有一定辅助效果。

食疗作用

胡萝卜有地下"小人参"之称,具有健脾化滞、润燥明目的作用,主治脾虚消化不良、食积胀满、肝虚目暗、夜盲或小儿疳积目昏,还能预防心脏疾病、高血压与肿瘤。

性味
性平,味甘。

归经
入肺、脾经。

营养成分
胡萝卜含有丰富的蔗糖、淀粉、胡萝卜素、维生素、叶酸、多种氨基酸、甘露醇、木质素、果胶钙、磷、铜、铁等。

人群宜忌
脾胃虚寒者不宜食用。

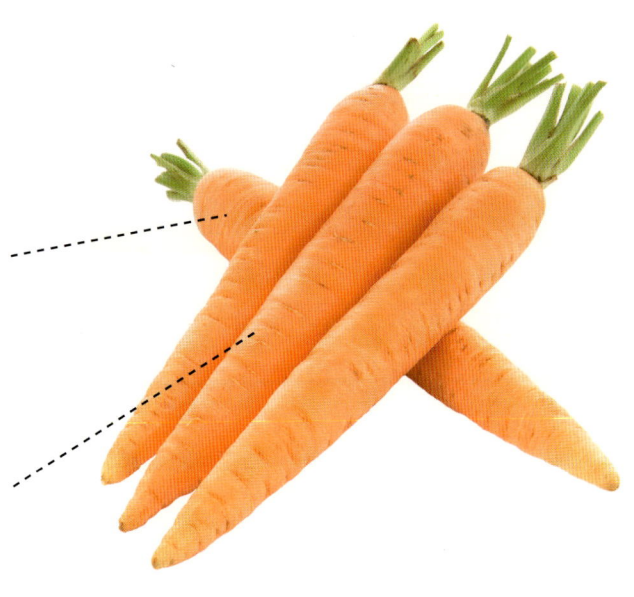

痛风搭配 Collocation

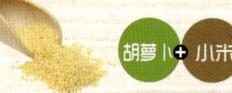 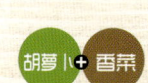

二者均为低嘌呤食物,均能补中益气,两者同用,能够增强人体免疫力,为脾胃虚弱的痛风患者补虚。

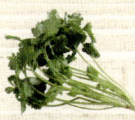

胡萝卜有健脾和胃的功效,香菜有开胃消食的功效,二者搭配食用可开胃消食。

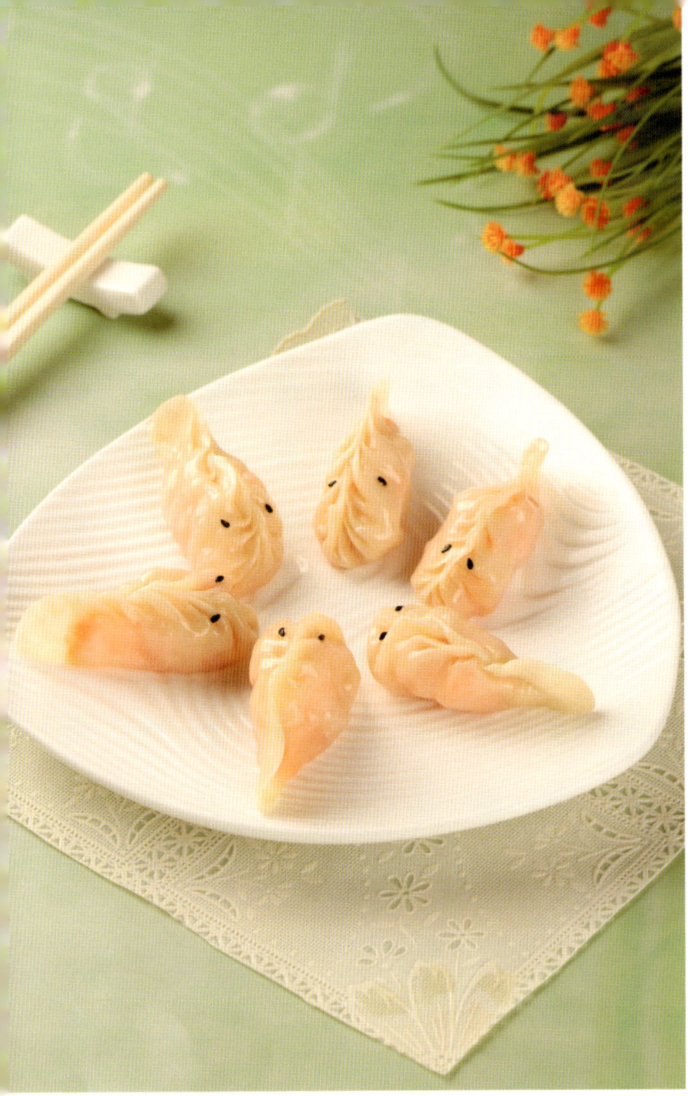

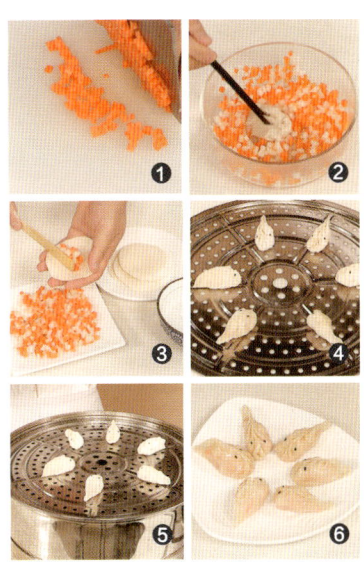

马蹄胡萝卜饺子

原料 • READY

马蹄400克，胡萝卜200克，熟猪油20克，饺子皮数张

调料

盐2克，芝麻油3毫升，食用油适量

做法 • HOW TO MAKE

1 将洗净去皮的马蹄和胡萝卜切成粒。

2 将胡萝卜与马蹄煮至断生后沥干水分，加入盐、熟猪油、芝麻油，拌匀，制成胡萝卜马蹄馅。

3 取饺子皮，将适量馅料放在饺子皮上，在饺子皮边缘沾上少许清水收口，捏紧呈褶皱花边，制成饺子生坯。

4 取蒸盘，刷上一层食用油，放上饺子生坯。

5 将蒸盘放入蒸锅中，大火蒸4分钟，至饺子生坯熟透。

6 取出蒸好的饺子装盘即可。

Analysis 专家解析

胡萝卜被人们视为菜中上品，含有维生素、胡萝卜素等营养素。本品有助于降低体内嘌呤含量、促进尿酸排出，适合痛风患者食用。

每日用量 100克

洋葱 降脂降压降血糖

缓解痛风原理

洋葱辛甘发散，具有发散风寒的作用，洋葱能抑制高脂肪饮食引起的胆固醇升高，具有较好的降压作用。有防止血栓形成的功效。洋葱还具有利尿、祛痰、杀菌和抗糖尿病的作用。

食疗作用

洋葱可用于降低血压、降低血糖、提神醒脑、缓解压力、预防感冒。此外，洋葱还能增强新陈代谢能力、抗衰老、预防骨质疏松，是适合中老年人的保健食物。

性味
性温，味甘、微辛。

归经
入肝、脾、肺、胃经。

营养成分
洋葱含维生素B_1、维生素B_2、维生素C和胡萝卜素、钙、磷、铁等。

人群宜忌
一般人群均可食用，尤适宜高血压、动脉硬化等心血管疾病患者；皮肤瘙痒性疾病、眼疾、胃病患者慎食。

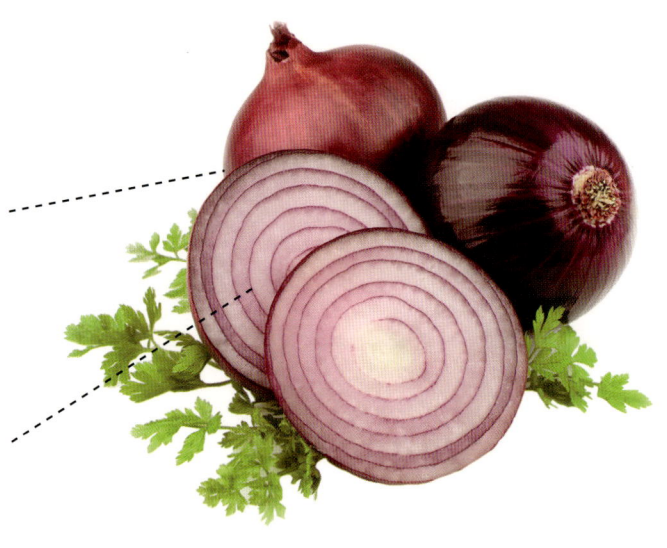

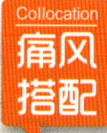
痛风搭配 Collocation

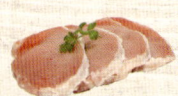 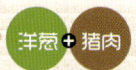

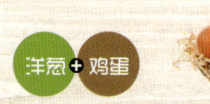 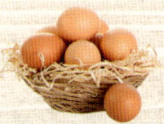

洋葱和猪肉配食，是理想的酸碱食物搭配，可为人体提供丰富的营养成分，具有滋阴润燥的功效。

洋葱与鸡蛋搭配，不仅可为人体提供丰富的营养成分，洋葱的有效活性成分能降低胆固醇对心血管的不良影响。

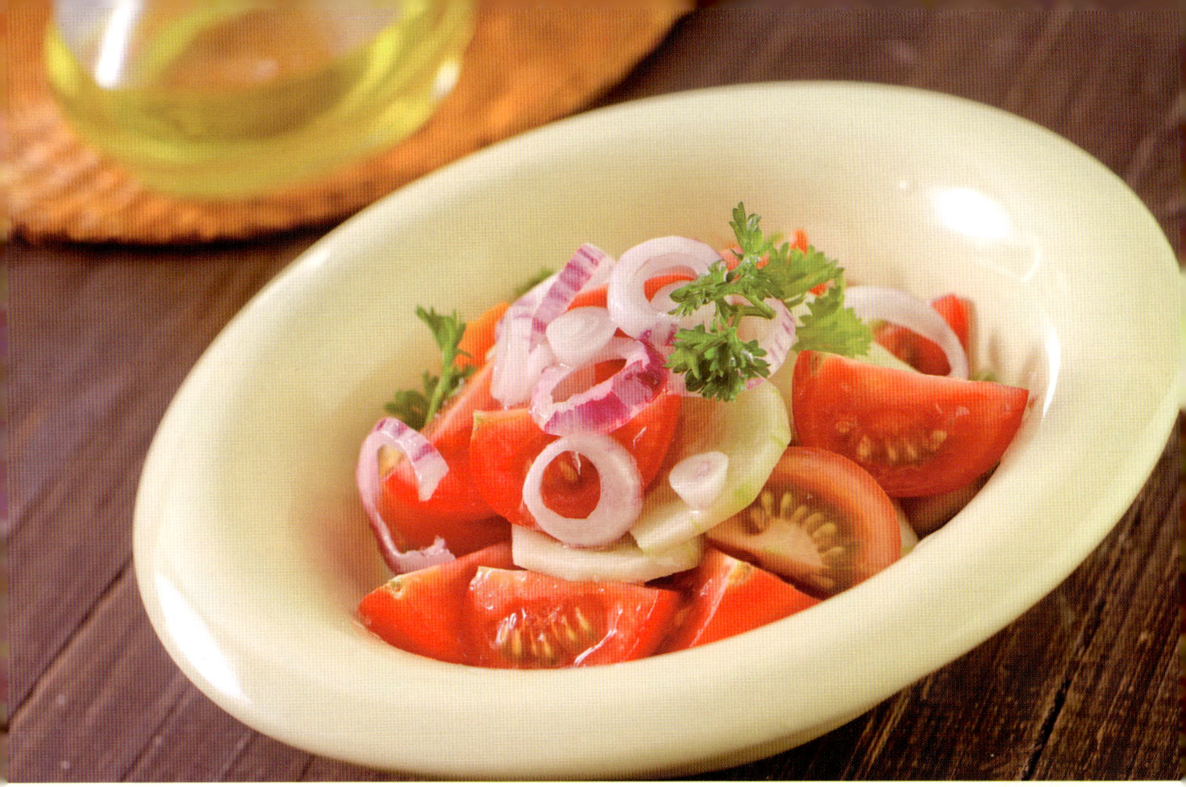

洋葱拌西红柿

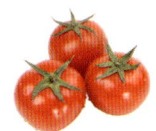

原料 • READY

洋葱85克，西红柿70克

调料

白糖4克，白醋10毫升

做法 • HOW TO MAKE

1 洗净的洋葱切片，再切成丝，待用。

2 洗好的西红柿切成瓣，备用。

3 把洋葱丝装入碗中，加入白糖、白醋，搅拌匀至白糖溶化，腌渍约20分钟；碗中倒入西红柿，搅拌匀。

4 将拌好的食材装入盘中即可。

Analysis 专家解析

洋葱可以预防高血压、动脉硬化、净化血液。洋葱是硬性食品，常食可促进新陈代谢、降低胆固醇、增强体力、延缓衰老。

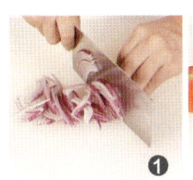

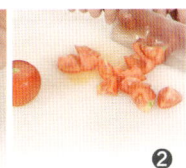

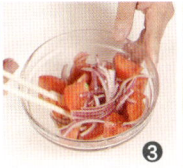

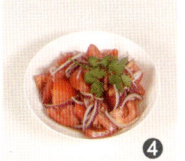

每日用量 60克

香菜
消炎排石缓痛风

缓解痛风原理

香菜含有大量的维生素及矿物质,能够促进机体循环,在治疗神经衰弱、肾脏结石或发炎、糖尿病、低血压等疾患时,帮助缓解痛风的各种并发症。

食疗作用

香菜具有发汗透疹、消食下气、醒脾和中的作用。其具有显著的发汗清热透疹的功能,其特殊香味能刺激汗腺分泌,促使机体发汗、透疹。另外还具和胃调中的功效,因为香菜辛香升散,能促进胃肠蠕动,具有开胃醒脾的作用。

性味
性温,味辛。

归经
入脾、肺经。

营养成分
香菜主要营养成分有蛋白质、胡萝卜素、钙、磷、铁等。此外,香菜的特殊香味具有刺激人的食欲、增进消化等功能。

人群宜忌
风寒感冒、脱肛、麻疹、食欲不振者适宜;气虚体弱、胃溃疡、皮肤症者慎用。

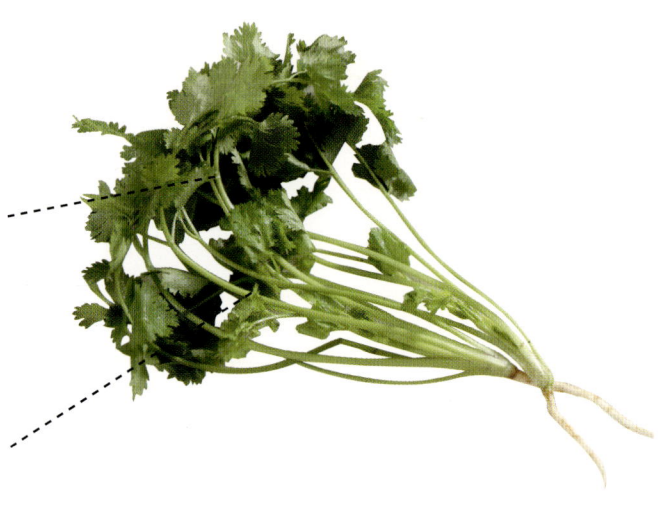

痛风搭配 (Collocation)

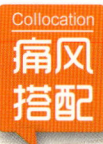
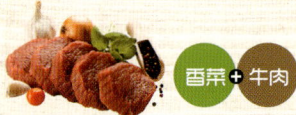
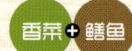
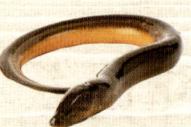

牛肉,性平味甘,有补脾胃、强筋骨的作用,与香菜同食可补脾健胃、消除水肿、通积气,适用于食欲不振。

鳝鱼的营养价值很高,含有多种维生素及氨基酸,同香菜搭配食用能促进消化,促进营养物质消化吸收。

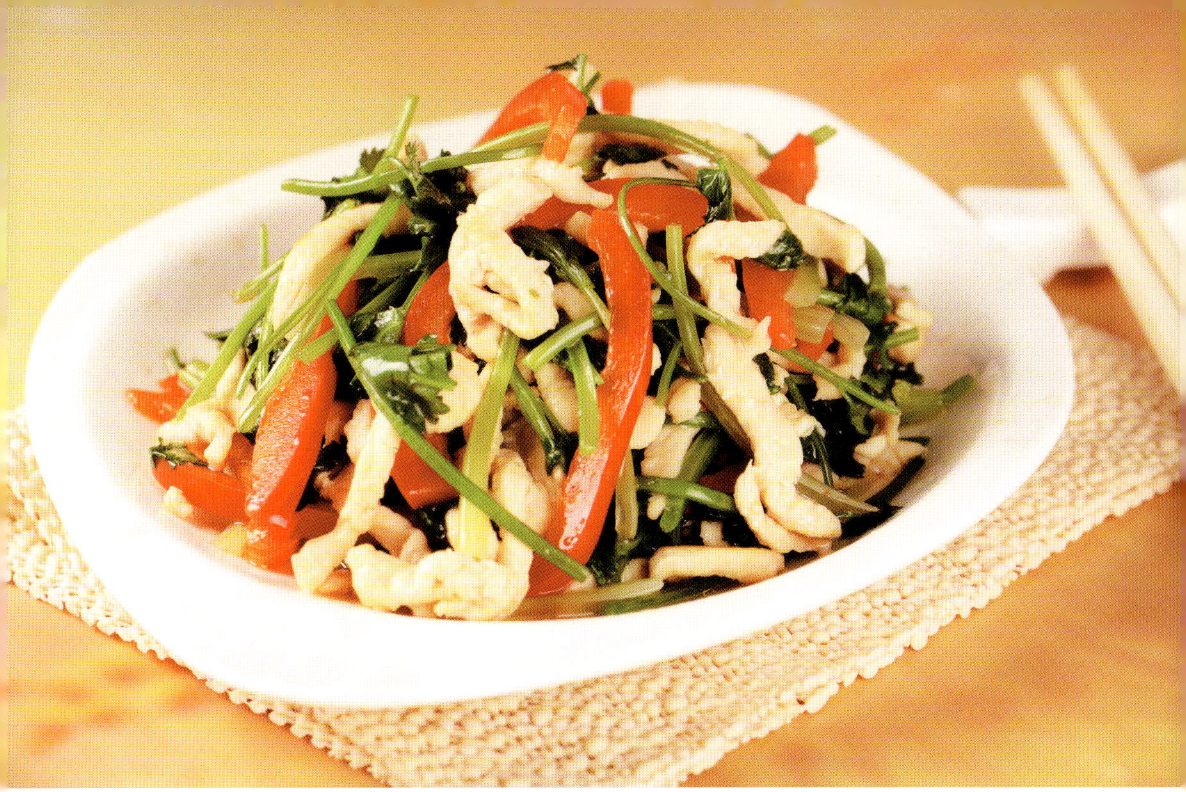

香菜炒鸡丝

 原料 • READY

鸡胸肉400克,香菜120克,彩椒80克

调料

盐3克,水淀粉4毫升,料酒10毫升,食用油适量

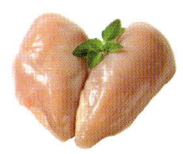

 做法 • HOW TO MAKE

1. 香菜切段,彩椒、鸡胸肉切成丝,将切好的鸡肉丝放入碗中,加入1克盐、水淀粉、食用油,腌渍10分钟至入味。
2. 热锅注油,倒入鸡丝,搅散,滑油至变色,捞出盛于碗中。
3. 锅底留油,倒入彩椒丝、鸡丝、料酒、2克盐,放入香菜,翻炒均匀。
4. 关火后盛出炒好的食材,装盘即可。

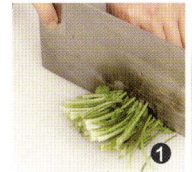 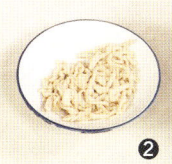 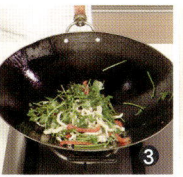 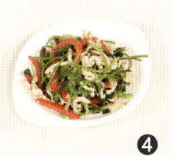

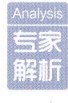 专家解析

香菜虽然营养丰富,又美味,但不宜常吃。因为香菜味辛能散,多食或久食会耗气、损精神,进而引发或加重气虚。

每日用量 100克

莴笋

消炎镇痛降血糖

缓解痛风原理

莴笋富含钾元素，有利于保持体内水、电解质平衡，促进尿酸的排泄。莴笋还含有较多的烟酸，烟酸是胰岛素的激活剂，可起到降低血糖、尿糖等作用。常吃莴笋对痛风并发糖尿病有较好的食疗作用。

食疗作用

莴笋具有清热利尿、通乳的作用，主治下焦有热、小便不利、产后乳汁不下。另外，莴笋还能增强胃液、刺激消化、增进食欲，并具有镇痛和催眠的作用。

性味
性凉，味甘、苦。

归经
入肠、胃经。

营养成分
莴笋富含糖类、钙、磷、铁、维生素C等。

人群宜忌
莴笋适宜小便不通、尿血及水肿、糖尿病和肥胖、神经衰弱症、高血压、心律不齐、失眠患者食用；脾胃虚寒者不宜食用。

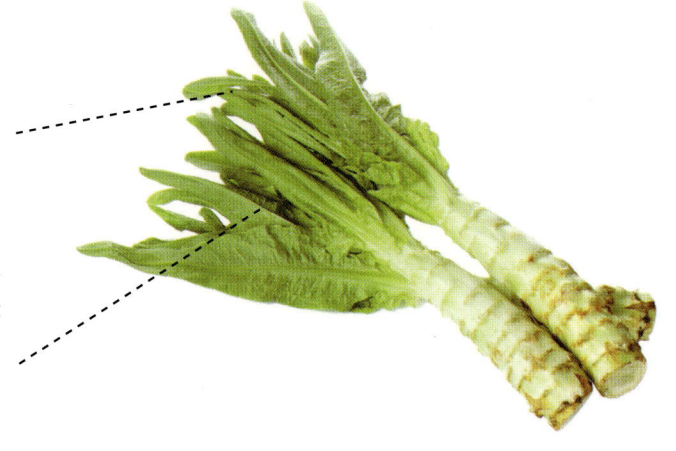

Collocation 痛风搭配

莴笋清热、利尿、降压，和解毒清热的蒜苗搭配食用，对痛风并发高血压者有积极作用。

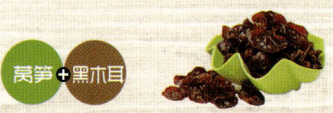

莴笋和黑木耳搭配食用可以降低血糖，非常适宜痛风并发糖尿病患者食用，二者适宜用炒的方式来烹饪。

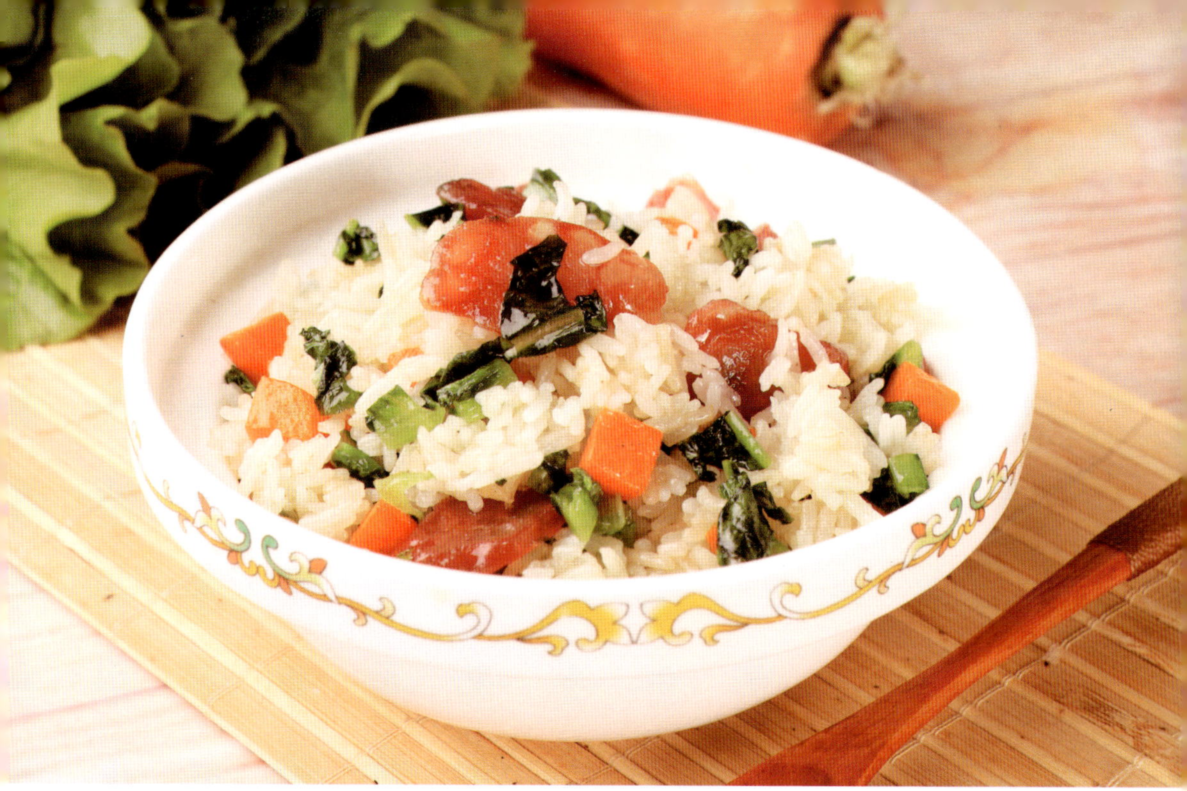

莴笋叶炒饭

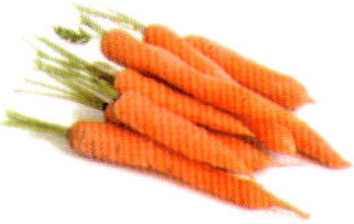

原料 • READY

莴笋叶80克，腊肠75克，胡萝卜55克，米饭150克

调料

生抽5毫升，盐2克，食用油适量

做法 • HOW TO MAKE

1 择洗好的莴笋叶切碎；洗净去皮的胡萝卜切片，再切条，切丁；备好的腊肠切片。

2 热锅注油烧热，倒入胡萝卜、腊肠，炒香。

3 倒入米饭，快速翻炒松散，淋入生抽，翻炒上色，倒入莴笋叶，翻炒片刻至变软，加入盐，翻炒入味。

4 关火后将炒好的饭盛出装入碗中即可。

Analysis 专家解析

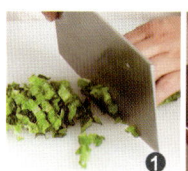

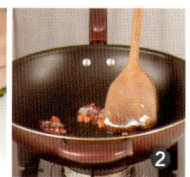

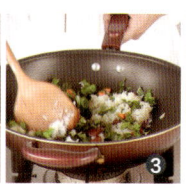

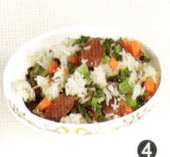

莴笋中的钾有利于促进排尿，减少对心房的压力，对高血压和心脏病患者极为有益；氟元素可强壮骨骼。

每日用量 100克

油麦菜

抑制血管平滑肌

缓解痛风原理

油麦菜富含钙、铁、蛋白质、脂肪、维生素A、维生素B_1、维生素B_2等营养成分,有降低胆固醇、治疗神经衰弱、清燥润肺、化痰止咳等功效,也有助于增加排尿量,促进尿酸排泄,有效地缓解痛风症状。

食疗作用

油麦菜具有清热、凉血、解毒的作用,主治痢疾、黄疸、血淋、痔瘘、疔肿、蛇咬。

性味
性寒,味苦。

归经
入心、脾、胃经。

营养成分
油麦菜含有大量钙、铁、蛋白质、脂肪、维生素等营养成分。

人群宜忌
一般人群均可食用。胃炎、泌尿系统疾病、尿频、胃寒者慎食。

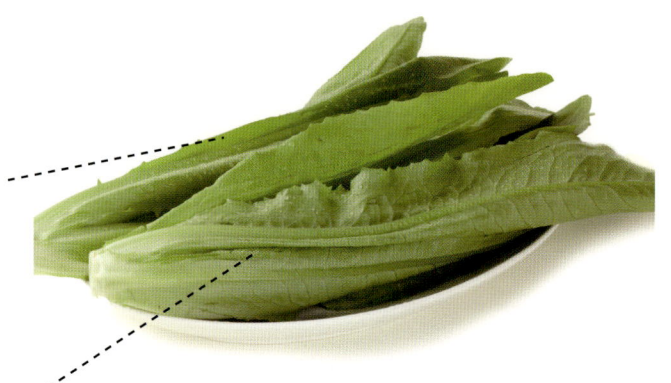

痛风搭配 Collocation

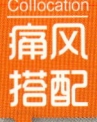  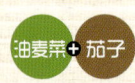

油麦菜和茄子均富含多种维生素,二者蒸、炒或凉拌同食,有很强的抗氧化作用,能延缓衰老,防癌抗癌。

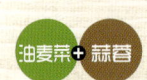 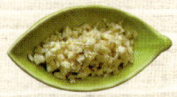

油麦菜富含维生素,蒜蓉清热解毒,二者同食可增强人体免疫力。

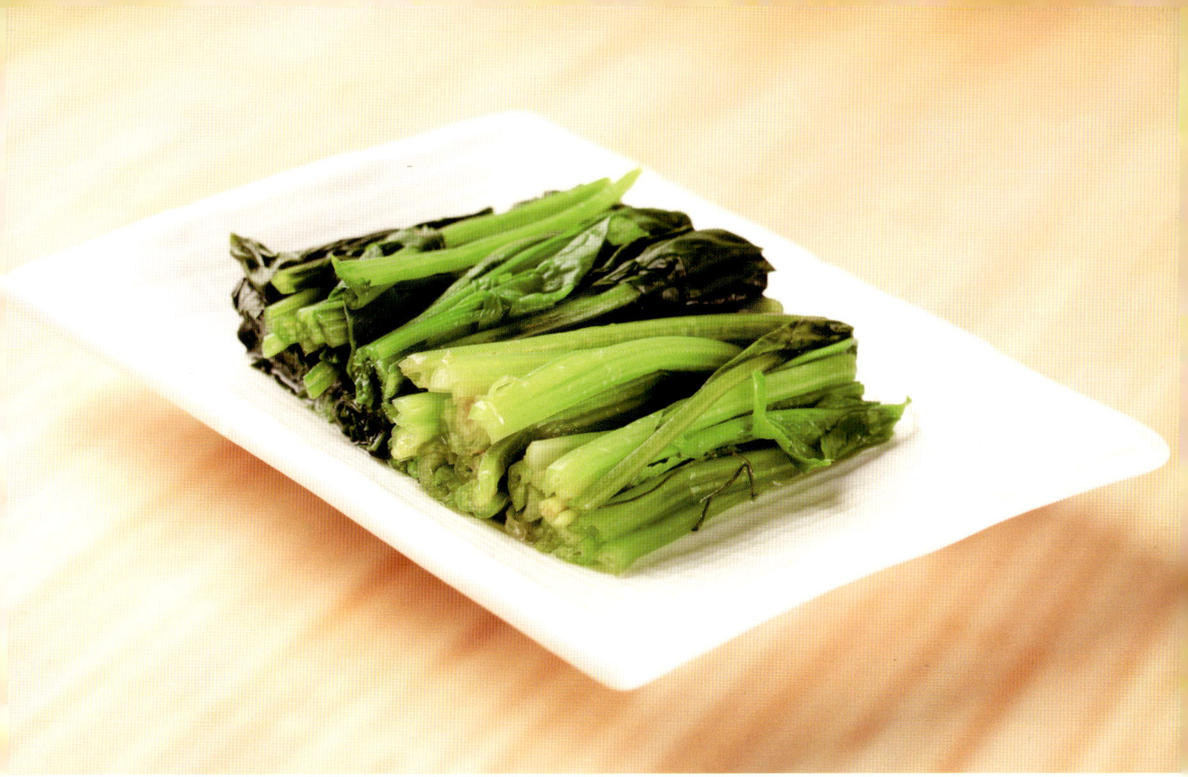

蒜蓉油麦菜

原料 ● READY

油麦菜220克，蒜末少许。

调料

盐2克，食用油少许。

做法 ● HOW TO MAKE

1 将洗净的油麦菜梗切成长度相等的段，备用。

2 用油起锅，烧至五成热时，倒入备好的蒜末，爆香，再放入油麦菜。

3 在锅中注少许清水，炒匀，加盐，翻炒至其入味。

4 关火后盛出食材，装入盘中即可。

Analysis 专家解析

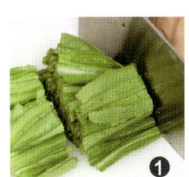

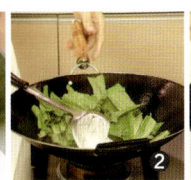

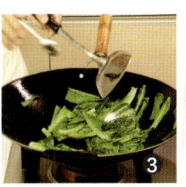

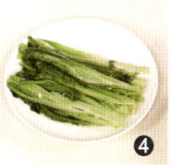

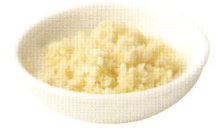

油麦菜的茎叶中含有莴苣素，具有镇痛催眠、降低胆固醇、辅助治疗神经衰弱等功效，常食可有助于睡眠。

芥菜

解毒消肿排尿酸

每日用量 100克

缓解痛风原理

芥菜富含维生素A、B族维生素、维生素C、维生素D、钾、镁和磷等营养物质，有解毒消肿的功效，可抗感染和预防疾病，可促进尿酸排出体外，对防治痛风有一定的辅助作用。

食疗作用

芥菜具有宣肺豁痰、温胃散寒、解毒消肿的作用，主治寒痰咳嗽、胸膈不利、胃寒少食、感冒风寒等。另外，芥菜还能够提神醒脑、解除疲劳、增进食欲。

性味

性温，味辛。

归经

入肺、大肠经。

营养成分

芥菜含钙、铁、维生素B_1、维生素B_2、维生素C、胡萝卜素等。

人群宜忌

芥菜是便秘、眼病患者的食疗佳品；热性咳嗽患者，痔疮、便血及内热偏盛者不宜食芥菜；高血压、血管硬化者应少食。

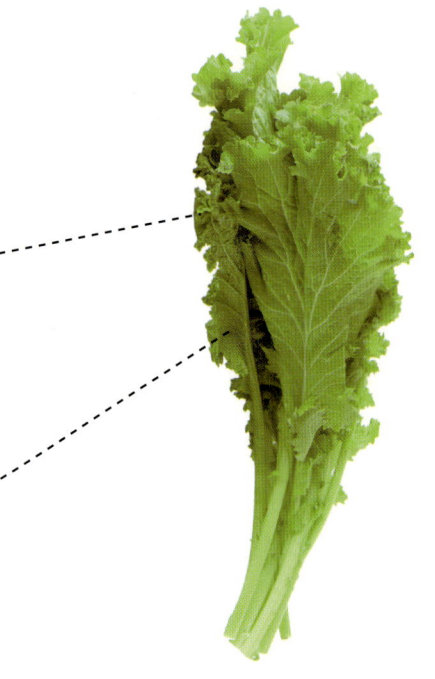

Collocation 痛风搭配

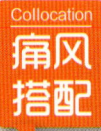 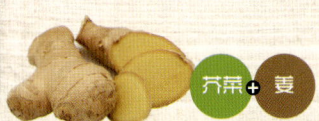 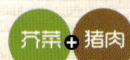 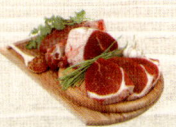

芥菜有利尿化痰的功效，姜有温肺止咳的功效，二者搭配食用，可止咳化痰，久病气虚的痛风患者宜食。

芥菜清热消炎、润肠通便，猪肉养阴润燥、提高免疫力，二者搭配可营养互补，不仅滋阴润燥，而且消食开胃。

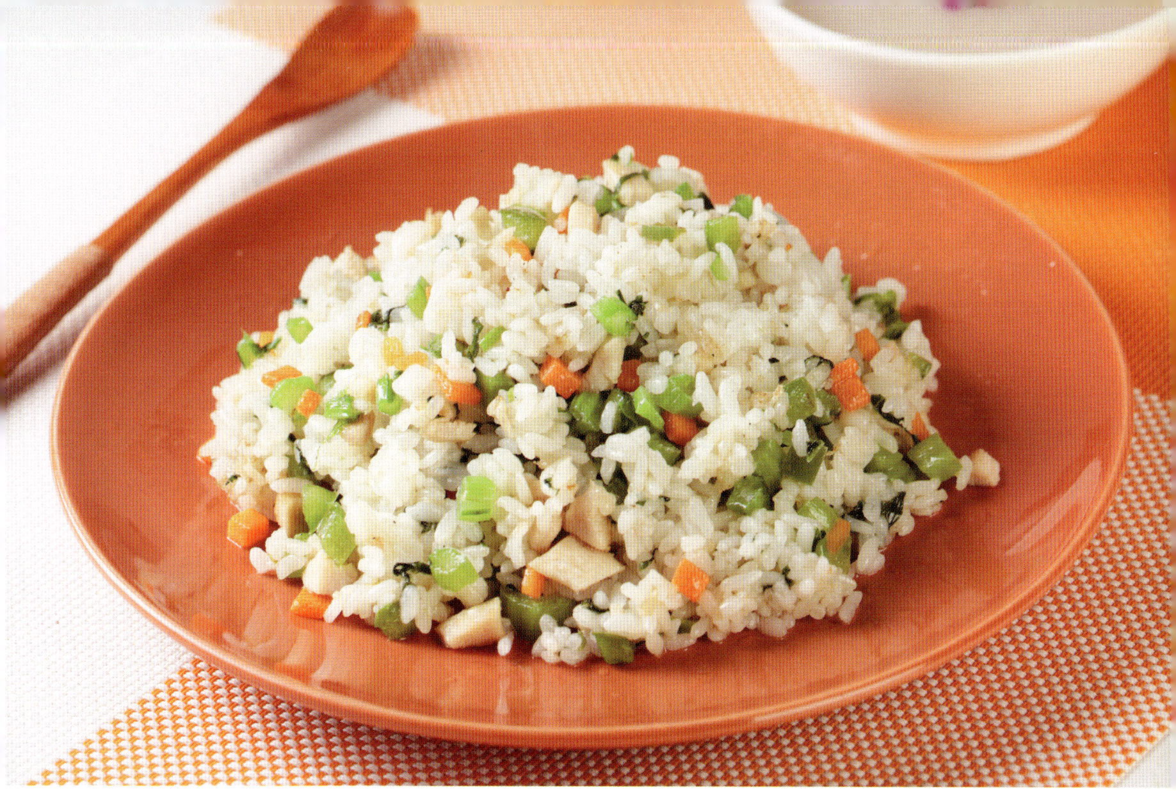

芥菜鸡肉炒饭

原料 ● READY

米饭160克，鸡肉末80克，芥菜70克，胡萝卜30克，圆椒35克

调料

盐、食用油各适量

做法 ● HOW TO MAKE

1 洗好的圆椒、胡萝卜均切成丁，洗净的芥菜切碎。

2 锅中注入清水烧开，加入少许食用油、盐、圆椒、胡萝卜、鸡肉末、芥菜，焯煮后捞出待用。

3 用油起锅，倒入米饭、煮过的材料炒香，加盐调味。

4 盛出装盘即可。

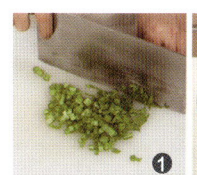

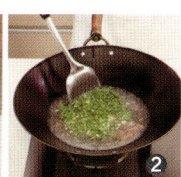

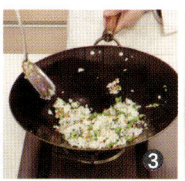

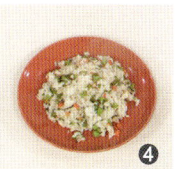

Analysis 专家解析

胡萝卜中的胡萝卜素有造血功能，可补充人体所需的血液，同时含有丰富的钾，可促使体内尿酸盐的排出。

每日用量 50克

鸡蛋
低嘌呤可食用

缓解痛风原理

鸡蛋营养丰富，能为痛风患者补充蛋白质，还能缓解痛风症。而且鸡蛋中几乎不含嘌呤，氨基酸组成和人体组织蛋白最为接近，吸收率很高，能够为痛风患者提供足够的氨基酸。

食疗作用

鸡蛋具有滋阴润燥、养心安神、熄风安胎的作用。主治久病大病之后，或产后体虚，或胎动不安，或热病后期余热未尽、心烦、咳嗽、声哑及呕逆不食等。

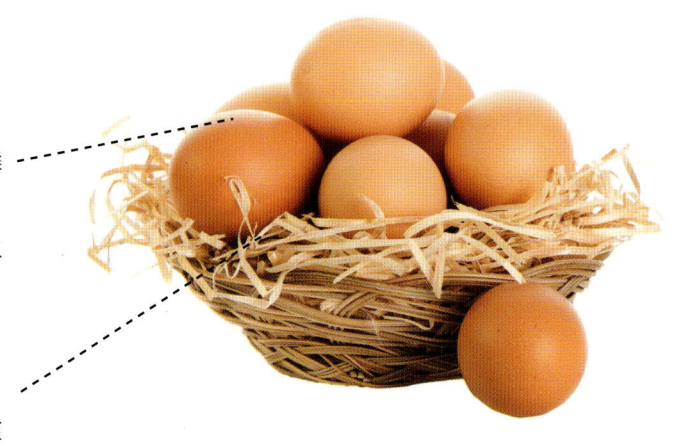

性味
蛋清性凉，味甘；
蛋黄性平，味甘。

归经
入心、肾经。

营养成分
鸡蛋含丰富的蛋白质、卵磷脂、含糖类、钙、磷、铁、维生素A、维生素B_1、维生素B_2、烟酸等。

人群宜忌
一般人群适宜食用。脾胃虚弱者不宜多食。

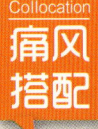
痛风搭配 Collocation

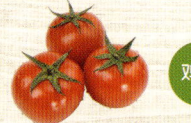 鸡蛋+西红柿

二者搭配，为植物蛋白与动物蛋白的完美结合，还能保护血管，防止胆固醇过高，为痛风患者补充蛋白质。

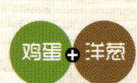 鸡蛋+洋葱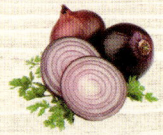

二者搭配，能够促进消化、利水消肿、消炎镇痛，能够缓解痛风的症状。

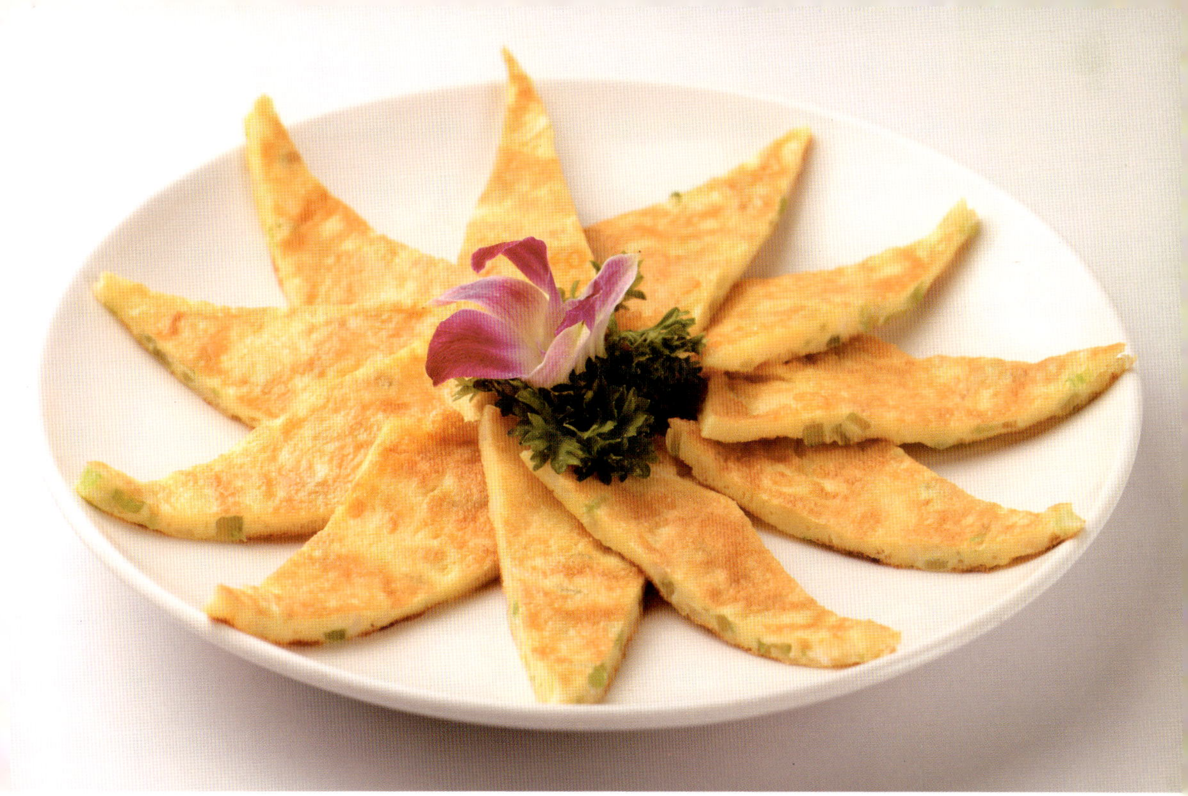

西芹马蹄鸡蛋饼

原料 • READY

西芹80克，马蹄40克，鸡蛋2个，面粉70克。

调料

盐3克，胡椒粉少许，食用油适量。

做法 • HOW TO MAKE

1 洗净去皮的马蹄和西芹分别切成粒。

2 鸡蛋打入碗中，倒入西芹、马蹄，放入面粉，加入盐、胡椒粉，搅拌匀，制成面糊。

3 煎锅注油烧热，倒入鸡蛋面糊，用小火煎至成型，改用大火，煎出焦香味，将饼翻面，煎至金黄色。

4 将鸡蛋饼取出切成扇形块，装入盘中即可。

Analysis 专家解析

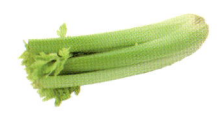

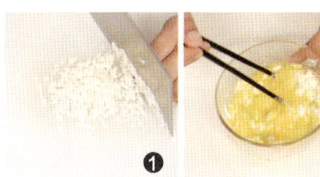

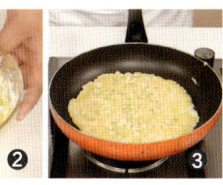

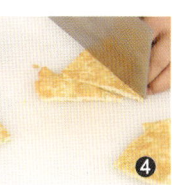

西芹含有丰富的膳食纤维可预防便秘，还含有利尿有效成分，消除体内钠潴留，促进尿酸盐的排出，缓解痛风。

每日用量 50克

鸭蛋
大补虚劳兼养血

缓解痛风原理

鸭蛋含蛋白质、磷脂、维生素A、维生素B_1、维生素B_2、维生素D、钙、铁等营养物质,能降低血液和尿液的酸度,促进尿酸排泄,适合痛风患者食用。而且,中医认为鸭蛋有大补虚劳、滋阴养血的功效,有助于痛风患者补益身体。

食疗作用

鸭蛋具有滋阴润燥、清肺止咳、止痢的作用,主治病后体虚、口燥咽干、肺热咳嗽、喉齿疼痛等。可用于身体虚弱、高血压、咽干喉痛等患者补益身体。

性味
性凉,味甘。

归经
入心、肺经。

营养成分
鸭蛋含蛋白质、脂肪、糖类、钙、磷、铁、维生素A、维生素B_1、烟酸、钾、钠、镁、氯、胆固醇。

人群宜忌
肾炎病人、癌症患者忌食,高脂血症、动脉硬化及脂肪肝者亦应少食。

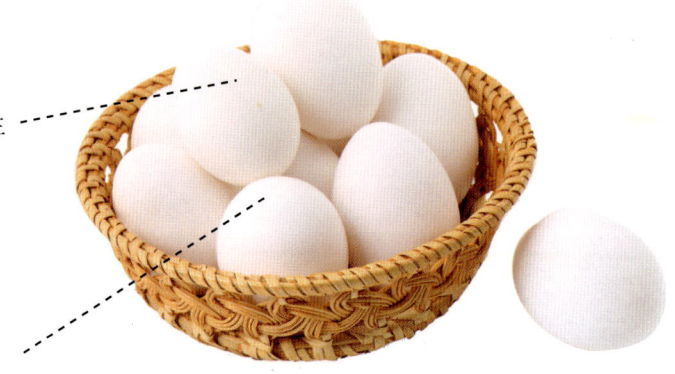

痛风搭配 Collocation

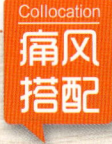 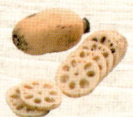 **鸭蛋+莲藕**

二者搭配,能够补充痛风患者的蛋白质,滋阴凉血,肝肾阴虚型痛风患者适宜。

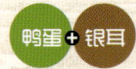 **鸭蛋+银耳**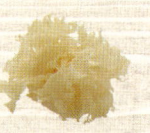

鸭蛋与银耳搭配,不仅凉血活血,还可以养血补虚,可用于脉络淤阻型痛风性关节炎。

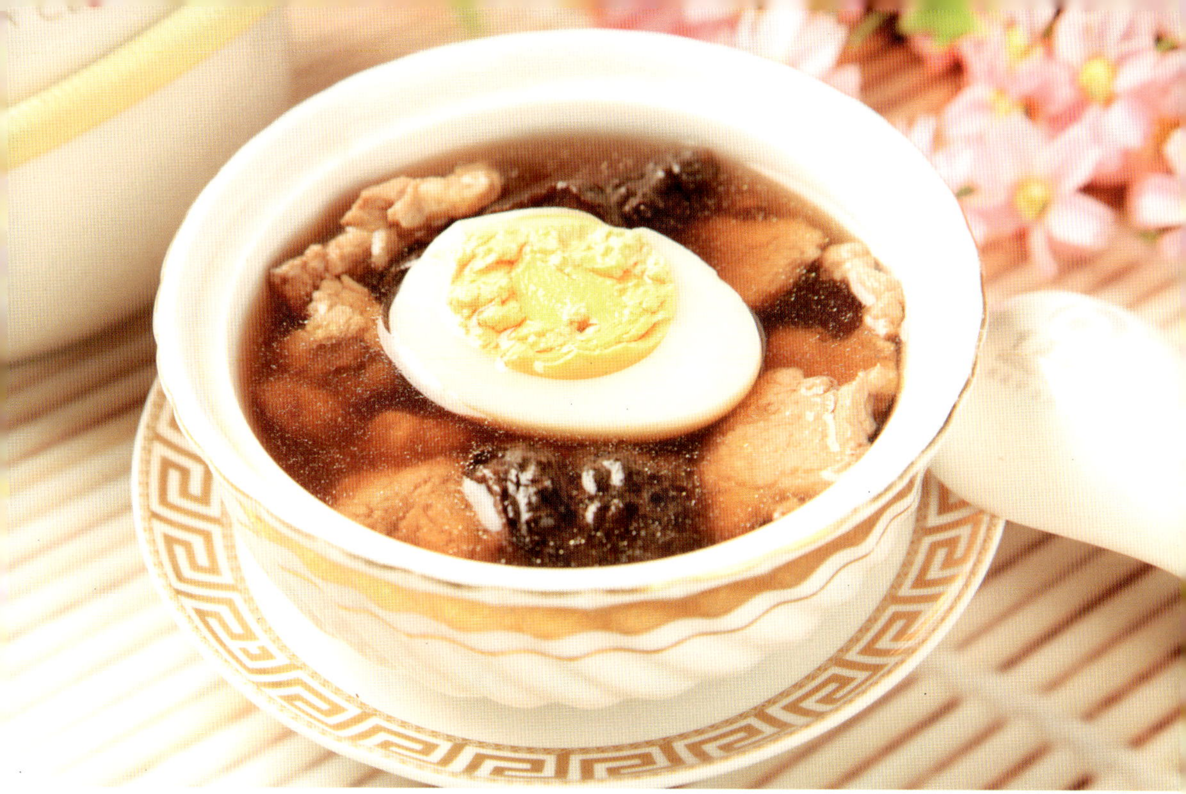

生地鸭蛋炖肉

原料 ● READY

瘦肉150克，熟鸭蛋1个，生地20克，姜片少许

调料

盐2克，料酒适量

做法 ● HOW TO MAKE

1 洗净的瘦肉切片；去皮的熟鸭蛋对半切开；锅中注入适量清水烧开，倒入瘦肉，汆煮片刻后捞出备用。

2 砂锅中注入适量清水，倒入生地，中火煮15分钟至熟后倒入瘦肉、鸭蛋、姜片，拌匀。

3 加盖，小火炖30分钟至食材熟软；揭盖，加入料酒、盐，拌匀。

4 关火，将炖好的菜肴装入盘中即可。

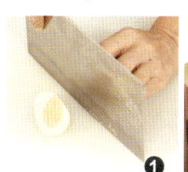

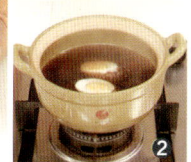

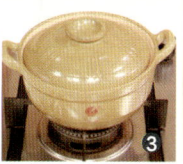

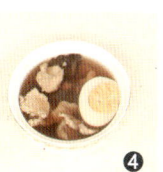

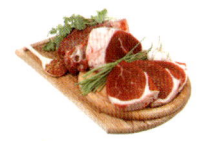

Analysis 专家解析

鸭蛋中矿物质总量远胜鸡蛋，尤其铁、钙含量极为丰富，能预防贫血，促进骨骼生长，提高人体免疫力。

皮蛋 嘌呤含量较低

每日用量 50克

缓解痛风原理

皮蛋的营养成分和一般的蛋比较接近，营养也很丰富，嘌呤的含量很低，有助于痛风患者控制尿酸的含量。此外，皮蛋经过强碱的作用，蛋白和油脂分离，人体更加容易吸收，而且胆固醇的含量也相对减少了。

食疗作用

王士雄的《随息居饮食谱》中说："皮蛋，能泻热、醒酒、去大肠火，治泻痢，能散能敛。"中医认为皮蛋性凉，可治眼疼、牙疼、高血压、耳鸣、眩晕等疾病。

性味
性凉，味辛、涩、甘、咸。

归经
入胃经。

营养成分
富含铁质、甲硫氨酸（必需氨基酸）、维生素E。

人群宜忌
火旺者最宜；少儿、脾阳不足者、寒湿下痢者、心血管病患者、肝肾疾病患者少食。

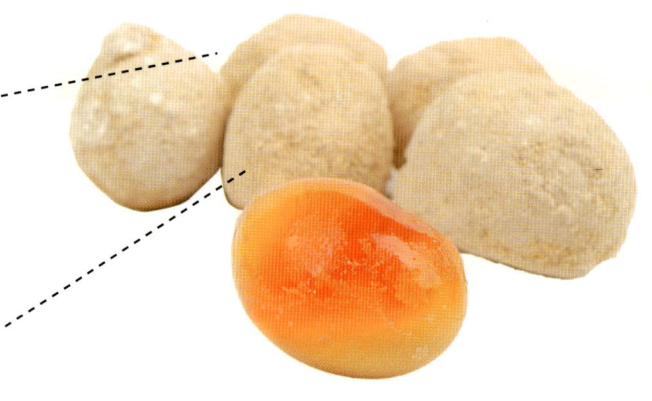

痛风搭配 Collocation

 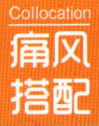 皮蛋+黄瓜

皮蛋与黄瓜搭配，能够中和胃酸，帮助消化，恢复久病者的胃气，帮助重建中州。

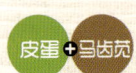 皮蛋+马齿苋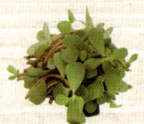

皮蛋与马齿苋搭配，能够清热解毒，降血压，尤适用于痛风并发高血压者，可减缓其症状。

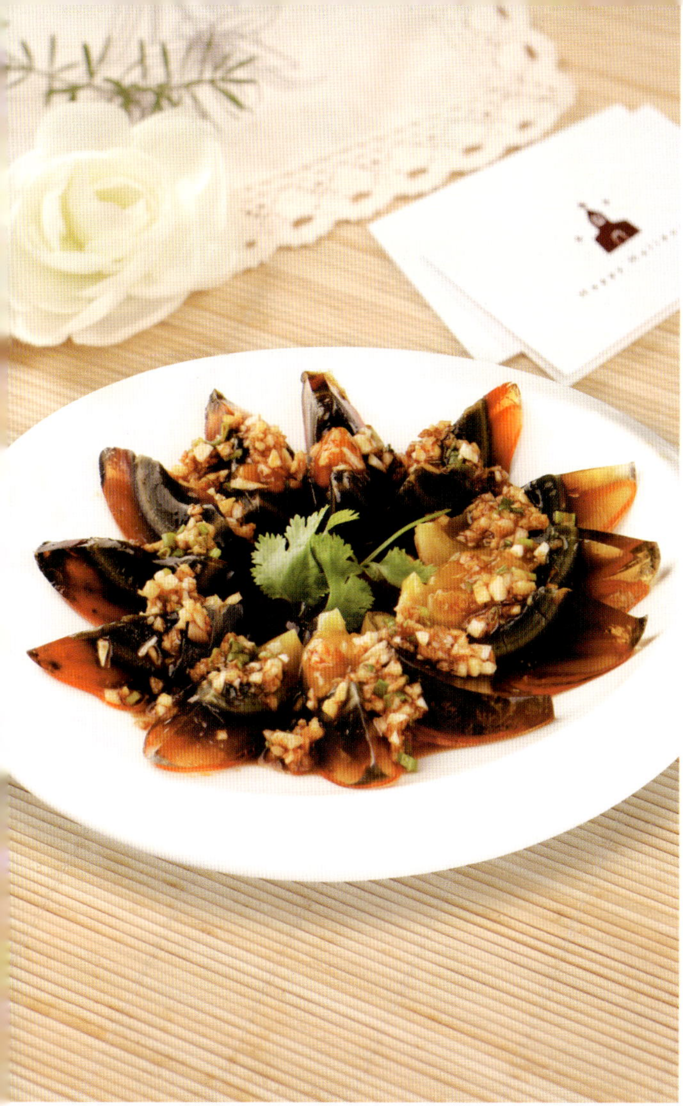

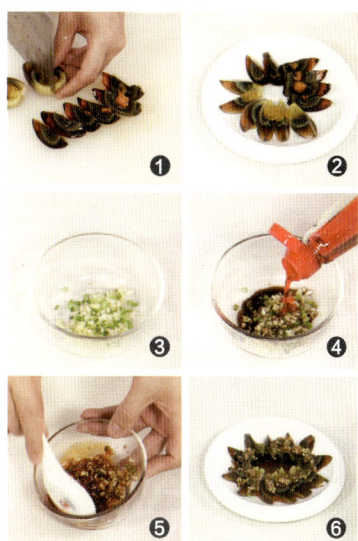

姜汁皮蛋

原料 ● READY

皮蛋2个，姜末、蒜末、葱花各少许

调料
盐2克，陈醋4毫升，生抽3毫升，芝麻油、辣椒油各适量

做法 ● HOW TO MAKE

1. 将皮蛋剥去外壳，切成大小适中的小瓣。
2. 把切好的皮蛋块摆入盘中，摆成一个圆状。
3. 取一个干净的碗，倒入备好的姜末、蒜末和葱花。
4. 在碗中加入盐，倒入陈醋以及生抽，再在碗中加入少许芝麻油及适量的辣椒油。
5. 用勺子将碗中的材料充分搅拌均匀，调成酱料，至其入味即可。
6. 将上述拌好的酱料浇在摆好的皮蛋上即可食用。

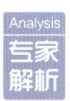 在食用皮蛋的时候，加入适量的姜醋汁，能消除碱涩味，起到杀菌的作用；皮蛋不宜保存在冰箱。

猪血

抑制血管平滑肌

每日用量 100克

缓解痛风原理

猪血能补血补虚，能为久病体虚，或年久体弱，或贫血的痛风患者补充营养，改善身体状况。并且，猪血能够解毒排石，能够治痛风的并发症泌尿系统结石。

食疗作用

猪血具有补血生血、解毒排石的作用，主治瘴气、中风、跌打损伤、骨折及头痛眩晕等病症。此外，猪血可抑制结石的形成。

性味
性平，味咸。

归经
入心、肝经。

营养成分
猪血富含维生素B_2、维生素C、蛋白质、铁、磷、钙、烟酸等营养成分。

人群宜忌
适宜贫血、血虚眩晕、肠道寄生虫病人食用；高胆固醇血症、肝病、高血压、冠心病患者应少食。

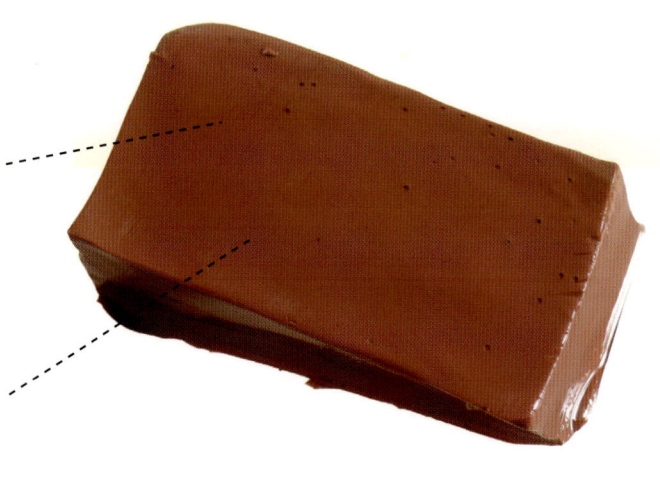

痛风搭配 Collocation

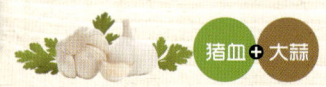 猪血+大蒜

大蒜能增强抗病能力，猪血能解毒补血，二者搭配，既能为痛风患者补充营养，又能增强其免疫力。

猪血+青椒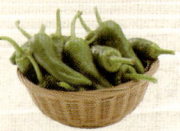

猪血与青椒搭配，能够增强人体对疾病的抵抗力，促进新陈代谢，减少尿酸沉积。

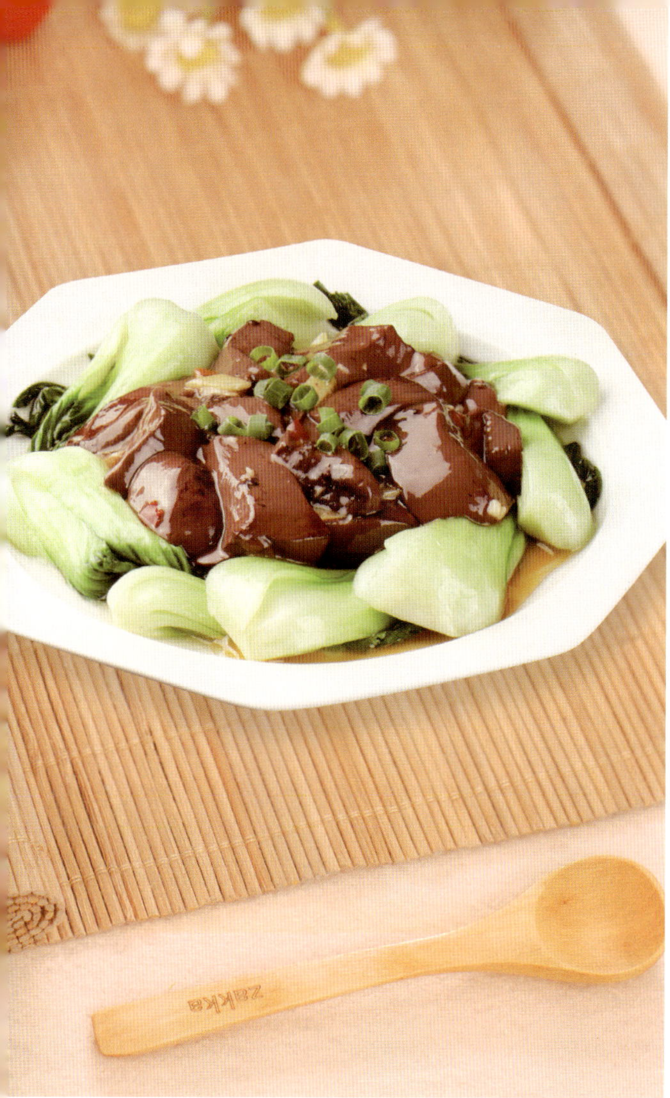

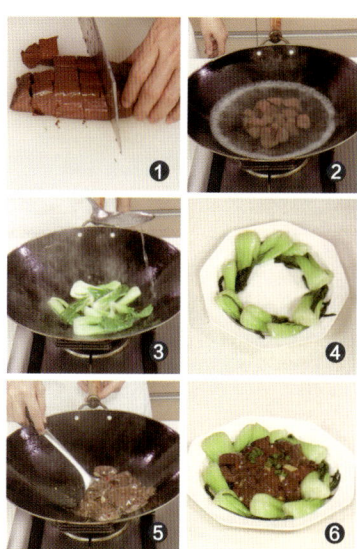

上海青扒猪血

原料 • READY

上海青200克，猪血250克，姜片、蒜末、葱花各少许

调料

盐、豆瓣酱、料酒、水淀粉、芝麻油、食用油各适量

做法 • HOW TO MAKE

1 把洗净的上海青切成瓣；洗好的猪血切成块状。

2 锅中注清水烧开，加入少许盐，放入猪血，汆煮约1分钟至猪血呈暗红色。

3 锅中倒入适量食用油烧热，放入上海青，加入适量盐、料酒，炒匀至入味。

4 将上海青盛出，摆入盘中备用。

5 锅中另注油烧热，放入姜片、蒜末，爆香，加入适量豆瓣酱，放入猪血、清水、盐，炒匀调味；倒入少许水淀粉、芝麻油，快速炒匀。

6 将炒好的猪血盛入盘中，撒上葱花即成。

Analysis 专家解析

上海青可以保持血管弹性，提供人体所需的矿物质、维生素，其中所含的维生素B_2，能有效抑制溃疡，经常食用对皮肤和眼睛的保养有很好的效果。

每日用量 100克

鸭血
补血解毒易吸收

缓解痛风原理

鸭血可以补充大部分肉类含有的维生素及微量元素,且鸭血中含有的嘌呤量非常低,故痛风患者可食用鸭血,以补充营养,防止营养不良的发生。

食疗作用

鸭血具有补血解毒的作用。鸭血中含有丰富的蛋白质,人体容易吸收,而且其红细胞含量非常高,对于老年体弱、贫血或营养不良者尤为适宜。

性味
性寒,味咸。

归经
入肝、脾经。

营养成分
鸭血富含铁、钙等各种矿物质,营养丰富。

人群宜忌
贫血患者、老人、妇女和从事粉尘、纺织等工作的人应该常吃;高胆固醇血症、肝病、高血压和冠心病患者应少食;平素脾阳不振、寒湿泻痢之人忌食。

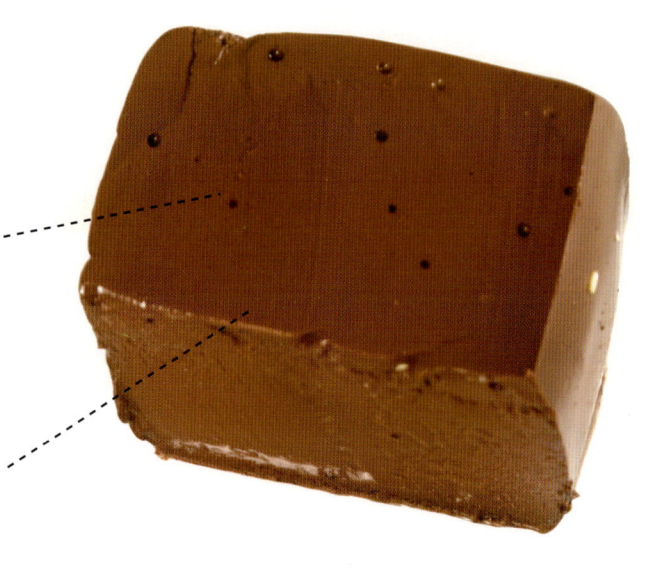

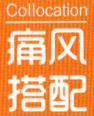 **Collocation 痛风搭配**

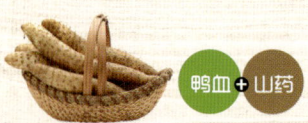 鸭血+山药

鸭血有滋阴补虚、清热止咳的作用;山药也有滋阴功效,两者同食,能除油腻,还能增强痛风患者的免疫力。

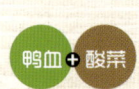 鸭血+酸菜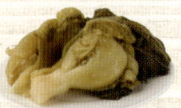

二者搭配,能够开胃顺气、滋阴补肾、消肿利水、促进消化、补充营养。

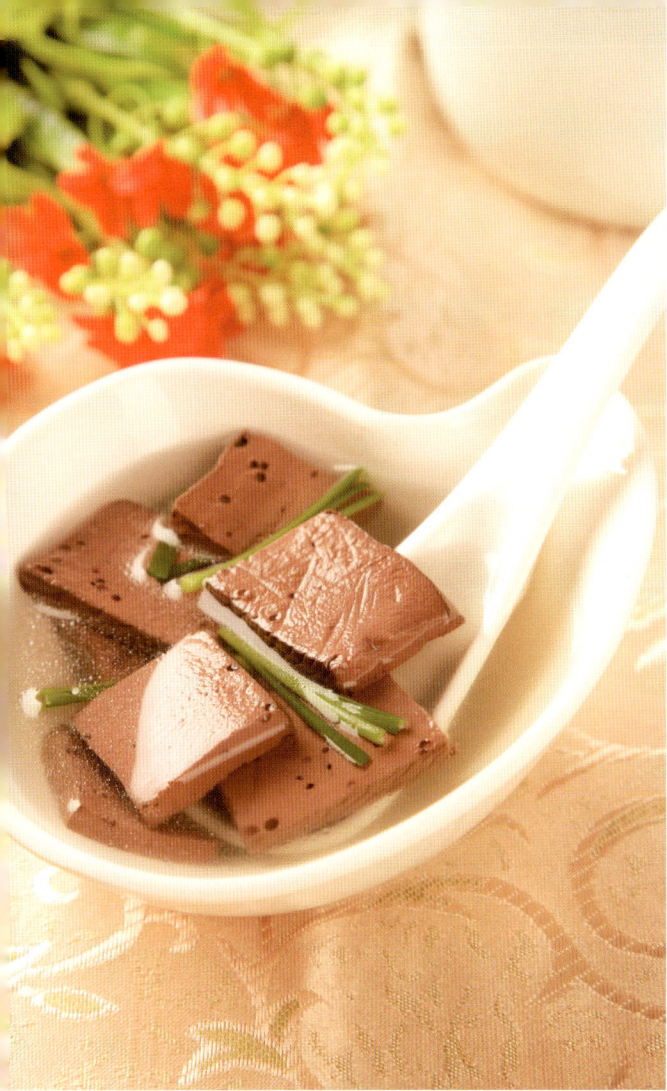

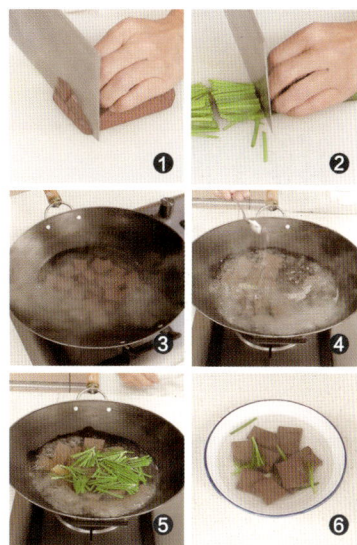

韭菜鸭血汤

原料 ● READY

鸭血300克,韭菜150克,姜片少许

调料
盐2克,芝麻油3毫升,胡椒粉少许

做法 ● HOW TO MAKE

1. 将洗净的鸭血切成块状小片,大小一致。
2. 将洗好的韭菜切成长短相等的小段,备用。
3. 锅中注入适量清水烧开,倒入鸭血,略煮一会儿,捞出鸭血,沥干水分,待用。
4. 锅中注入适量清水,用大火烧开,倒入备好的姜片、鸭血,加入盐,搅匀调味,继续烧煮。
5. 放入韭菜段,淋入芝麻油,撒上少许胡椒粉,搅匀调味。
6. 关火后,将煮好的汤盛出,装入碗中即可。

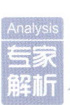 韭菜中含有纤维素、胡萝卜素、维生素C等,具有很好的健胃、止泻、固肠的效果,与鸭血搭配食用,对于辅助减轻痛风的不适症状具有一定的作用。

每日用量 500克

牛奶
对痛风发作期有效

缓解痛风原理

牛奶营养丰富。牛奶中的维生素B_2可以促进皮肤的新陈代谢。此外，牛奶富含钙及其他矿物质，能够为痛风患者补充充足的钙质，增强免疫力，同时还能促进尿酸排泄，适合痛风患者饮用。

食疗作用

牛奶具有补血充液、填精补虚损、益肺胃、长筋骨的功效。牛奶中的钾可使动脉血管在高压时保持稳定，减少中风风险。牛奶中的钙能强健骨骼和牙齿，减少骨骼萎缩症。

性味
性平，味甘。

归经
入心、肺、胃经。

营养成分
牛奶含有钙、磷、铁、锌、铜、锰、钼等丰富的矿物质。

人群宜忌
体质虚弱、营养不良、食管癌、糖尿病、高血压、冠心病、动脉硬化、高血脂、干燥综合征者适宜；过敏、溃疡性结肠炎、胆囊炎、胰腺炎、肾病者慎用或不用。

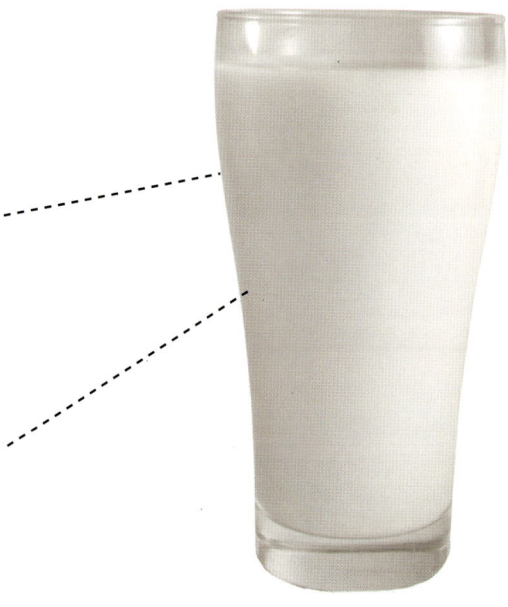

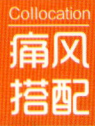 痛风搭配 Collocation

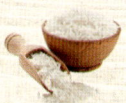 牛奶+大米

二者搭配，为痛风患者提供充足的热量和蛋白质，更能增强机体的免疫力，减少痛风发作。

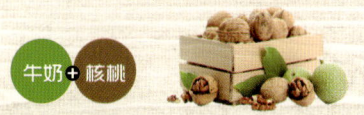 牛奶+核桃

二者搭配，益肾补脑，增强免疫力，减少痛风诱发机会，并能预防痛风并发症骨质疏松。

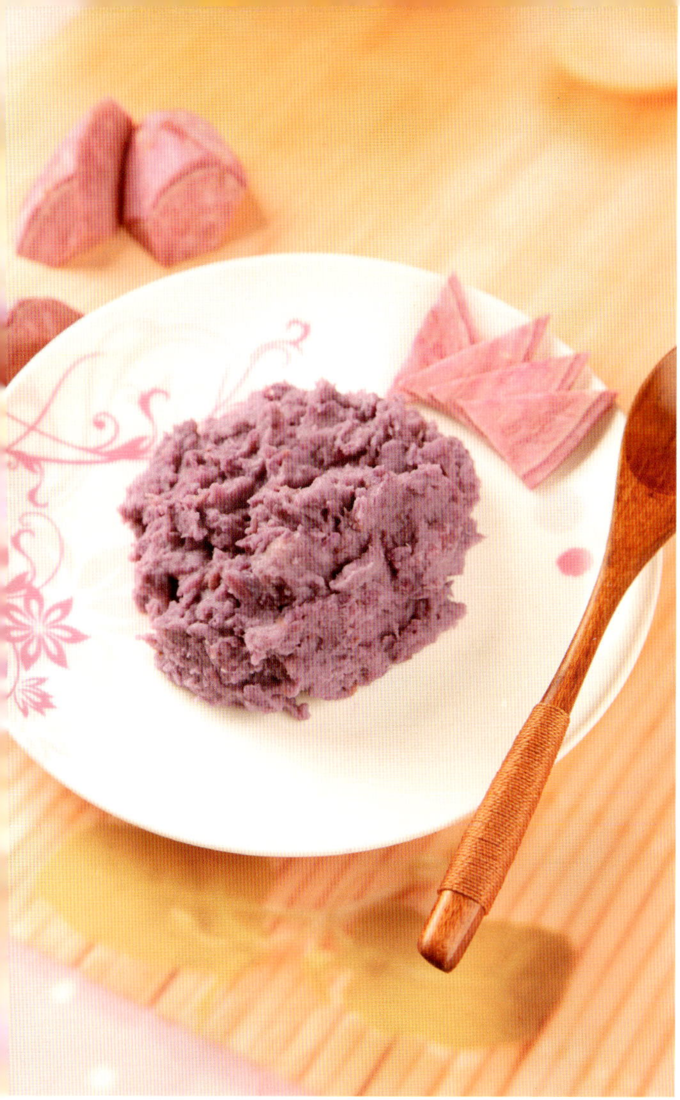

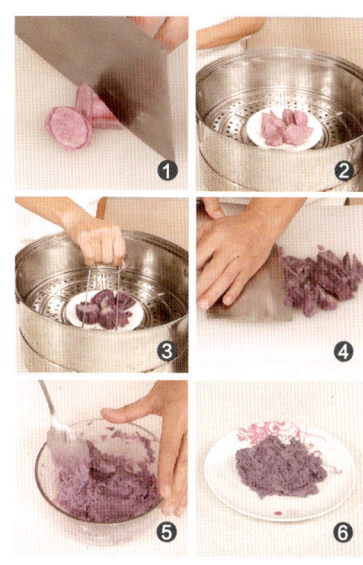

牛奶紫薯泥

原料 • READY

奶粉15克，紫薯150克

调料

白糖适量

做法 • HOW TO MAKE

1 洗净去皮的紫薯切滚刀块，备用。

2 蒸锅上火烧开，放入紫薯块，盖上锅盖，用大火蒸30分钟至其熟软。

3 关火后揭开锅盖，取出紫薯，放凉待用。

4 把放凉的紫薯放在砧板上，用刀按压成泥，装入盘中，待用。

5 将适量温开水倒入奶粉中，搅拌至完全溶化，再将紫薯泥倒入拌好的奶粉中，搅拌均匀。

6 将搅拌好的紫薯泥取出，装入盘中即可。

Analysis 专家解析

紫薯中富含硒元素和花青素。花青素对100多种疾病有预防和治疗作用，被誉为继水、蛋白质、脂肪、碳水化合物、维生素、矿物质之后的第七大必需营养素。

每日用量 100克

海蜇皮
软坚消积结石通

缓解痛风原理
海蜇是一种极为重要的营养食品，在我国食用历史悠久。海蜇皮中含有蛋白质、脂肪、无机盐、碘等十多种营养物质，具有扩张血管和降压的作用，还能促进尿酸排出，适宜痛风并发高血压患者食用。

食疗作用
海蜇皮具有清热化痰、软坚消积、养阴止咳、润肠通便的作用；主治阴虚肺燥、痰热咳嗽、瘰疬痰核、食积痞胀、大便燥结。

性味
性平，味咸。

归经
入肝、肾经。

营养成分
海蜇皮含蛋白质、脂肪、维生素B_1、维生素B_2和烟酸、钙、磷、铁、碘、胆碱等。

人群宜忌
脾胃虚弱或虚寒者不宜食用；生食难消化，故不可过量。

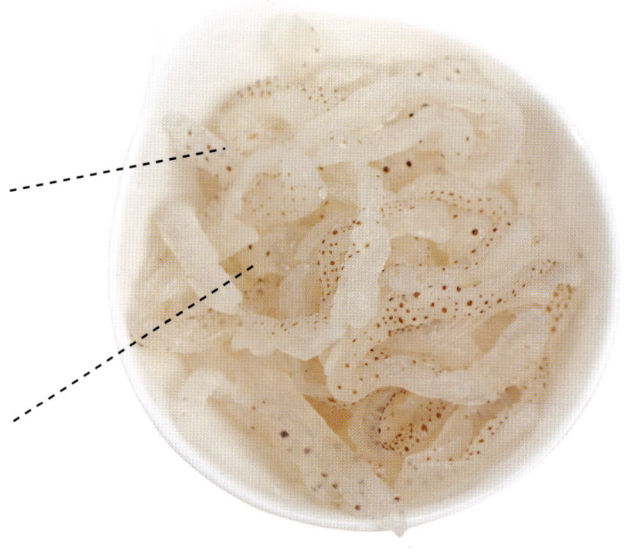

痛风搭配 (Collocation)

 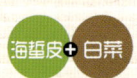 海蜇皮+白菜

大白菜能清热除烦、利尿通淋，与海蜇皮搭配，更能缓解痛风，促进尿酸排出。

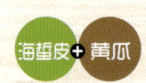 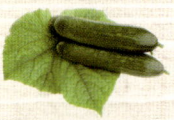 海蜇皮+黄瓜

黄瓜能降低血糖、利水消肿、解毒，二者搭配，能减缓痛风性关节炎的骨节痹痛。

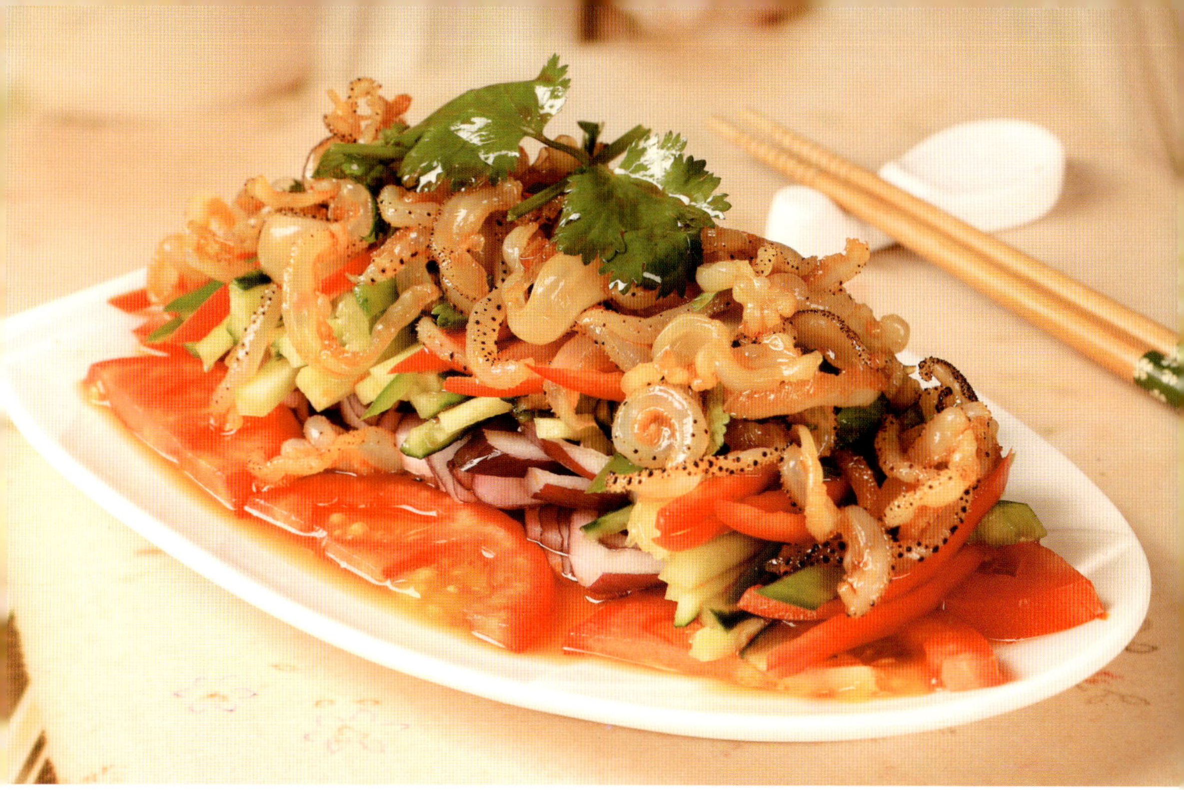

老虎菜拌海蜇皮

原料 • READY

海蜇皮250克，黄瓜200克，青椒50克，红椒60克，洋葱180克，西红柿150克，香菜少许

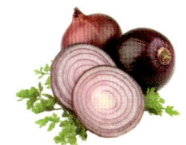

调料

生抽5毫升，陈醋5毫升，白糖3克，芝麻油3毫升，辣椒油3毫升

做法 • HOW TO MAKE

1 洗净的西红柿切片；黄瓜、青椒、红椒、洋葱切成丝。

2 锅中注入清水，大火烧开，倒入海蜇皮，搅匀，汆煮片刻捞出。

3 取一碗，在碗中加入海蜇皮、黄瓜、西红柿、青椒、红椒、洋葱、生抽、陈醋、白糖、芝麻油、辣椒油、香菜，搅拌至食材入味。

4 取一个盘子，装盘摆好即可。

1

2

3

4

Analysis 专家解析

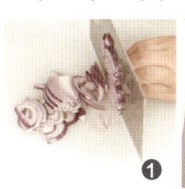

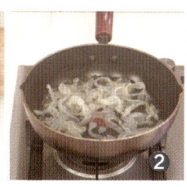

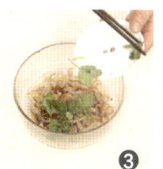

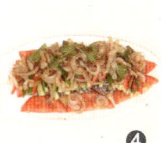

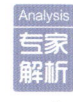

黄瓜含有多种维生素，使护肤美容的佳品，可以有效地对抗皮肤老化；含有的铬等微量元素，有降血糖的作用。

每日用量 50克

豆腐干

少量食用供应蛋白质

缓解痛风原理

豆腐干可抑制胆固醇的摄入，预防心血管疾病发生。豆腐干中的皂苷可清除人体内的自由基，提高人体免疫力。但豆腐干嘌呤含量高，痛风患者要适量食用。

食疗作用

豆腐干含有的卵磷脂可除掉附在血管壁上的胆固醇，防止血管硬化，预防心血管疾病，保护心脏；含有多种矿物质，补充钙质，防止因缺钙引起的骨质疏松，促进骨骼发育，对小儿、老人的骨骼生长极为有利。

性味
性凉，味甘、淡。

归经
入脾、肺、大肠经。

营养成分
豆腐干含有大量蛋白质、脂肪、糖类，还含有钙、磷、铁等多种矿物质。

人群宜忌
糖尿病、肥胖或其他慢性病如肾脏病、高血脂患者要慎食；缺铁性贫血患者要少食。

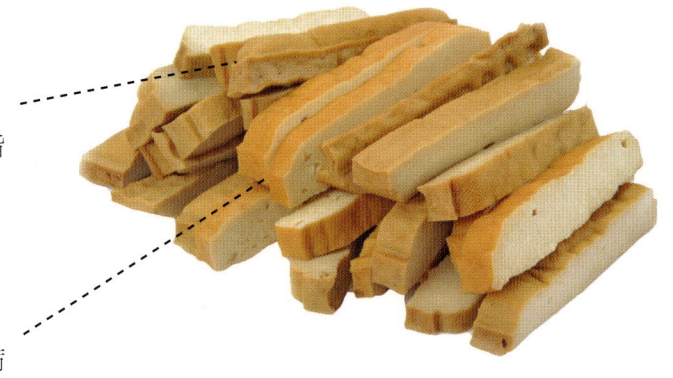

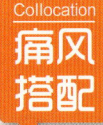 痛风搭配 Collocation

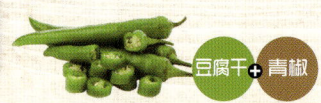 豆腐干+青椒

豆腐干能补钙强骨，青椒能解热镇痛，二者配合，可增强免疫力，缓解痛风性关节炎的骨节痹痛。

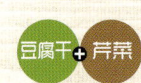 豆腐干+芹菜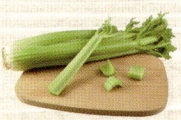

芹菜清热利湿、解毒消肿，与豆腐干搭配，能够缓解痛风性关节炎的炎症反应。

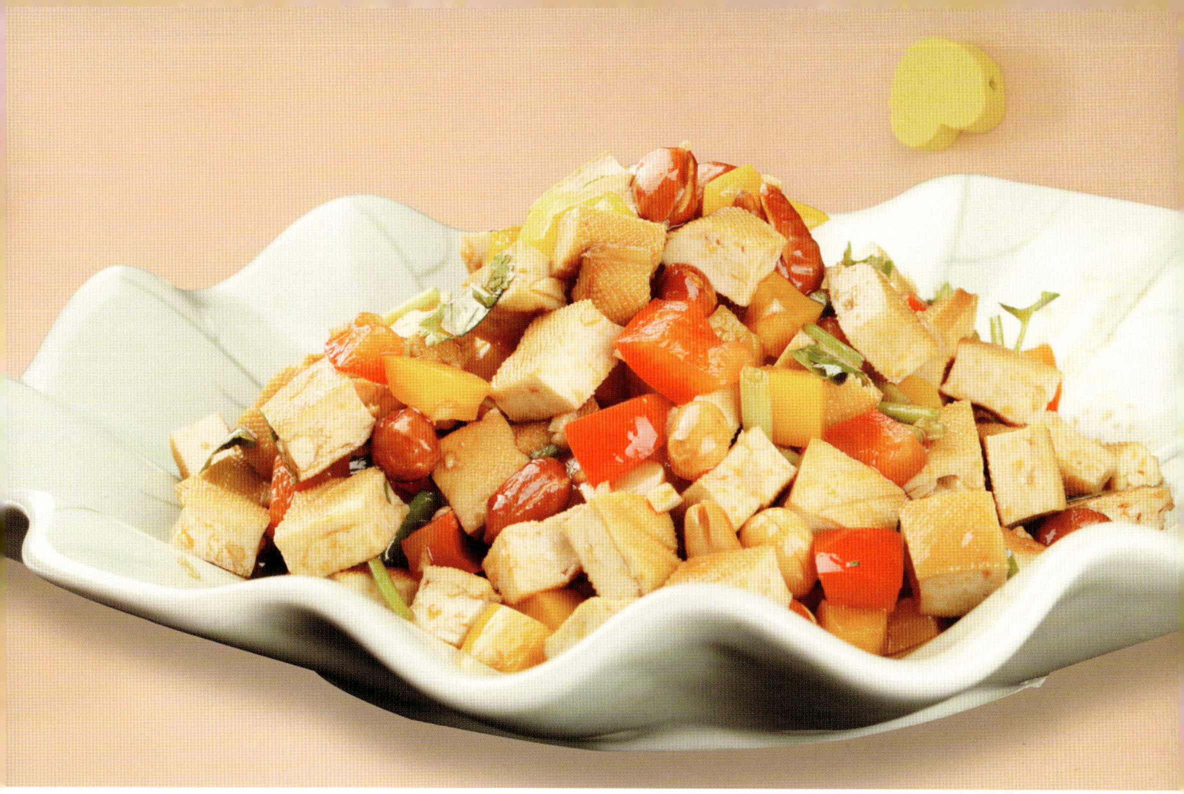

彩椒拌豆腐干

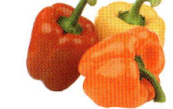

原料 • READY

豆腐干200克，彩椒30克，香菜5克，花生米20克，蒜末10克

调料

盐3克，生抽、辣椒油、食用油各适量

做法 • HOW TO MAKE

1 将洗净的香菜切段；彩椒、豆腐干切成丁。

2 在油锅中倒入花生米，小火炸至其呈米黄色即可。

3 锅中加入适量清水，倒入豆腐干，加入切好的彩椒，煮约1分钟至熟，把煮熟的豆腐干、彩椒捞出，放入盘中备用。

4 倒入香菜，加入蒜末，加盐、生抽、花生米、辣椒油，用筷子拌匀，盛出装盘即可。

Analysis 专家解析

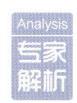

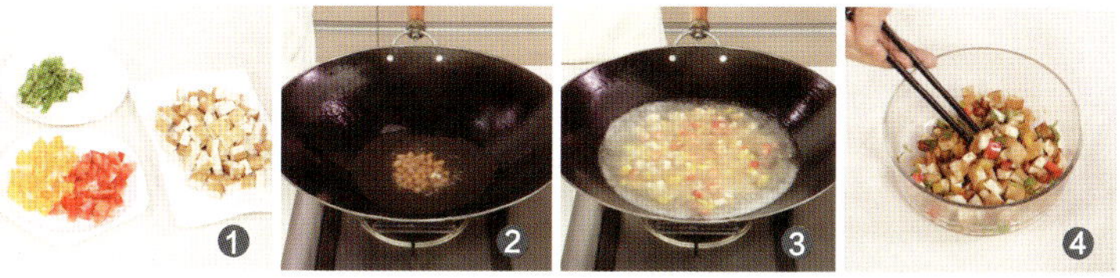

豆腐干含有丰富的卵磷脂，可除掉附在血管壁上的胆固醇，防止血管硬化，预防心血管疾病，保护心脏。

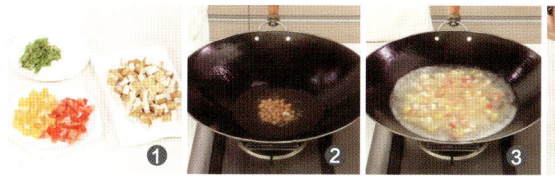

每日用量 200克

橙子
降脂降压促代谢

缓解痛风原理
橙子中维生素C、胡萝卜素以及钾的含量丰富，能软化和保护血管、降低胆固醇和血脂，促进尿酸的溶解以及排泄，从而改善血液循环，对防治痛风并发高血压病、高脂血症有一定辅助作用。

食疗作用
橙子具有开胃理气、润肺止咳的功效。主治胃阴不足、胃气郁滞所致的胸中烦热、满闷不舒、口中干渴、呕逆少食、肺燥咳嗽。

性味
性平，味甘、酸。

归经
入肺、胃经。

营养成分
橙子含橙皮苷、柠檬酸、苹果酸、葡萄糖、果糖、蔗糖、维生素A、B族维生素、维生素C等。

人群宜忌
胸膈满闷，恶心欲吐，以及瘿瘤者宜食；饮酒过多，宿醉未醒者宜食；糖尿病人不宜食用。

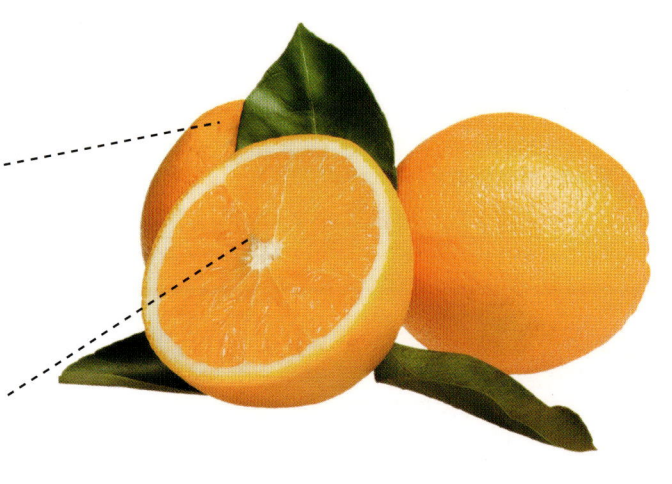

痛风搭配 (Collocation)

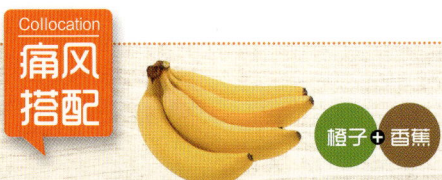

橙子 + 香蕉

香蕉能清热解毒，利尿消肿，二者搭配，能促进代谢，减缓痛风性关节炎的症状。

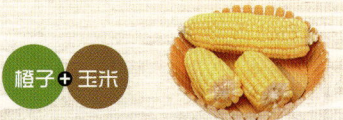

橙子 + 玉米

二者搭配，能够开胃消食，增强免疫力，促进维生素的吸收，防治痛风的发作及高血压等并发症。

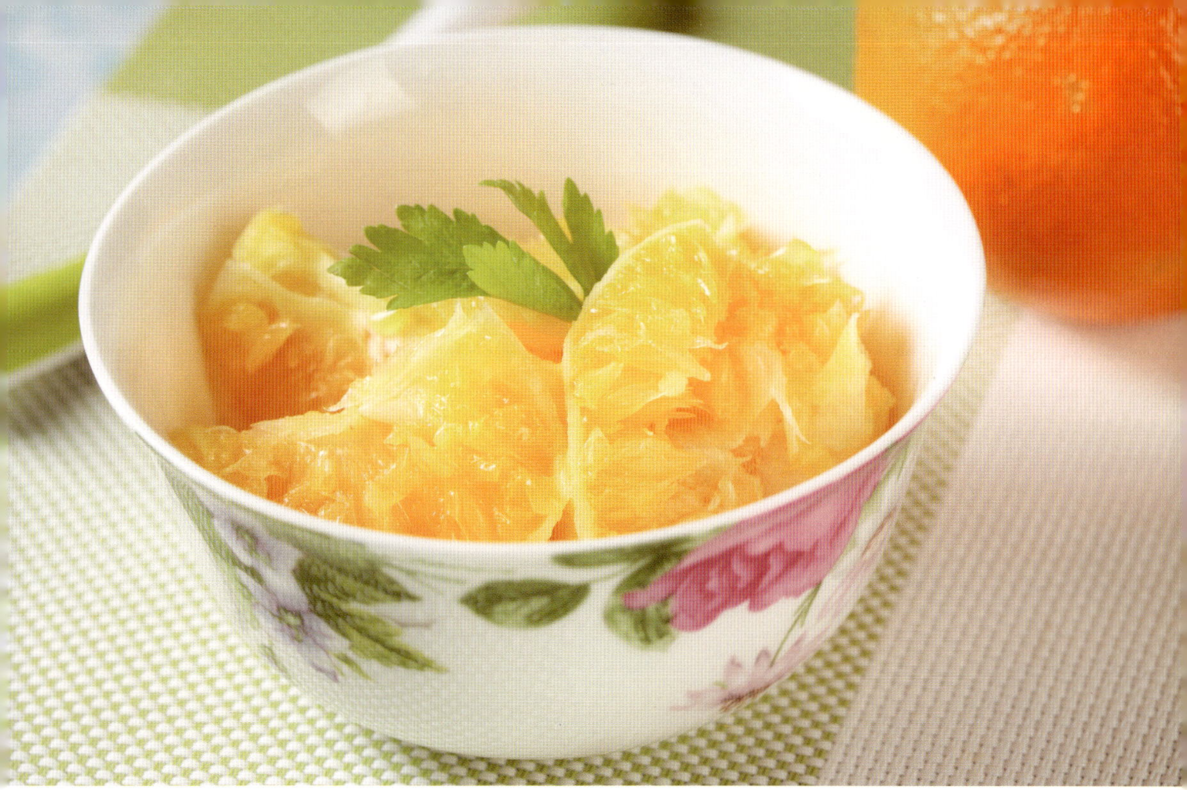

盐蒸橙子

原料 • READY

橙子160克

调料

盐少许

做法 • HOW TO MAKE

1 洗净的橙子切去顶部，在果肉上扎数个小孔，撒上少许盐，静置约5分钟，备用。

2 蒸锅上火烧开，放入橙子，盖上盖，用中火蒸约8分钟至橙子熟透。

3 揭开盖，取出蒸好的橙子，放凉后切成小块。

4 取出果肉，装入小碗中，淋入蒸碗中的汤水即可。

Analysis 专家解析

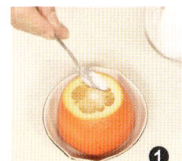

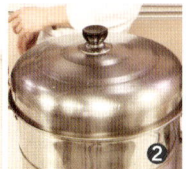

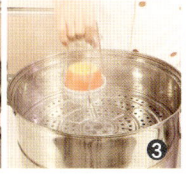

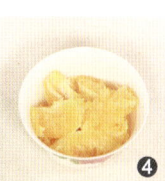

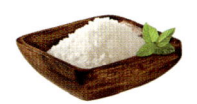

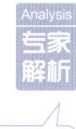

橙子富含多种有机酸、维生素，可调节人体新陈代谢，尤其对老年人及心血管病患者十分有益。

每日用量 500克

菠萝

促进尿酸盐代谢

缓解痛风原理

菠萝中含有一种叫"菠萝朊酶"的物质,它能分解蛋白质,还有溶解阻塞于组织中的纤维蛋白和血凝块的作用,能改善局部的血液循环,消除炎症和水肿。因此,食用菠萝能改善痛风的病症。

食疗作用

菠萝具有生津止渴、开胃顺气、促助消化的作用。主治胃阴不足、口干烦渴、消化不良、少食腹泻,并对高血压、肾炎、支气管炎、糖尿病有一定的作用。

性味
性平,味甘、微酸。

归经
入胃、膀胱经。

营养成分
菠萝中含有大量的果糖、葡萄糖、B族维生素、维生素C、磷、柠檬酸和蛋白酶等物质,还含多种有机酸及菠萝酶等。

人群宜忌
肾炎、高血压、支气管炎、消化不良者适宜;糖尿病、湿疹、发热者慎用。

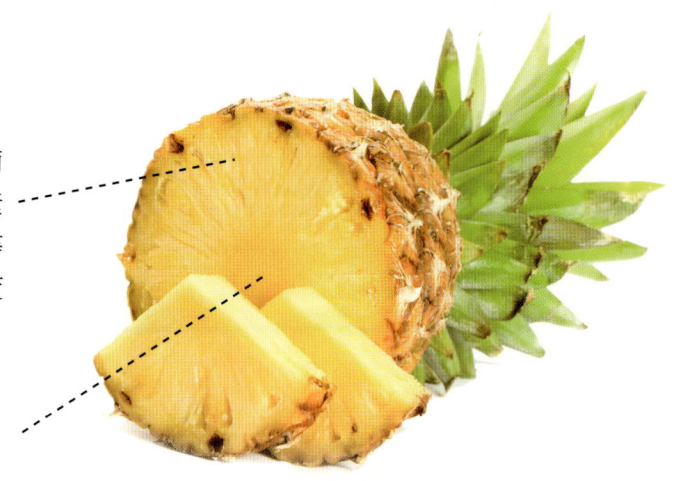

痛风搭配 Collocation

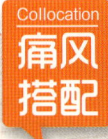 菠萝+盐

菠萝能改善局部的血液循环,消除炎症和水肿。盐水能抑制"菠萝脘酶",保护肠胃。

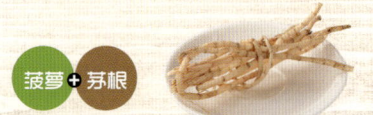 菠萝+芽根

二者搭配,能加强利尿作用,加速尿酸盐的代谢,减少体内的堆积,减少痛风的发作。

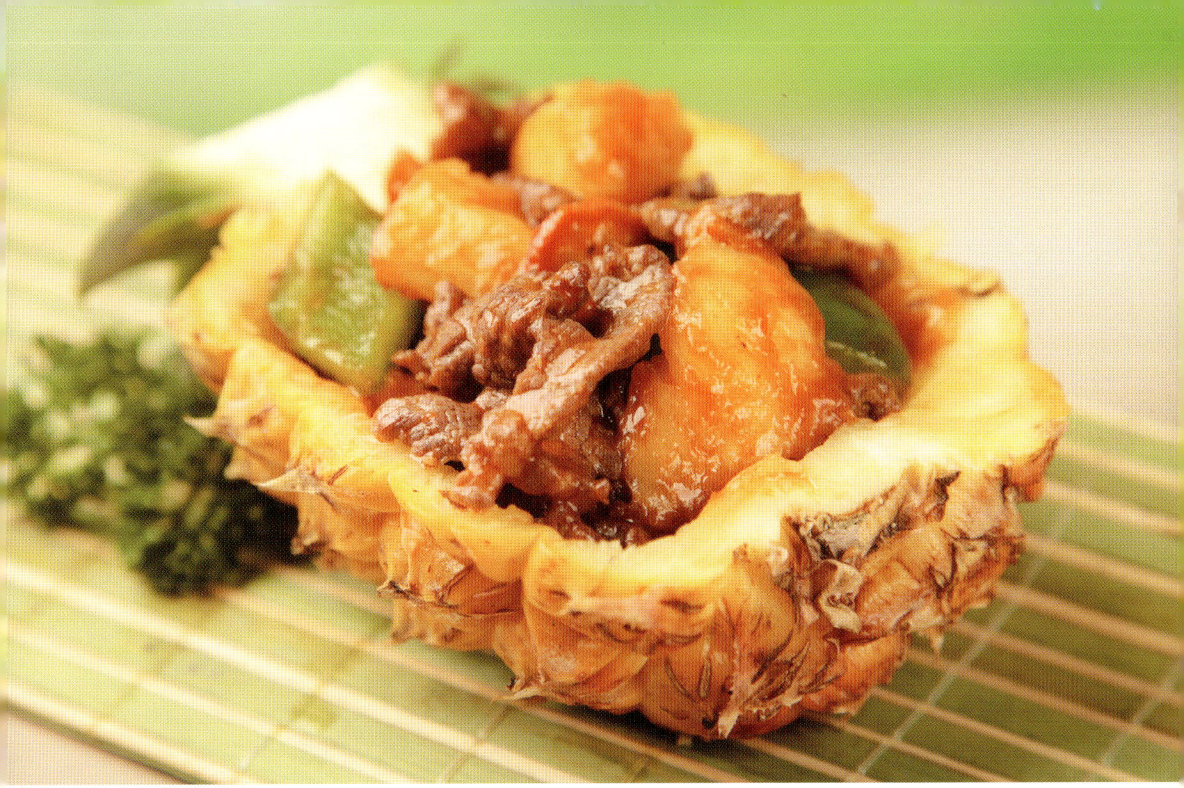

山楂菠萝炒牛肉

原料 ● READY

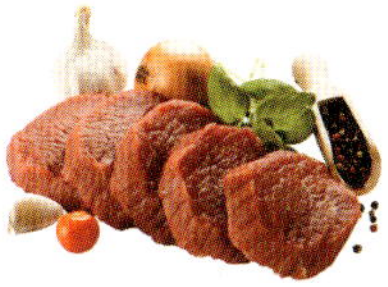

牛肉片200克,水发山楂片25克,菠萝600克,圆椒少许

调料

番茄酱30克,盐3克,料酒6毫升,水淀粉、食用油各适量

做法 ● HOW TO MAKE

1. 先将牛肉加入盐、料酒、水淀粉腌渍约20分钟;菠萝挖空果肉,制成菠萝盅,待用;菠萝肉和圆椒切小块,待用。
2. 热锅中注油烧热,倒入腌好的牛肉,炒至肉质变色,倒入圆椒,炸香。
3. 倒入备好的山楂片、菠萝肉、番茄酱,用大火炒出香味。
4. 关火后盛出炒好的菜肴,装入菠萝盅即成。

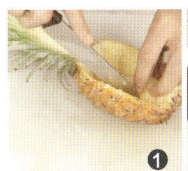
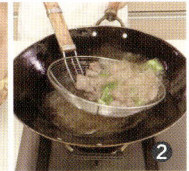
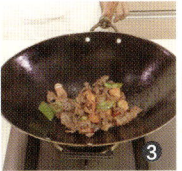
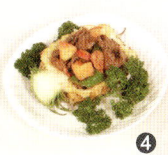

专家解析 Analysis

山楂所含的黄酮类和维生素C、胡萝卜素等物质能阻断并减少自由基的生成,能增强机体的免疫力,可以延缓衰老、抗癌。

每日用量 200克

哈密瓜
抑制血管平滑肌

缓解痛风原理
哈密瓜营养丰富，含有蛋白质、膳食纤维及钾等多种营养成分，而且嘌呤含量极低，能促进尿酸排出，还能够保持正常的心率和血压，可以有效地预防痛风并发冠心病。

食疗作用
哈密瓜对人体造血功能有显著的促进作用，可以作为贫血的食疗之品。哈密瓜有清凉消暑、除烦热、生津止渴的作用，是夏季解暑的佳品。

性味
性寒，味甘。

归经
入心、胃经。

营养成分
含有苹果酸、果胶物质、维生素A、B、C，尼克酸以及钙、磷、铁等元素。

人群宜忌
肾病、胃病、咳嗽痰喘、贫血、便秘者适宜；糖尿病、腹胀、便溏者慎用。

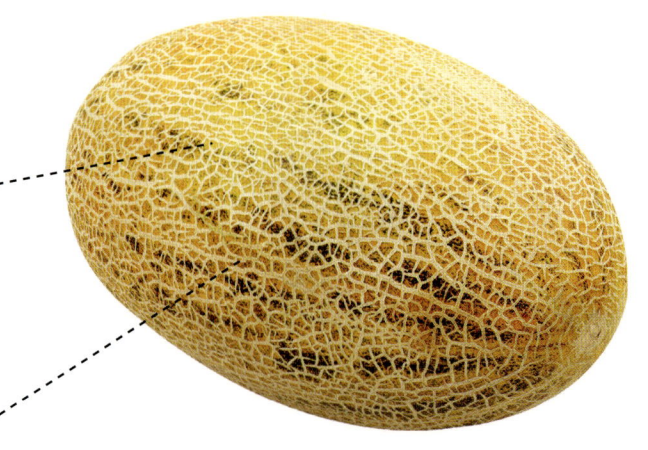

痛风搭配 Collocation

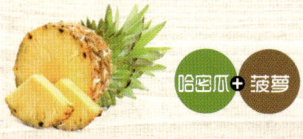 哈密瓜+菠萝

此搭配综合两者之长，有更好的作用，适合痛风患者以及痛风并发高血压、高血脂患者。

 哈密瓜+胡萝卜

哈密瓜能促进尿酸盐排出，胡萝卜抗痛风，二者搭配，能更好地缓解痛风性关节炎。

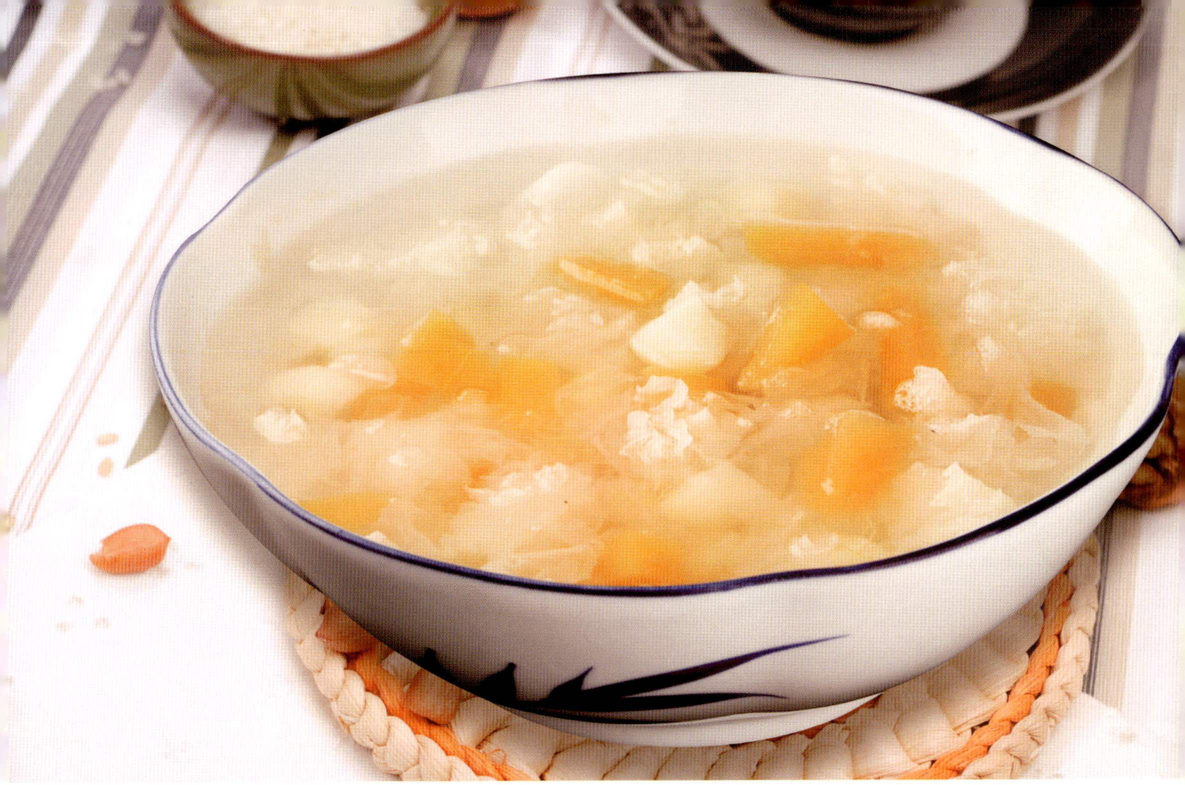

马蹄银耳哈密瓜

原料 ● READY

哈密瓜50克，马蹄40克，银耳30克

调料

冰糖30克

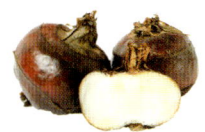

做法 ● HOW TO MAKE

1 将去皮洗净的马蹄、哈密瓜、银耳切成小块。

2 锅中加入约900毫升清水，用大火将水烧开，将冰糖、马蹄以及处理好的银耳倒入锅中。

3 盖上锅盖，转小火煮20分钟至锅中材料熟透，把哈密瓜放入锅中，用锅勺轻搅片刻，煮至沸腾。

4 关火，将煮好的甜汤盛出即可。

Analysis 专家解析

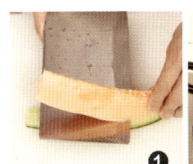

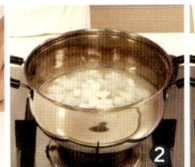

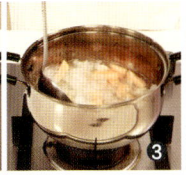

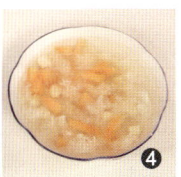

哈密瓜能促进尿酸排出，马蹄可促进尿酸排泄，二者同食，适合痛风患者以及痛风并发高血压、高血脂患者。

每日用量 100克

马蹄
清热解毒 促代谢

缓解痛风原理
马蹄含有蛋白质、维生素C、胡萝卜素，还有钙、磷、铁、钾等元素，能为痛风患者提供丰富的营养。其中所含糖类和钾元素能促进尿酸盐的代谢，并且马蹄嘌呤含量极低，痛风患者常食用，有助于缓解症状。

食疗作用
马蹄具有清热生津、凉血解毒、化痰消积、明目退翳的作用。主治热病伤津、烦热口渴、大便秘结、血热便血、崩漏、肺燥、痰热咳嗽、痞块积聚或食积不消。

性味
性寒，味甘。

归经
入肺、胃经。

营养成分
马蹄含淀粉、蛋白质、脂肪、钙、磷、铁、维生素C和荸荠素等。

人群宜忌
对于高血压患者、便秘者、糖尿病尿多者、小便淋沥涩通者、尿路感染患者均有一定功效，而且还可预防流脑及流感的传播。

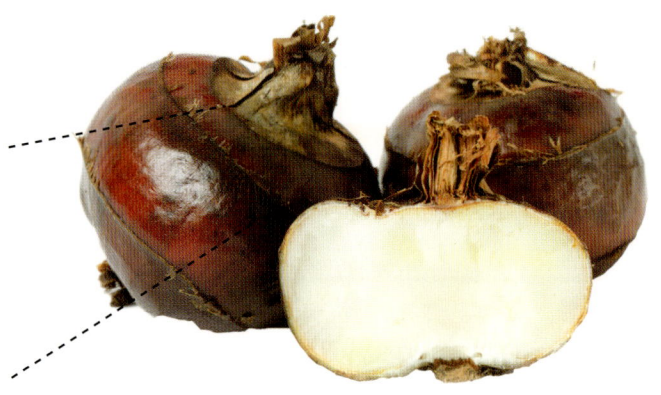

Collocation 痛风搭配

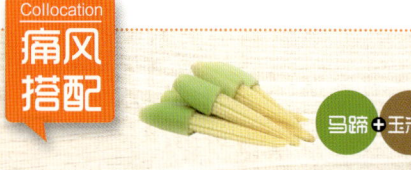
马蹄+玉米笋

玉米笋能利水消肿，促进尿酸盐代谢，与马蹄配伍更能清热解毒，缓解痛风性关节炎的疼痛。

马蹄+胡萝卜

马蹄能清热解毒，胡萝卜有抗痛风作用，二者配伍，能减少痛风的发作。

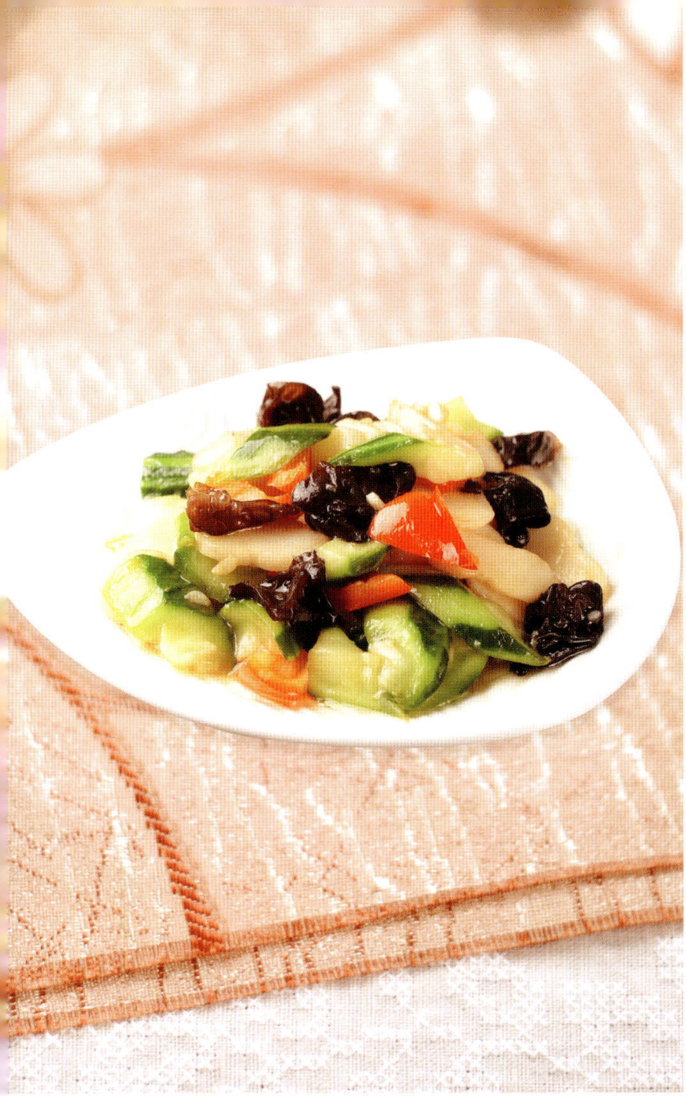

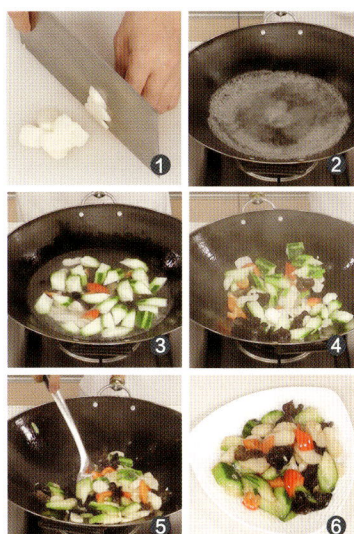

丝瓜马蹄炒木耳

原料 • READY

丝瓜100克，马蹄肉90克，彩椒50克，水发木耳40克，蒜末、葱段各少许

调料

盐3克，蚝油6克，水淀粉、食用油各适量

做法 • HOW TO MAKE

1 将洗净的马蹄肉、木耳、丝瓜、彩椒分别切成小块。

2 锅中注入适量清水烧开，加入1克盐，略煮一会儿。

3 待清水煮开，倒入切好的木耳、丝瓜、彩椒，煮约半分钟，至食材断生后捞出，沥干水分待用。

4 用油起锅，放入蒜末、葱段，爆香，倒入焯过水的食材，翻炒匀，再加入蚝油，放入2克盐，炒匀调味。

5 倒入适量水淀粉，翻炒一会儿，至食材熟透。

6 关火后盛出炒好的食材，装入盘中即成。

Analysis 专家解析

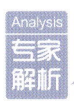

马蹄可凉拌、煮汤、炒食，无论何种吃法均香甜美味、脆嫩爽口，适合痛风患者食用。但其表皮极易带有细菌，烹调前必须洗净、去皮，用开水焯烫片刻。

人参果

消炎降压降血糖

每日用量 100克

缓解痛风原理

人参果不仅能为痛风患者补充适当的蛋白质、能量和维生素，还有消炎之功，能缓解痛风性关节炎的炎症症状。另外，人参果能补钙，能为老年性痛风患者提供钙质。

食疗作用

人参果具有强心补肾、生津止渴、补脾健胃、调经活血的作用。主治神经衰弱、失眠头昏、烦躁口渴、不思饮食。人参果还有抗癌、抗衰老、降血压、降血糖、消炎、补钙、美容等功能。

性味
性温，味甘。

归经
入脾、胃二经。

营养成分
它除具有高蛋白、低糖、低脂外，还富含维生素C，以及多种人体所必需的微量元素，尤其是硒、钙。

人群宜忌
一般人群均可食用人参果。糖尿病患者不宜食用。

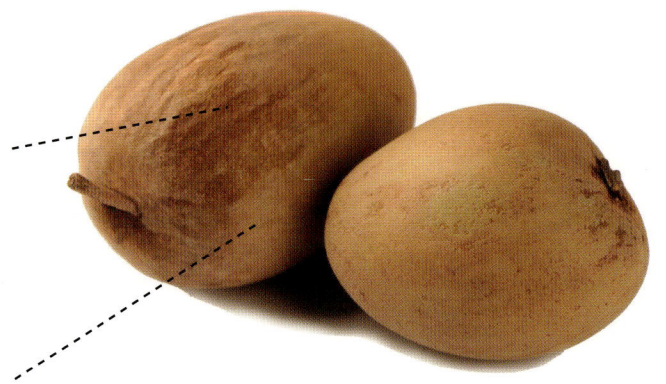

痛风搭配 Collocation

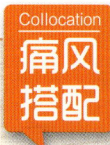 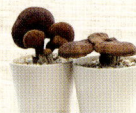 人参果+灵芝

二者均有益气补肾、抗衰老的功效。适用于须发早白、失眠健忘、腰酸耳鸣、头昏眼花、气短乏力等肾气不足者。

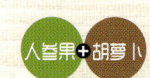 人参果+胡萝卜

胡萝卜有增强免疫力，抗痛风的作用，二者搭配，能够防治痛风性关节炎，消炎止痛。

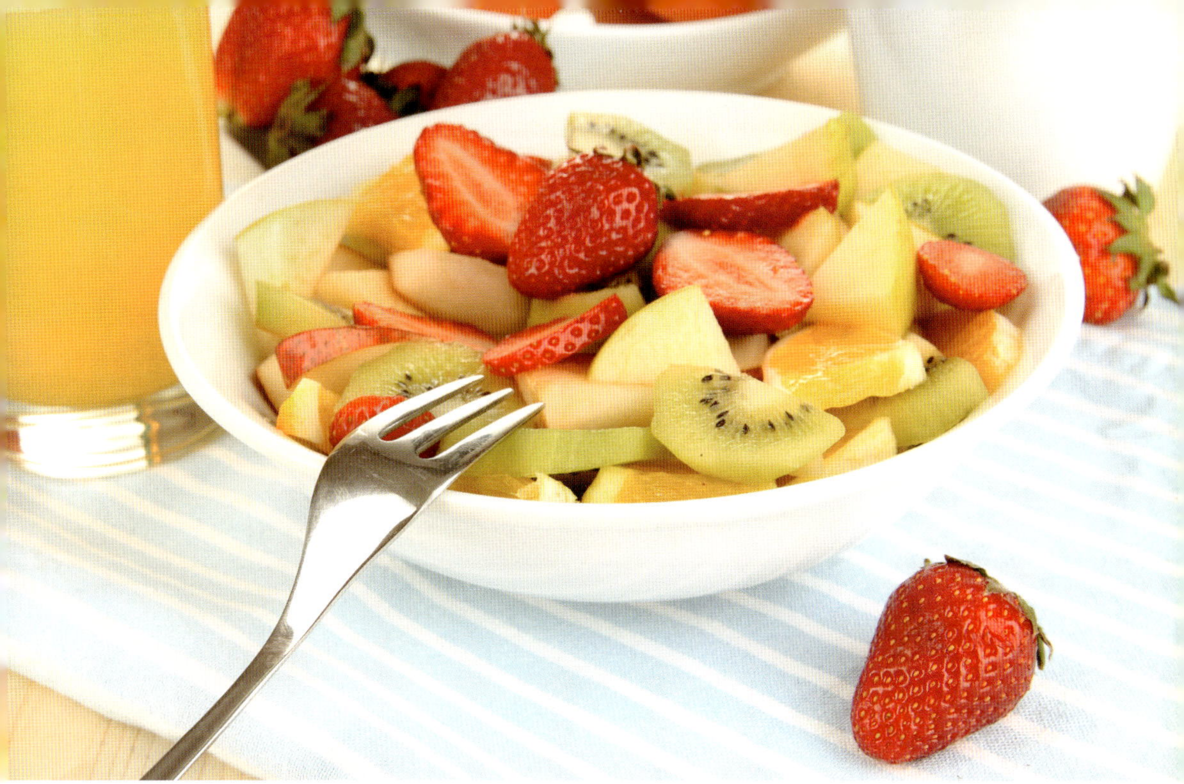

人参果杂果沙拉

 原料 ● READY

人参果70克，雪梨120克，苹果100克，猕猴桃80克，圣女果60克

调料

沙拉酱10克，盐少许

 做法 ● HOW TO MAKE

1. 将洗净的圣女果、雪梨、人参果、苹果、猕猴桃切成小块，备用。
2. 取一个干净的玻璃碗，把切好的食材装入碗中。
3. 加入沙拉酱，放入少许盐，用勺子搅拌一会儿，使沙拉酱均匀地裹在食材上。
4. 将拌好的食材盛出，装入盘中即可。

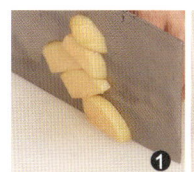 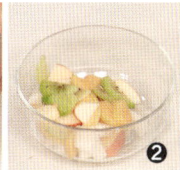 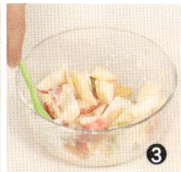 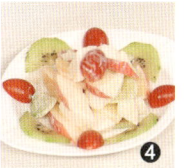

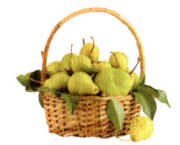

专家解析

人参果中含有大量的钙，具有补钙的功效，可以预防老年性痛风并发症，如骨质疏松、慢性关节炎等症。

每日用量 30克

柠檬
促进尿酸盐排出

缓解痛风原理

柠檬中丰富的柠檬酸有收缩、增固毛细血管，降低通透性，提高凝血功能及血小板数量的作用，可缩短凝血时间和出血时间；同时柠檬中丰富的维生素C、钾、钙等营养物质可增强人体造血功能，对防治痛风有良好的辅助效果。

食疗作用

柠檬具有清热解暑、生津止渴、和胃降逆、化痰止咳的作用。主治暑热烦渴、或胃热伤津、口渴喜饮、胃气不和、呕哕少食、痰热咳嗽等。

性味
性微寒，味酸、微甘。

归经
入肺、胃经。

营养成分
含糖类、柠檬酸、苹果酸、枸橼酸、橙皮苷、柚皮苷、维生素B_1、维生素B_2、维生素C、烟酸、钙、磷、铁等。

人群宜忌
暑热口干烦躁、消化不良者，维生素C缺乏者，肾结石患者，高血压、心肌梗死患者适宜食用。

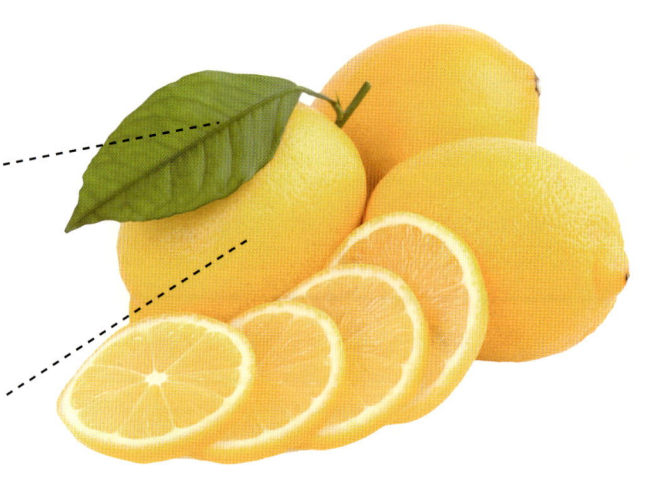

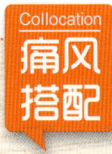
痛风搭配 Collocation

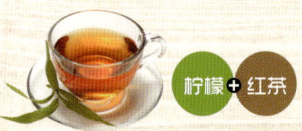
柠檬+红茶

柠檬能祛痰，红茶能开胃、利尿消肿、强健骨骼，抗酸化，二者配伍，可利尿祛毒。

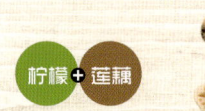
柠檬+莲藕

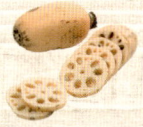

莲藕能增强人体免疫力，凉血散瘀，强筋骨，与柠檬配伍，可缓解痛风性关节炎的疼痛。

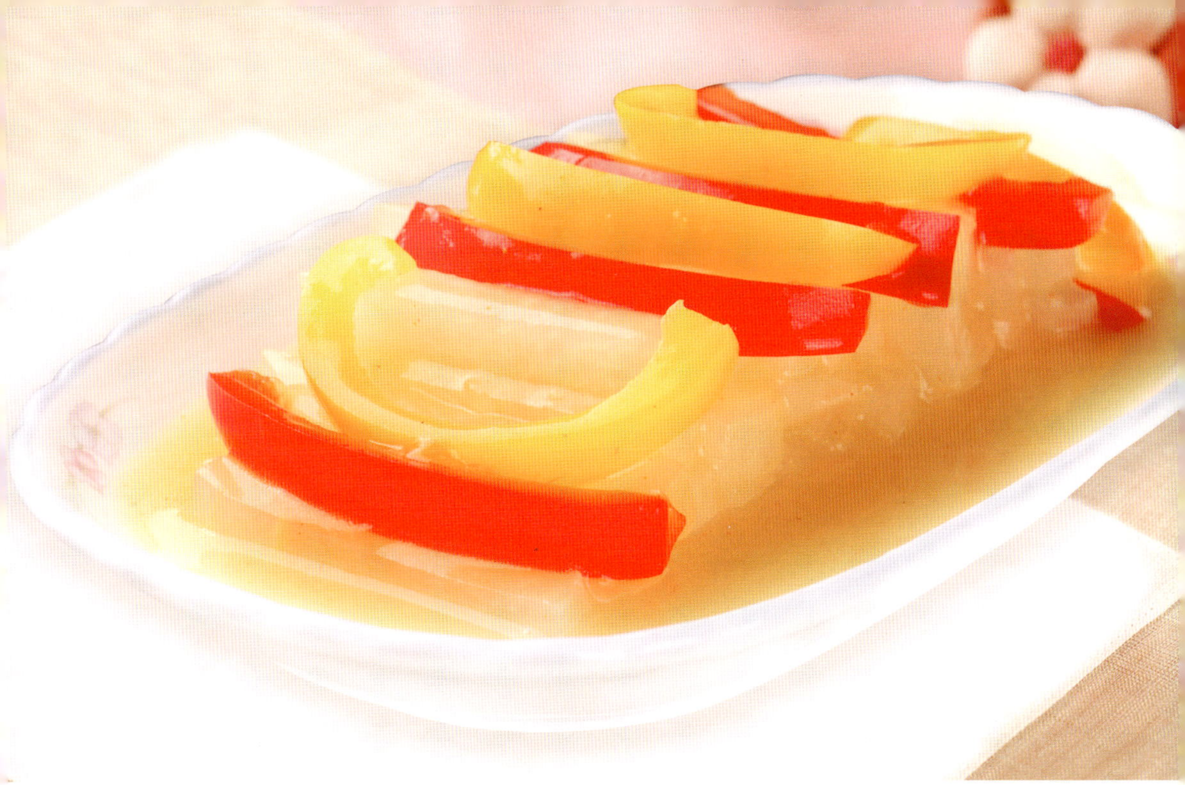

柠檬冬瓜

原料 • READY

冬瓜600克，彩椒50克，柠檬1个

调料

白糖30克，白醋5毫升，盐、水淀粉、食用油各适量

做法 • HOW TO MAKE

1 把洗净的柠檬、彩椒、冬瓜切块，将柠檬片盛入碗中，加入白醋、白糖、盐，制成柠檬水。

2 锅中注入适量清水烧开，倒入冬瓜条和彩椒，煮1分钟。

3 将柠檬水煮沸，倒入水淀粉、食用油调匀，制成稠汁，取一碗，把冬瓜和彩椒倒入碗中，倒入柠檬稠汁，拌匀。

4 将拌好的食材装盘，淋上剩余汤汁即可。

Analysis 专家解析

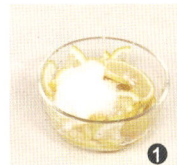

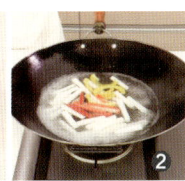

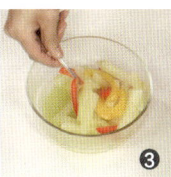

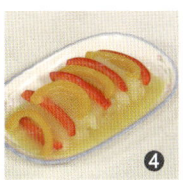

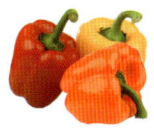

冬瓜可以消肿利尿，常食能加快体内尿酸盐的代谢，缓解痛风的发作。冬瓜还能抑制体内黑色素的生成，美容养颜。

每日用量 100克

糯米

温中祛寒散痹痛

缓解痛风原理

糯米中含有丰富的营养素，常食用对身体具有滋补的作用。而且糯米所含的嘌呤很低，钾含量较高，钠含量较低，能调节体内电解质平衡，有助于体内尿酸的代谢，痛风患者常食用有利于缓解症状。

食疗作用

糯米具有健脾胃、益肺气的作用。主治脾胃虚弱、体倦乏力、进食减少、腹泻、气虚自汗等病症。

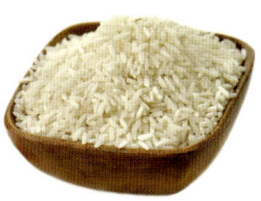

性味
性微温，味甘。

归经
入脾、胃、肺经。

 人群宜忌 肺结核、神经衰弱、体虚自汗、盗汗、血虚头晕眼花、脾虚腹泻者宜用。

糯米卷

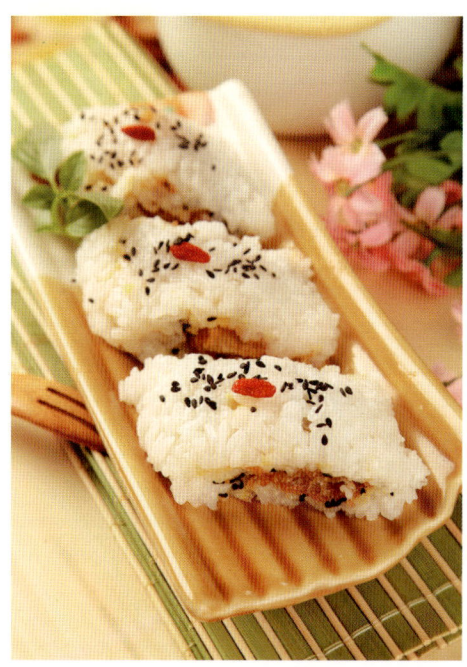

 原料 • READY

水发糯米200克，蜜枣20克，黑芝麻5克

调料
白糖适量

 做法 • HOW TO MAKE

1. 蒸锅注清水烧开，放入备好的糯米，盖上锅盖，用大火蒸30分钟至熟软。
2. 关火，揭开锅盖，取出糯米，将其盛在碗里，放凉，待用。
3. 用保鲜膜包在砧板上，倒上糯米，加入少许白糖、黑芝麻，放上蜜枣，将糯米饭卷起来，定型后将糯米卷切成均匀的小段即可。
4. 将糯米卷装入盘中即可。

燕麦 能够降低胆固醇

每日用量 100克

缓解痛风原理

燕麦具有高蛋白、低糖的特点。燕麦中富含可溶性纤维和不溶性纤维，能大量吸收人体内的胆固醇并将其排出体外，还能促进尿酸代谢，适合痛风及高脂血症患者食用。

食疗作用

燕麦具有益肝和胃、养颜护肤等功效。燕麦还有抗细菌、抗氧化的作用，在春季能够有效地增强人体的免疫力，抵御流感。

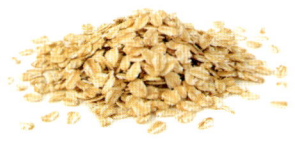

人群宜忌 适宜脂肪肝、糖尿病、便秘、体虚多汗、高血压病、高脂血症、动脉硬化者食用。

性味 性平，味甘。

归经 入肝、脾、胃经。

冬瓜燕麦沙拉

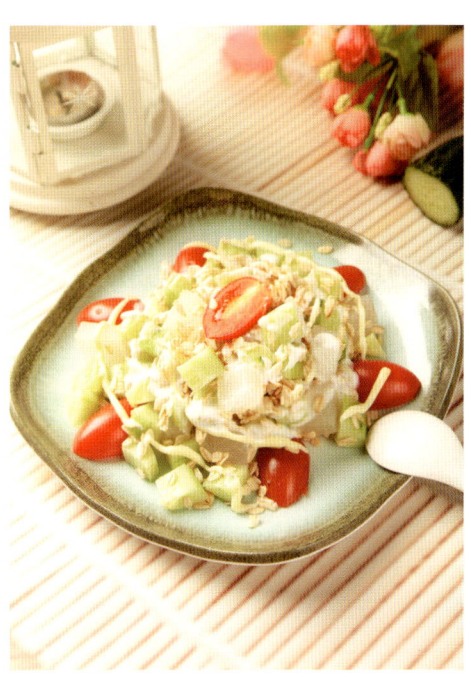

原料 ● READY
冬瓜100克，燕麦90克，圣女果100克

调料
沙拉酱适量

做法 ● HOW TO MAKE

1. 将洗净的冬瓜去皮，切小块；洗好的圣女果切瓣，去皮，改切成块。
2. 锅中注入适量清水烧开，倒入燕麦片，大火煮5分钟至熟。
3. 关火后，将煮好的燕麦片捞出，泡入凉水中，冷却后捞出，沥干水分，放入碗中待用。
4. 在碗中倒入冬瓜以及圣女果，拌匀；取一碟，在碟中加入拌好的食材，浇上沙拉酱即可。

每日用量
100克

西红柿

有利于尿酸排泄

缓解痛风原理

西红柿富含维生素A、B族维生素、维生素C及钙、镁、钾等矿物质，有利尿、降血压、促进尿酸排泄的作用，还可有效降低体内胆固醇含量，预防动脉粥样硬化和冠心病，对痛风并发糖尿病、高血压病有一定的辅助治疗作用。

食疗作用

有清热、生津、止渴的功效。主治热病烦渴，或胃热口渴、舌干，肝阴不足，目昏眼干或夜盲等。

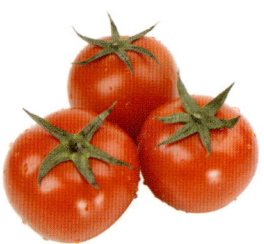

性味
性微寒，味甘、酸。

归经
入肝、脾、胃经。

人群宜忌 适宜于热性病发热、食欲不振、牙龈出血、贫血、高血压、肝炎、急慢性肾炎者食用。

西红柿厚蛋烧

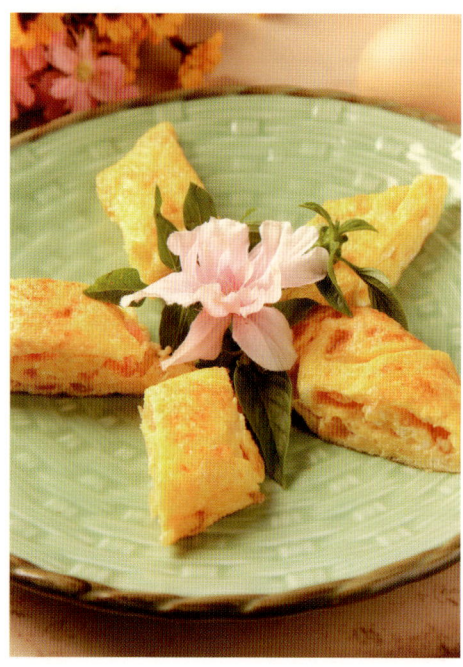

原料 • READY
西红柿150克，鸡蛋2个

调料
盐2克，食用油适量

做法 • HOW TO MAKE

1. 洗净的西红柿切小瓣，去内籽，去皮，切条，改切成丁；取一碗，打入鸡蛋，放入盐，搅散待用。
2. 用油起锅，倒入鸡蛋液、西红柿。小火煎约4分钟至其成形，将成形的鸡蛋饼卷起。
3. 关火后盛出西红柿鸡蛋卷，放入盘中。
4. 将西红柿鸡蛋卷放在砧板上，切成小段，摆放在盘中即可。

木耳

清胃涤肠排尿酸

每日用量 30克

缓解痛风原理

黑木耳中的胶质有清胃涤肠的作用,对胆结石、肾结石等内源性异物也有显著的代谢功能。黑木耳还含有丰富的糖类、膳食纤维、钾元素及各种维生素,可降低血脂,促进尿酸排泄,对缓解痛风症状有辅助作用。

食疗作用

木耳具有凉血止血、润肺益胃、通利肠道的作用。主治阴虚内热引起的吐血、便血、痔疮出血、肺燥咳嗽、咽干口燥等。

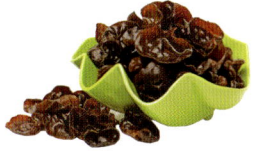

性味
性平,味甘。

归经
入肺、胃、大肠经。

人群宜忌 出血性疾病患者、孕妇和慢性肠炎患者不宜多食用。

木耳炒百叶

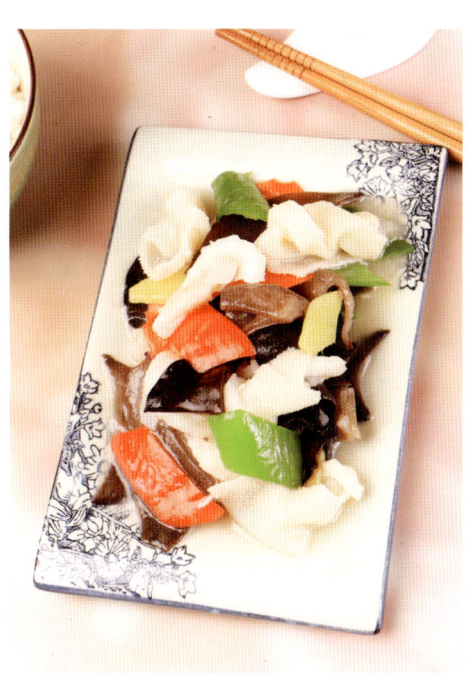

原料 • READY

水发木耳80克,去皮山药200克,圆椒40克,彩椒40克,葱段、姜片各少许

调料
盐2克,食用油适量

做法 • HOW TO MAKE

1. 洗净的圆椒、彩椒、山药切成小块。
2. 锅中注入适量的清水大火烧开,倒入山药片、泡发好的木耳、圆椒块、彩椒片,拌匀余煮片刻至断生,将食材捞出,沥干水分,待用。
3. 用油起锅,倒入姜片、葱段爆香,放入余煮好的食材,加入盐,翻炒片刻至入味。
4. 将炒好的菜肴盛出装入盘中即可。

每日用量 20克

银耳
抑制血管平滑肌

缓解痛风原理

银耳具有强精补肾、润肠益胃、补气和血的功效。它能提高肝脏的解毒能力，保护肝脏功能，预防痛风。它不但能增强机体抗肿瘤的免疫能力，还可以滋补生津、润肺养胃、补肺益气。

食疗作用

银耳有补脾开胃、益气清肠、滋阴润肺的功效，既能增强人体免疫力，又可增强肿瘤患者对放、化疗的耐受力。此外，银耳还具有滋阴的作用。

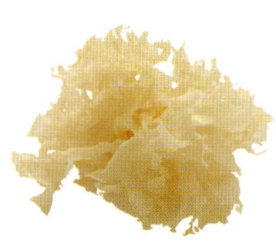

性味
性温，味辛。

归经
入脾、肺经。

人群宜忌 风寒感冒、脱肛、小儿麻疹、食欲不振者适宜。癌症、气虚体弱、胃溃疡者慎用。

银耳椰子盅

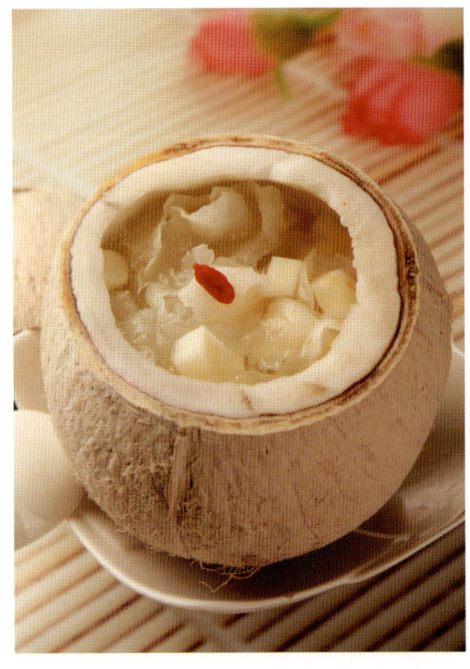

原料 ● READY
银耳200克，椰子200克。

调料
冰糖50克。

做法 ● HOW TO MAKE

1. 将椰子剥皮，刮洗干净，在蒂部横锯下约1/5留做盅盖，倒出椰子水。
2. 把冰糖放入瓦钵中，加白开水，入笼屉用旺火蒸约15分钟。
3. 取出用洁净毛巾过滤，再把滤过的糖水倒回椰盅内。
4. 将椰盅加椰盅盖，入笼屉用火蒸约1小时后，放入银耳再炖约1小时便成，放凉后可食用。

梨

利尿消肿降脂压

每日用量 80克

缓解痛风原理

梨含有丰富的B族维生素、维生素E和果胶，能保护心脏，减轻疲劳，增强心肌活力，保护心血管，降低血压；还能促进尿酸排泄，适合痛风患者食用，能有效预防心脑血管并发症。

食疗作用

梨具有清热生津、凉血解毒、化痰消积、明目退翳的作用。主治烦热口渴，大便秘结，血热便血，肺燥、痰热咳嗽，痞块积聚或食积不消，目赤翳障。

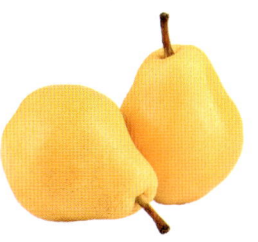

性味
性寒，味甘。

归经
入肺、胃经。

人群宜忌 脾胃虚寒、血虚、夜尿频多、胃酸过多者均不宜食用过多。

冰糖雪梨米饭盅

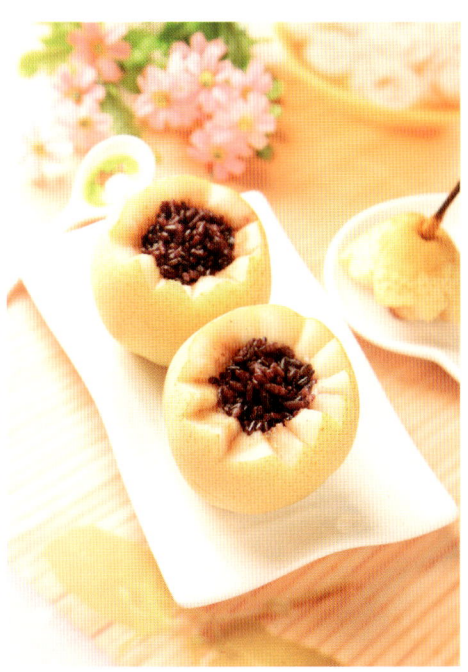

原料 • READY
雪梨2个，水发大米25克，水发黑米25克。

调料
冰糖15克。

做法 • HOW TO MAKE

1. 洗净的雪梨用小刀划成波纹形，切去其顶端部分，制成米饭盅盖，用刀子和勺子将雪梨的内核去掉，制成米饭盅。
2. 将大米、黑米放入雪梨米饭盅里，加入冰糖，注入适量清水。
3. 蒸锅中注入适量清水烧开，放上米饭盅，加盖，大火炖40分钟至熟。
4. 揭盖，关火后取出炖好的米饭盅，揭开盅盖，即可食用。

每日用量
100克

火龙果

排毒减肥促消化

性味
性凉，味甘、酸。

归经
入胃、大肠经。

缓解痛风原理

火龙果中含有丰富的蛋白质、维生素、铁、水溶性膳食纤维等，能有效减少人体内的胆固醇，并降低血液和尿液的酸度，促进尿酸排出，对痛风患者有利。

食疗作用

火龙果富含水溶性膳食纤维，具有减肥、降低胆固醇、预防大肠癌等功效，还有丰富的纤维，能够预防便秘。火龙果富含抗氧化剂、维生素C，还能美白消斑。

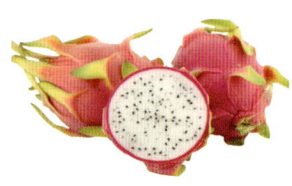

 **人群宜忌** 咳嗽、气喘、便秘、老年病变、癌症者适宜，糖尿病者慎用。

火龙果炒饭

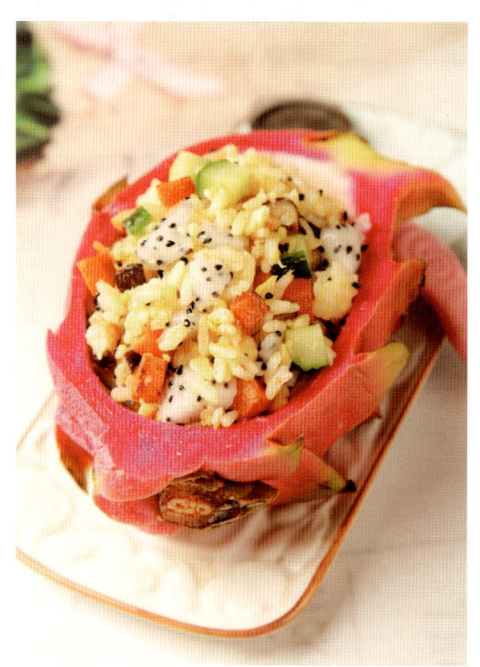

 原料 ● READY

火龙果350克，熟米饭160克，鸡蛋液65克，去皮胡萝卜40克，黄瓜55克。

调料
盐1克，食用油适量。

 做法 ● HOW TO MAKE

1 将洗好的胡萝卜和黄瓜切条切丁。
2 火龙果一切两半，用刀挖出果肉，外皮留做盅；火龙果果肉切小块；盛蛋液的碗中倒入熟米饭；用筷子搅至蛋液和米饭混合均匀，待用。
3 热锅注油，倒入切好的胡萝卜丁、黄瓜丁、火龙果果肉、米饭和蛋液，炒约1分钟至熟，加入盐，炒匀至入味。
4 关火后盛出炒饭，装入果盅内即可。

第3节 痛风患者忌吃食物，你吃错了吗

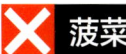 菠菜

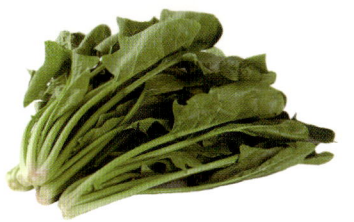

「忌吃原因」

菠菜是中等嘌呤食物，每100克菠菜中含有嘌呤25～150克。菠菜中含有大量的草酸，草酸容易和钙结合成草酸钙，容易在体内形成结石，阻碍尿酸的代谢。尤其是并发有泌尿系统结石的人更应该少吃甚至是不吃菠菜。

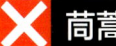 茼蒿

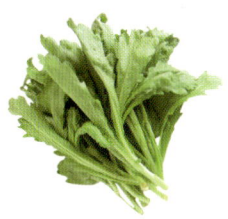

「忌吃原因」

茼蒿辛香滑利，故脾胃虚寒者及大便稀溏或腹泻者不宜食用。痛风多数与脾虚有关，因为脾虚导致体内湿热不化，湿热浊毒引起痛风。如此，食用此类食物后不利于病情。茼蒿含有少量的嘌呤类物质，对痛风患者而言，不宜食用过多，否则会引发痛风。

黄豆

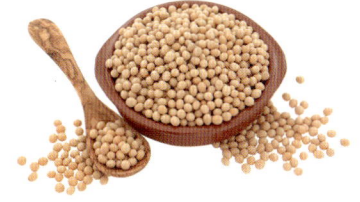

「忌吃原因」

黄豆含有一定的嘌呤类物质（166毫克/100克），虽不如肉禽类食物高，但要高于一般的蔬菜，对痛风患者而言，宜少食或禁食，绝对不能多食。而且黄豆中含有胰蛋白酶抑制剂、尿酶、血细胞凝集素等，均为耐热的有毒物质，没有熟透的黄豆，容易引起身体不适。

青豆

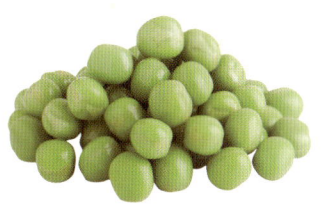

「忌吃原因」

青豆的蛋白质不仅含量丰富，且包括了人体所必需的8种氨基酸。青豆富含维生素C，能抗坏血病，阻断人体中亚硝胺合成，阻断外来致癌物的活化，解除外来致癌物的致癌毒性，提高免疫功能。但是青豆中的嘌呤物质含量很高，不适合痛风者食用，以免加重症状。

扁豆

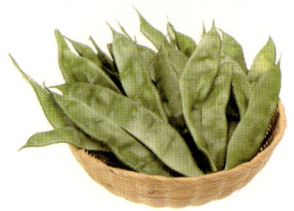

「忌吃原因」

扁豆营养丰富，含蛋白质、脂肪、糖类、钙、磷、铁、维生素B_1、维生素B_2、维生素A、维生素C、烟酸等。扁豆高钾低钠，常食用有利于保护心脑血管，调节血压。扁豆还有除湿止泻的功效。但扁豆含大量嘌呤物质，会加重肾脏代谢负担，痛风者忌用。

赤小豆

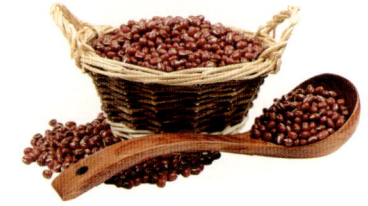

「忌吃原因」

赤小豆利水除湿，但是不宜过多食用，医书记载，过多食用令人黑瘦结燥。此外，排尿清长者不宜食用。赤小豆含有扁豆中的毒性碱成分，过多食用或是生吃咀嚼食用易中毒。赤小豆中含有一定的嘌呤类成分（53.2毫克/100克），对痛风患者来说，不宜过多食用。

黄豆芽

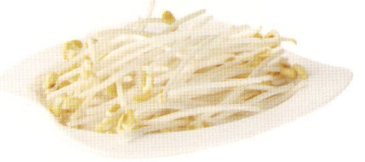

「忌吃原因」

黄豆芽性属寒凉，脾胃虚寒者不宜食用，痛风患者食寒凉之物后会加重病情。此外，黄豆芽中嘌呤物质含量较高，对痛风患者而言，含嘌呤类物质在食用时要慎重，不宜多食，含嘌呤较高的要绝对禁食。故痛风患者不宜食用豆芽。

芦笋

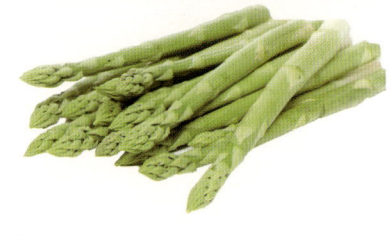

「忌吃原因」

芦笋含纤维素成分较多，过多地食用此类食物容易引起消化不良，故脾虚及肠胃虚弱者不宜食用。痛风者多与脾虚有关，食用此类食物后显然对身体不利。而且，芦笋含有一定量的嘌呤类物质，虽含量不如鱼肉或海鲜类高，但是也不容忽视，痛风患者要慎重。

香菇

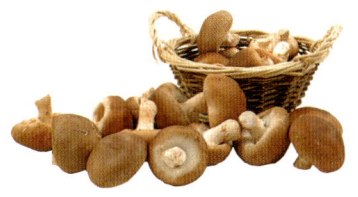

「忌吃原因」

香菇是"发物",食用后易动风,痛风患者食用此类食物显然会加重病情。香菇含有一定量的嘌呤类物质。而痛风患者不宜食用或应少食含嘌呤的物质,因为食用后会导致嘌呤物质积累,最终使体内尿酸增加,从而引发痛风,导致剧痛难忍。

 蛋糕

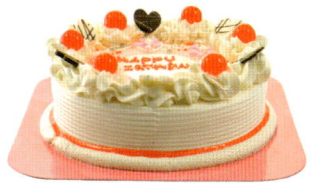

「忌吃原因」

蛋糕虽然松软可口,可润燥消烦,但是蛋糕是高糖高热量的食物,特别是其口感细腻,是因为添加了油脂所致,因此,并发有糖尿病、肥胖症的痛风患者不宜食用。蛋糕的甜度不利于尿酸盐的溶解和排出,因此,痛风患者应尽量少食用。

 酸奶

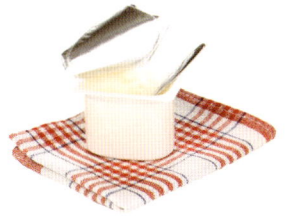

「忌吃原因」

酸牛奶中含有很多丰富的乳酸成分,乳酸摄入会影响到体内尿酸的排放。酸牛奶并非常见的低嘌呤奶类食物,痛风患者摄入酸牛奶易导致病情加重。酸牛奶中同样存在很多菌类物质,这些物质摄入过多也会造成尿酸排放的紊乱现象。

 猪肝

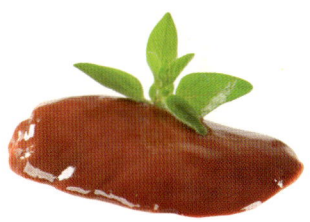

「忌吃原因」

猪肝中含有丰富的铁、维生素A以及一般肉类中没有的维生素C和微量元素硒,具有补血养血、保护视力、维持细胞正常代谢、抗氧化、增强人体免疫力等作用。但是,猪肝的嘌呤含量过高,很容易使摄入的嘌呤含量超标,因此,痛风患者不宜食用猪肝。

牛肝

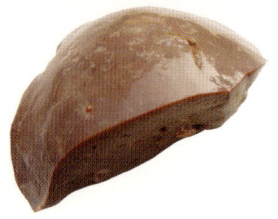

「忌吃原因」

牛肝中所含嘌呤物质极高（460～554毫克/100克），而痛风主要是机体嘌呤代谢障碍所致的，食用此类食物无疑会引发痛风。此外，牛肝的胆固醇含量很高，多食可使血液中的胆固醇和三酰甘油水平升高，引发高血压，而高血压是导致痛风的高危因素。

 鸡肝

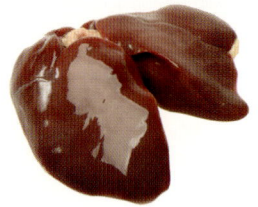

「忌吃原因」

鸡肝中含有丰富的营养素，包括维生素A、维生素B_2、蛋白质、铁等，具有很好的补血、补虚、明目、强身健体的功效。但是鸡肝中的嘌呤含量过高，很容易使摄入的嘌呤含量超标，影响痛风患者的病情，因此，痛风患者不应该进食鸡肝。

 鸭肝

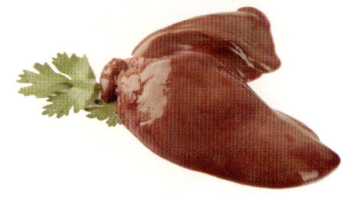

「忌吃原因」

鸭肝是补血的佳品，含有非常丰富的铁，适量食用可以使人的气色红润好看。此外，鸭肝中还含有丰富的维生素B_2，在细胞增殖以及皮肤生长中发挥着重要的作用。而且，鸭肝的钾含量也比较高，有助于体内电解质的平衡。但对痛风者来说，鸭肝的嘌呤含量过高。

 紫菜

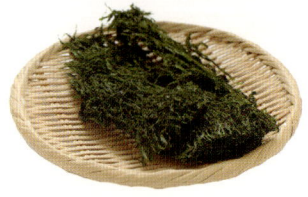

「忌吃原因」

紫菜含嘌呤物质较高（274毫克/100克），嘌呤代谢障碍者不宜食用，否则易导致过多的嘌呤在体内堆积。对痛风患者而言，过多的嘌呤类物质最终会转化为尿酸成分，会引发痛风，导致剧痛。故痛风患者不宜食用。另外，紫菜性寒，脾胃虚寒、消化不良者不宜。

❌ 鱼干

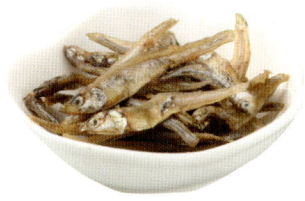

「忌吃原因」

鱼干指晒干的鱼,据测定,鱼干几乎是所有鱼肉中含嘌呤类物质最高的(1538毫克/100克),对痛风患者不利。此外,鱼干多数是油炸食用。中医观点认为,痛风的形成与体质阳亢及湿热有关。如此,痛风患者内热较重、阴虚阳盛,食用油炸类食物对其不利。

❌ 带鱼

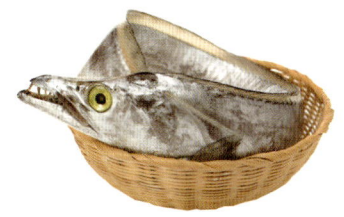

「忌吃原因」

带鱼属于海产鱼,不宜多食。从中医角度来说,带鱼性属温热,是"发物",故有炎症或疮疡痈毒者不宜食用。而且带鱼所含嘌呤物质极高(391毫克/100克),容易引发痛风,导致剧痛难忍,对痛风患者不利。

❌ 鲢鱼

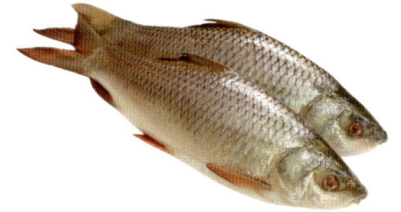

「忌吃原因」

鲢鱼和一般的鱼肉一样都含有较高的嘌呤类物质(202毫克/100克),食用后会诱发痛风,引起剧痛。此外,鲢鱼是"发物",食用后能增强炎症反应,容易使口发干,感冒、发热、痈疽疔疮、无名肿毒等症的患者不宜食,痛风患者也不宜食用。

❌ 沙丁鱼

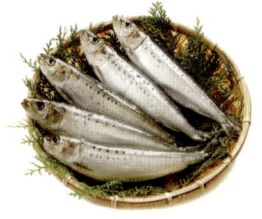

「忌吃原因」

沙丁鱼属海产鱼,海产鱼体内一般含重金属,不宜多食。此外,沙丁鱼含嘌呤物质极高(345~399毫克/100克),痛风患者食用后会引起剧痛。从中医角度来说,沙丁鱼是寒凉之物。痛风患者除了与自身体质有关外,还与外邪侵袭相关,食用后易血流不畅,造成疼痛。

❌ 蛤蜊

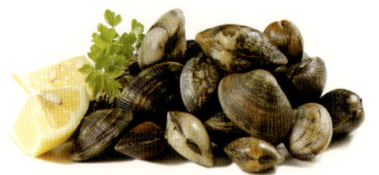

「忌吃原因」

蛤蜊性属寒凉，故脾胃虚寒泄泻者不宜食用。从中医角度来说，痛风者多与脾虚有关，食用后会加重病情。另外，蛤蜊不宜与啤酒同食，易导致痛风。此外，蛤蜊所含嘌呤类物质较高（316毫克/100克），对痛风患者健康极其不利。

❌ 牡蛎

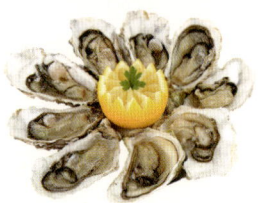

「忌吃原因」

牡蛎和蛤蜊差不多，性属寒凉，过多食用易导致便秘和消化不良，脾虚者不宜食用，易出血者也不宜食用。从中医角度来说，痛风患者多与脾虚有关，故不宜多食。牡蛎虽不如蛤蜊所含嘌呤高（239毫克/100克），但其嘌呤含量也不容忽视，食用对痛风不利。

❌ 草虾

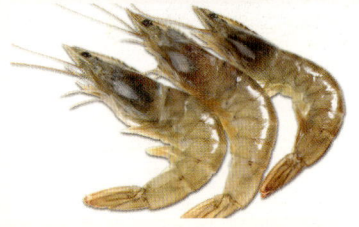

「忌吃原因」

草虾中胆固醇含量较高，适量地食用能预防动脉硬化的发生，但是过多地食用，容易使体内的胆固醇含量升高，反而会诱发动脉硬化等心血管疾病。而且虾能补肾壮阳，是温补食物，而痛风者与素体阳亢型体质有关，食用后对其不利。

❌ 淡菜

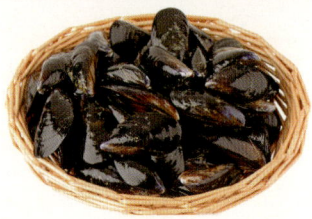

「忌吃原因」

淡菜是海产品，可以作为重金属铬及铅等的提取物，其重金属含量较高，食用后易致重金属中毒。此外，淡菜含有较高的嘌呤，对痛风患者而言，食用过多的含嘌呤高的食物后，易使尿酸堆积，转化为血尿酸，引发痛风，不宜食用。

第 3 章

寓药于食
美味兼能消病痛

防治痛风不仅仅要注意饮食调整，药物调养也是非常重要的。本章主要介绍一些对痛风效果良好的中药及其美味的药膳，寓药于食，通过药膳能帮助患者调整体内酸碱平衡，减少尿酸盐在体内的堆积，从而减少痛风的发作。另外，本章还讲述了一些较常用的对各型痛风效果良好的中药方剂。

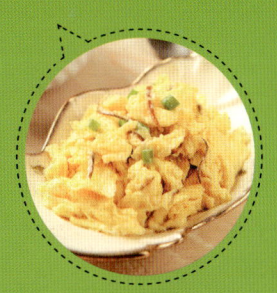

第1节 中药材，美味兼消痛

常用剂量 10~15克

菊花
减少尿酸的生成

缓解痛风原理

《本草经疏》言菊花"专制风木，故为去风之要药"。菊花能降血压、降胆固醇，还可增加人体钙质，可用于痛风的并发症，如高血压、高脂血症、骨质疏松等。另外，菊花能够减少尿酸的生成，缓解痛风。

功效主治

菊花具有散风清热、清肝明目、清热解毒的作用，能降血压、降胆固醇，还可增加人体钙质，可用于痛风的并发症，如高血压、高脂血症、骨质疏松等。

性味
性微寒，味甘、苦。

归经
入肺、肝经。

营养成分
菊花中含有挥发油、菊苷、腺嘌呤、氨基酸、胆碱、水苏碱、小檗碱、黄酮类、菊色素、维生素、微量元素。

人群宜忌
高血压、高血脂人群适宜食用。气虚胃寒、食少泄泻的患者，宜少用之。

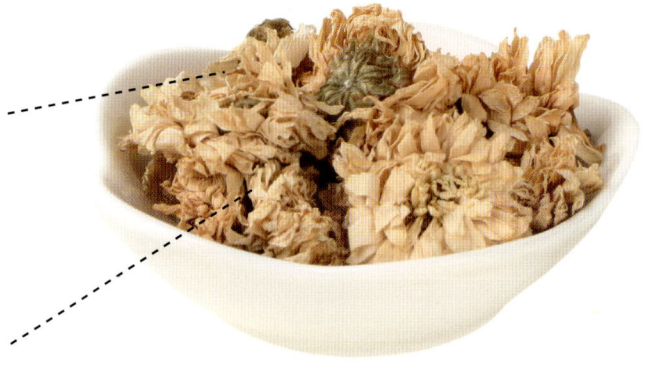

Collocation 痛风搭配

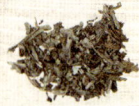 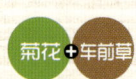 菊花+车前草

二者搭配，清热解毒力强，兼能消炎，对于痛风性关节炎的疼痛有缓解作用，对于痛风并发尿路结石者效果佳。

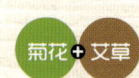 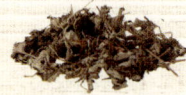 菊花+艾草

《扶寿精方》言陈艾、菊花搭配同用，久用有护膝之功，且菊花能祛风解毒，艾草能温阳散寒、祛湿、通利关节。

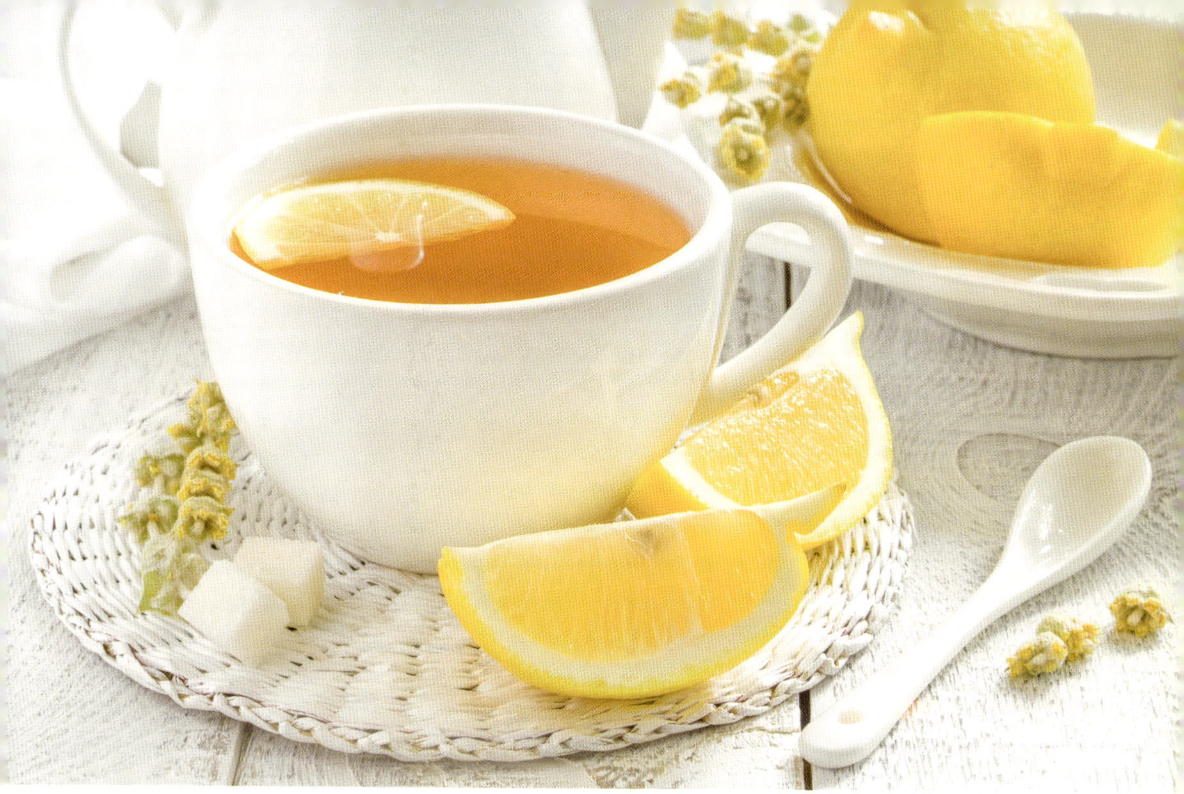

蜂蜜柠檬菊花茶

 原料 • READY

柠檬70克，菊花8克

调料
蜂蜜12毫升

 做法 • HOW TO MAKE

1 将洗净的柠檬切成片，备用。
2 砂锅中注入适量清水，用大火烧开，倒入洗净的菊花，撒上柠檬片，搅拌匀。
3 盖上盖，煮沸后用小火煮约4分钟，至食材析出营养物质，揭盖，轻轻搅拌一会儿。
4 关火后，去渣，盛出煮好的茶水，趁热淋入蜂蜜即成。

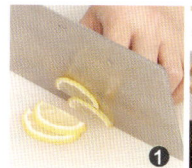 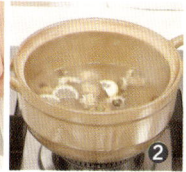 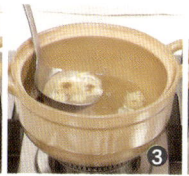 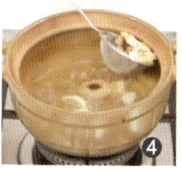

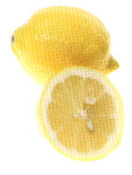

专家解析 柠檬可抗衰老，菊花能够促进冠状动脉扩张，又有效预防高血压，降低血脂，抗菌消炎，抗病毒，防衰老。

常用剂量 10~30克

薏米 健脾祛湿排尿酸

缓解痛风原理

薏米中含有薏苡仁脂、薏苡仁醇、维生素、矿物质、蛋白质、膳食纤维等营养成分，能够促进尿酸的排泄，还能降压、降脂、降糖、利尿，对防治痛风及其并发症有较好的作用。

功效主治

薏米具有健脾渗湿、除痹止泻、清热排脓的作用，可用于水肿、脚气、小便不利、湿痹拘挛、脾虚泄泻、肺痈、肠痈、扁平疣。

性味
性微温，味甘、淡。

归经
入脾、胃、肺经。

营养成分
薏米含糖类、脂肪油、氨基酸。此外还含有薏苡素及维生素B_1、薏苡醇。

人群宜忌
适用于脚气水肿、癌瘤初期。脾虚无湿、大便燥结者及孕妇慎服。

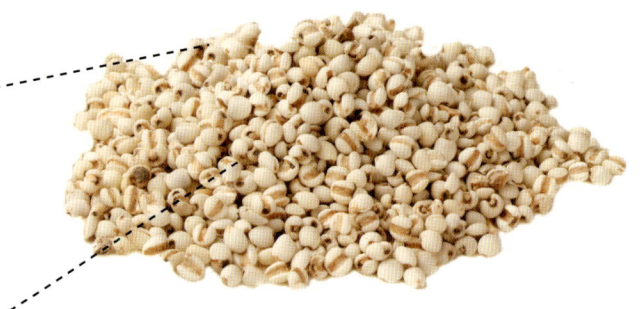

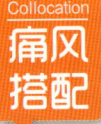

痛风搭配 Collocation

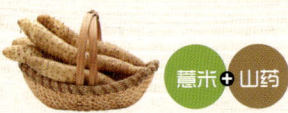

薏米+山药

薏米和山药可煮粥或煲汤食用，可以抑制餐后血糖急剧上升，调节血糖，是痛风并发糖尿病患者很好的选择。

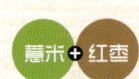

薏米+红枣

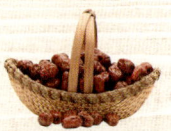

薏米与红枣搭配，具有补益气血、健脾渗湿、利水除痹的作用，能帮助尿酸盐代谢，缓解痛风的不适。

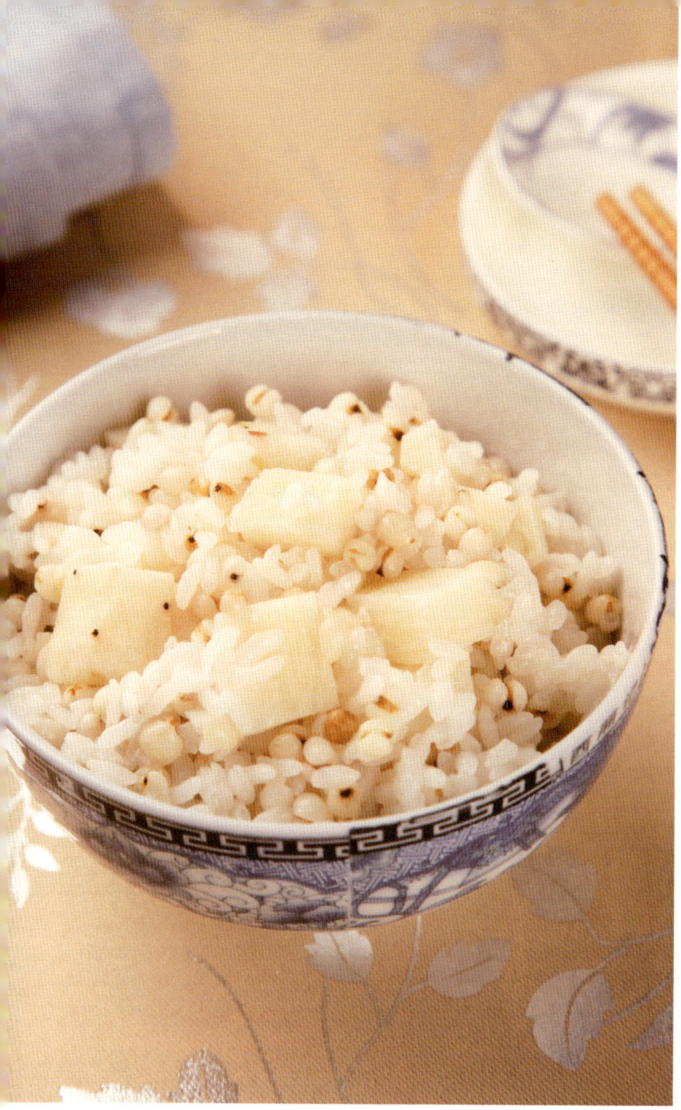

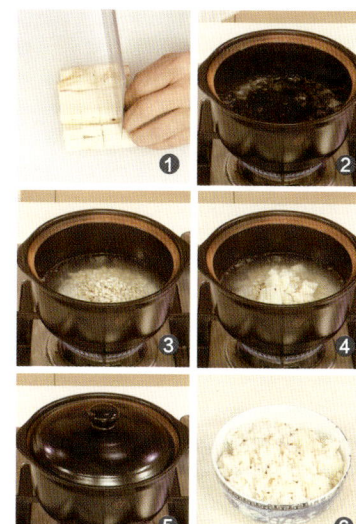

薏米山药饭

原料 • READY

水发大米160克，水发薏米100克，山药160克

调料

盐适量

做法 • HOW TO MAKE

1 将洗净去皮的山药切成小片，再切成条，继续切成丁，装入碗中备用。
2 在砂锅中注入适量清水，并用大火烧开。
3 待清水烧开后，在砂锅中倒入泡好的大米和薏米，大火继续煮。
4 煮约10分钟，在锅中继续放入切好的山药，拌匀。
5 盖上锅盖，煮开后加入适量的盐，改用小火煮30分钟至食材熟透。
6 关火后，将锅盖揭开，盛出煮好的饭，装入碗中，待饭放凉后即可食用。

Analysis 专家解析

《本草经疏》谓薏苡仁，性燥能除湿，味甘能入脾补脾，兼淡能渗泄，故主筋急拘挛不可屈伸及风湿痹，除筋骨邪气不仁，利肠胃，消水肿，令人能食。

常用剂量 3~10克

陈皮
和胃理气 降尿酸

缓解痛风原理

陈皮是广东三宝之一，素有"千年人参，百年陈皮"之说。陈皮有理气健脾、燥湿化痰的功效，能够促进尿酸排泄，缓解痛风症状；此外，陈皮还能理气化积，可用于治疗高脂血症，对于痛风并发高脂血症者尤宜。

功效主治

陈皮具有理气健脾、降逆止呕、燥湿化痰的作用，主治脘腹胀满、食少吐泻、咳嗽痰多。

性味
性温，味苦、辛。

归经
入肺、脾经。

营养成分
陈皮主要含黄酮类、生物碱类、柠檬苦素类、挥发油类、微量元素类等成分。

人群宜忌
消化不良、饮食停滞、气虚体燥、阴虚燥咳、吐血及内有实热者慎服。孕妇、哺乳期妇女不宜食用。

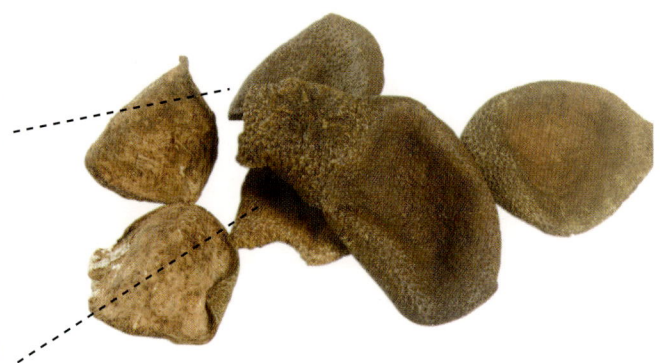

Collocation 痛风搭配

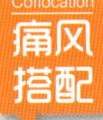 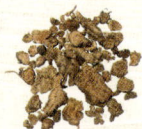

陈皮与苍术同用，具有燥湿温中的作用，可用于痛风并见中焦寒湿脾胃气滞者，并可缓解骨节拘挛不适。

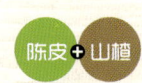 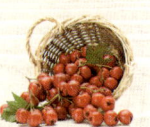

陈皮与山楂同用，具有活血散瘀、消积化滞的作用，可用于脾肾阳虚型痛风见食积气滞、脘腹胀痛者。

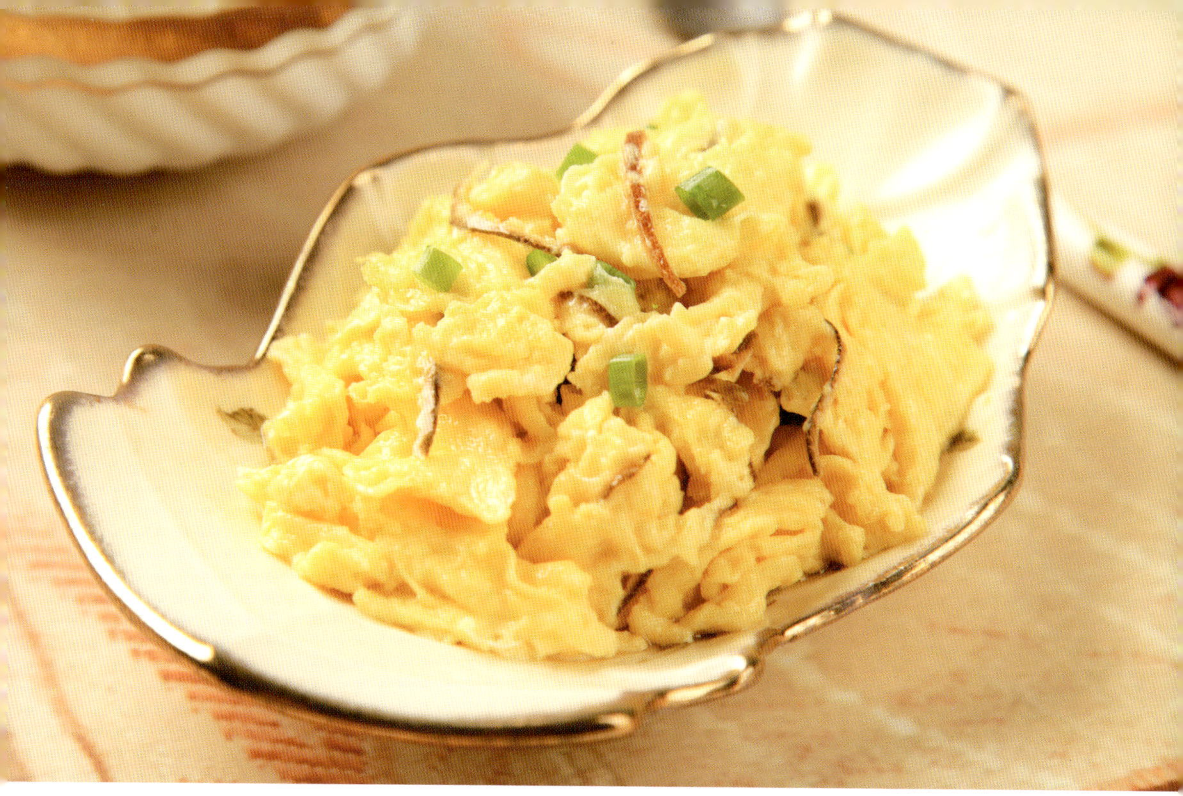

陈皮炒鸡蛋

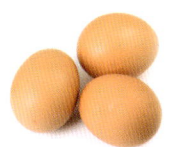

原料 • READY

鸡蛋3个，水发陈皮5克，姜汁100毫升，葱花少许

调料

盐3克，水淀粉、食用油各适量

做法 • HOW TO MAKE

1 洗好的陈皮切丝。

2 取一个碗，打入鸡蛋，加入陈皮丝、盐、姜汁，搅散，倒入水淀粉，拌匀，待用。

3 用油起锅，倒入蛋液，炒至鸡蛋成形，撒上葱花，略炒片刻即可。

4 关火后盛出炒好的菜肴，装入盘中即可。

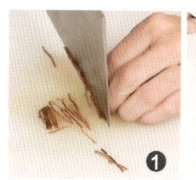

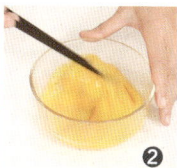

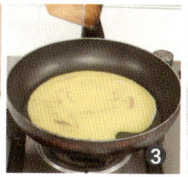

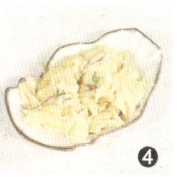

Analysis 专家解析

陈皮含有挥发油对胃肠道有温和刺激作用，可促进消化液的分泌，排除肠管内积气，增加食欲，促进消化。

常用剂量 6~12克

山楂
消食化积降血脂

缓解痛风原理
山楂能行气消滞、化瘀止痛，能缓解痛风血脉瘀阻日久的骨节痹痛，且能降低尿酸；并且山楂能消食降脂，可预防痛风的并发症高血脂。

功效主治
山楂具有消食健胃、行气散瘀的作用，用于肉食积滞、胃脘胀满、泻痢腹痛、瘀血经闭、产后瘀阻、心腹刺痛、疝气疼痛、高脂血症。

性味
性微温，味酸、甘。

归经
入脾、胃、肝经。

营养成分
山楂含糖类、蛋白质、脂肪、维生素C、胡萝卜素、淀粉、苹果酸、枸橼酸、钙和铁等。

人群宜忌
消化不良、脘腹胀满者适宜。胃酸过多、脾胃虚弱者慎服；孕妇忌服。

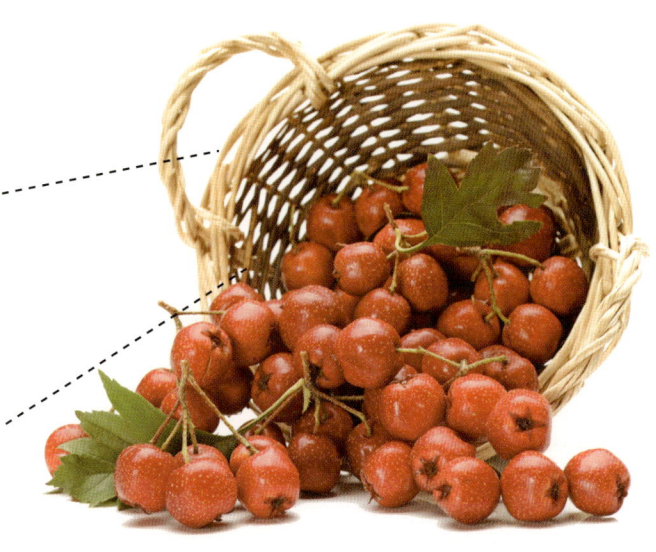

痛风搭配 Collocation

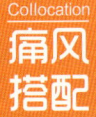 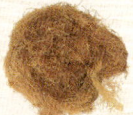 山楂+玉米须

二者搭配，既能行气散瘀，又能利水消肿，加速尿酸的代谢，还可预防痛风的并发症高脂血症和高血压。

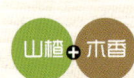 山楂+木香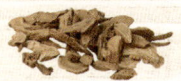

山楂与木香配伍，具有温中行气、活血散瘀的作用，可预防多种痛风并发症，如高血压、冠心病、高血脂。

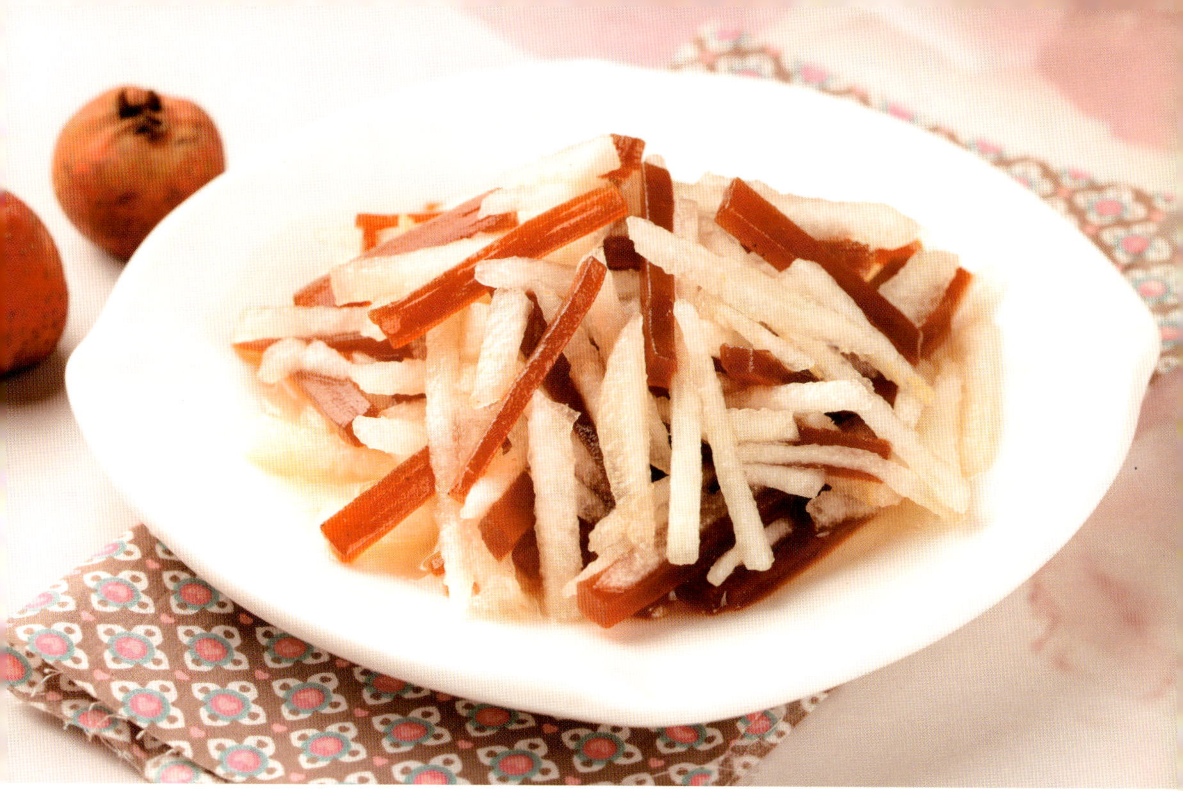

山楂糕拌梨丝

原料 • READY

雪梨120克，山楂糕100克

调料
蜂蜜15毫升

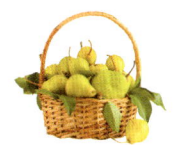

做法 • HOW TO MAKE

1 将洗净的雪梨对半切开，再去除果皮，切小瓣，去除果核，把果肉切成片，改切成细丝；山楂糕切细丝。
2 把切好的雪梨装入碗中，倒入切好的山楂糕，淋入蜂蜜。
3 搅拌一会儿，使蜂蜜溶于食材中。
4 取一个干净的盘子，盛入拌好的食材，摆好盘即成。

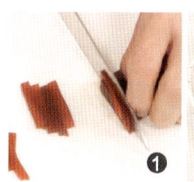
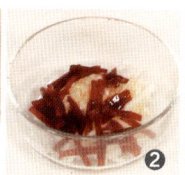
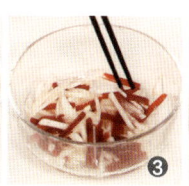
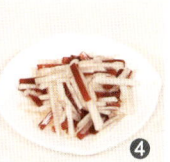

专家解析

山楂所含的黄酮类和维生素C、胡萝卜素等物质能阻断并减少自由基的生成，能增强机体的免疫力，延缓衰老。

常用剂量 15～30克

白茅根

利尿助排尿酸盐

缓解痛风原理

白茅根有利尿作用，能够通过排尿代谢体内多余的尿酸盐，预防肾结石、膀胱结石等。

功效主治

白茅根具有凉血止血、清热利尿的作用。主治血热吐血、衄血、尿血、热病烦渴、黄疸、水肿、热淋涩痛、急性肾炎水肿。

性味
性寒，味甘。

归经
入肺、胃、膀胱经。

营养成分
白茅根主要含有芦竹素、印白茅素、薏苡素、羊齿烯醇、西米杜鹃醇、异山柑子萜醇、白头翁素，还含类固醇、糖类。

人群宜忌
脾胃虚寒，尿多不渴者不宜服用。

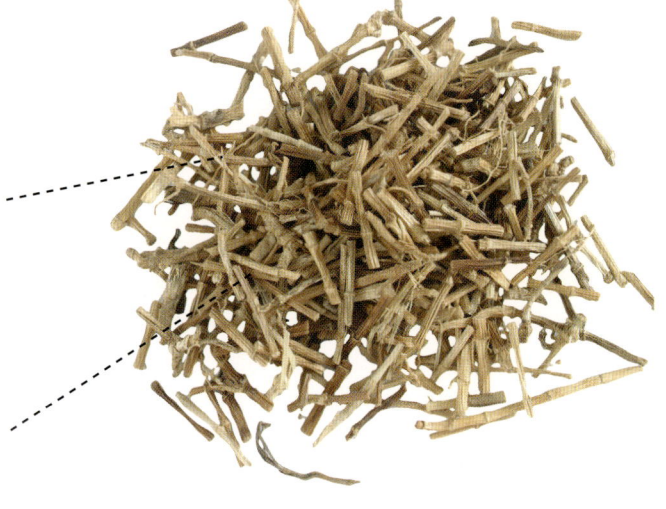

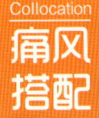 **痛风搭配** Collocation

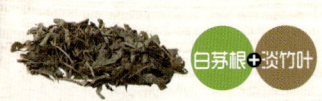 白茅根+淡竹叶

二者搭配能清热凉血、利尿通淋，引热下行，可帮助尿酸盐的代谢，促进排酸排石，预防尿路结石的形成。

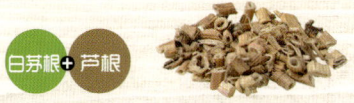 白茅根+芦根

白茅根与芦根搭配，具有清热生津、利水消肿、清利邪热的作用，可减少尿酸盐在体内的沉积。

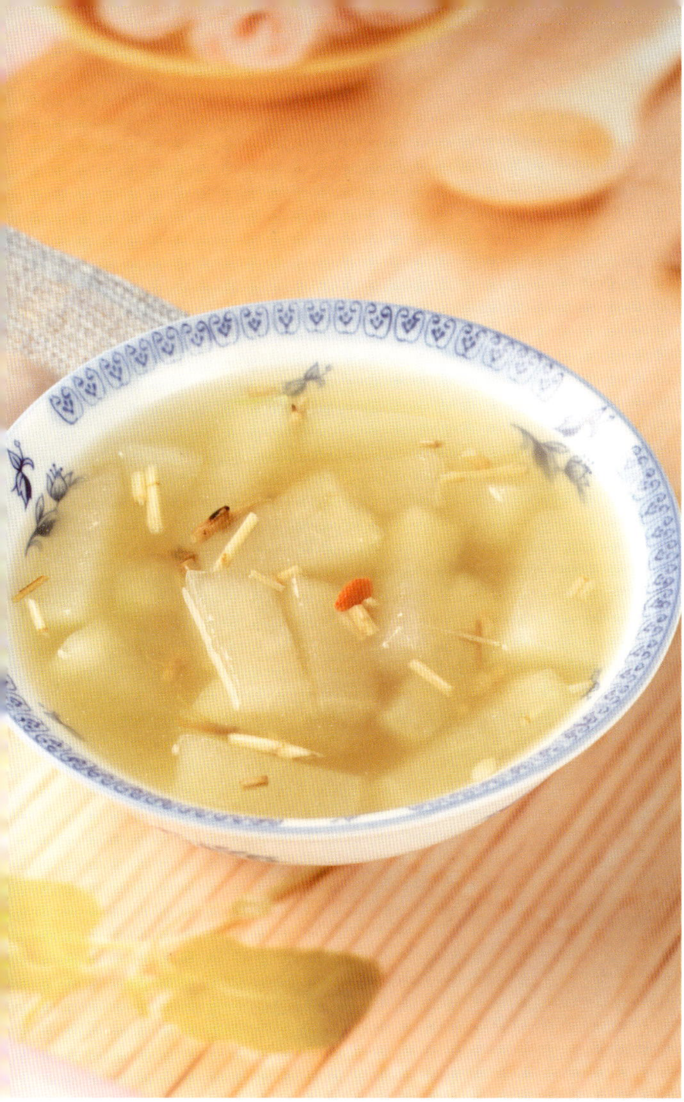

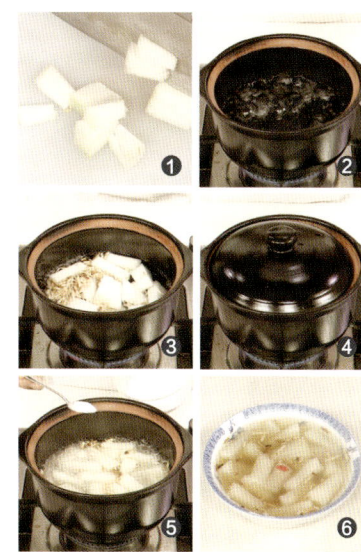

白茅根冬瓜汤

原料 • READY

冬瓜400克，白茅根15克

调料
白糖20克

做法 • HOW TO MAKE

1. 将备好的冬瓜洗净去皮，切成条状小块；将白茅根洗净，浸泡片刻。
2. 在砂锅中注入适量的清水，大火烧开。
3. 在砂锅中放入洗好的白茅根，倒入冬瓜条，用勺子搅拌均匀。
4. 将锅盖盖上，待烧开后改用小火煮约20分钟。
5. 揭开锅盖，在锅中加入白糖，将其搅拌均匀，煮至白糖全部溶化。
6. 关火后盛出煮好的冬瓜汤，装入碗中，放凉片刻后即可食用。

现代研究表明，白茅根所含的薏苡素对骨骼肌的收缩及代谢有抑制作用。此外，白茅根还有镇静、解热镇痛等作用。

常用剂量 15~30克

玉米须

利尿消肿减尿酸

缓解痛风原理

玉米须能够清肝利胆、利水消肿，既能帮助排出体内多余的尿酸盐，又能防治痛风的并发症胆囊结石、肾结石等。另外，玉米须还具有降糖作用，可防治糖尿病。

功效主治

玉米须具有利尿消肿、利湿退黄的功用，主治水肿、小便淋沥、黄疸、胆囊炎、胆结石、高血压病、糖尿病、乳汁不通。

性味
性平，味甘、淡。

归经
入膀胱、肝、胆经。

营养成分
玉米须含有大量营养物质和药用物质，如酒石酸、苹果酸、苦味糖苷、多聚糖、β-谷甾醇、豆甾醇等。

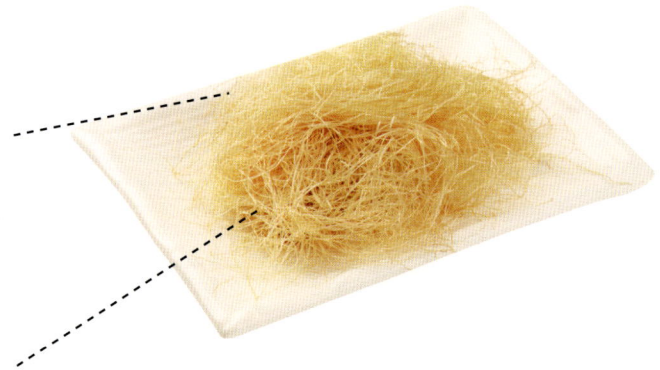

人群宜忌
腹泻、胃寒者不宜食用。

痛风搭配 Collocation

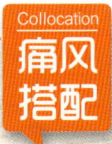 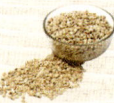 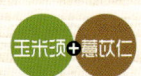 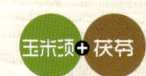 

二者均能利水消肿，薏苡仁兼能健脾除痹，可有效缓解痛风性关节炎的骨节痹痛症状。

玉米须与茯苓搭配，具有健脾渗湿、疏肝利胆的作用，并能通过排尿带走体内多余的尿酸盐，预防尿路结石。

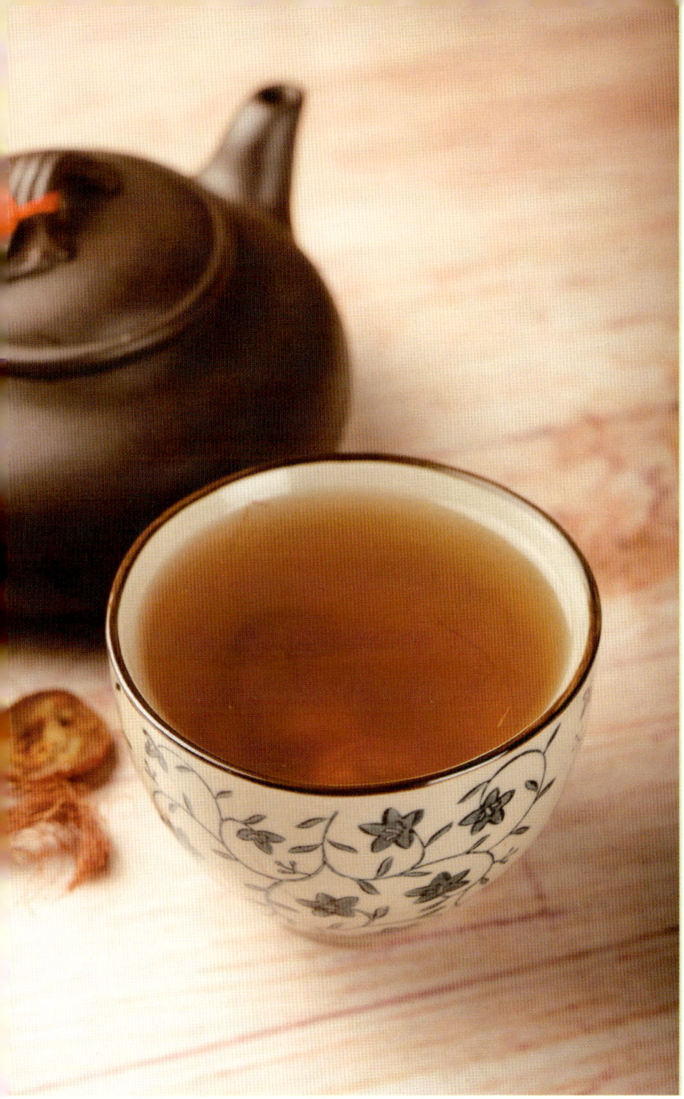

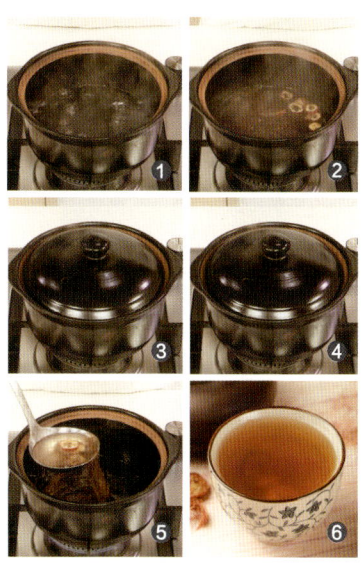

玉米须山楂茶

 原料 • READY

干山楂10克,玉米须3克

调料
蜂蜜少许

做法 • HOW TO MAKE

1. 在砂锅中注入适量的清水,用大火烧开。
2. 在砂锅中放入洗净的玉米须以及干山楂,搅拌一会儿后继续煮。
3. 再将锅盖盖上,煮至锅中食材沸腾。
4. 煮沸后改用小火继续煮,煮约15分钟,至食材析出有效成分为止。
5. 加入少许蜂蜜,搅拌均匀。
6. 关火,将煮好的茶盛入碗中,趁热饮用即可。

 玉米须和猪肉一起煎汤,可用于治疗糖尿病,又治小便淋沥砂石,苦痛不可忍。

常用剂量 6~15克

牛膝

补益肝肾排尿酸

性味
性平，味苦、甘、酸。

归经
入肝、肾经。

营养成分
牛膝根含有多种化学成分，如三萜皂苷、甾体类、糖类、氨基酸、生物碱和香豆素等。

人群宜忌
中气下陷、脾虚泄泻、下元不固、梦遗滑精、月经过多者及孕妇禁服。

缓解痛风原理

牛膝补益肝肾，肝主筋，肾主骨，故牛膝能强健筋骨。对于治疗肝肾亏虚型痛风性关节炎导致的筋骨无力、足痹痿弱非常有用。

功效主治

牛膝具有补肝肾、强筋骨、逐瘀通经、引血下行的功效，主治腰膝酸痛、筋骨无力、经闭症瘕、肝阳眩晕。现代研究表明牛膝有镇痛、消炎、抗菌、增强人体免疫力、抗肿瘤、抗病毒、抗衰老、活血、降血糖、利尿等药理作用。

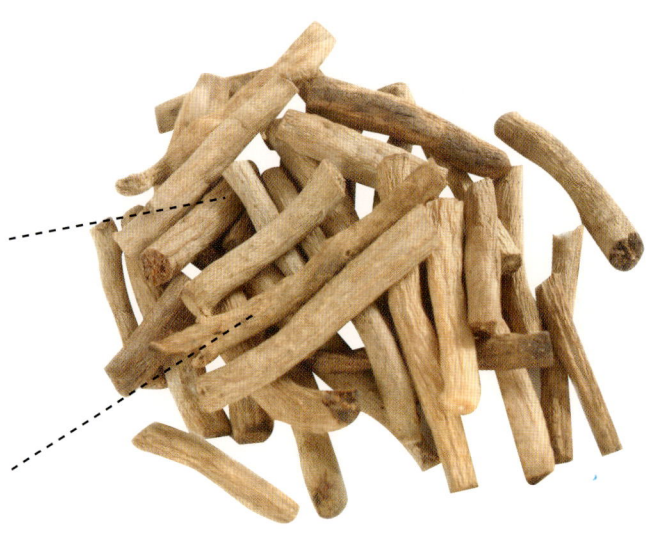

痛风搭配 Collocation

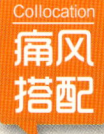 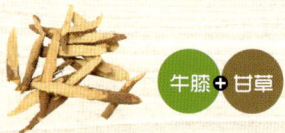 牛膝+甘草

二者搭配，能补益腰肾、强健筋骨，对于缓解肝肾阴虚型痛风急性发作时的疼痛作用明显。

 牛膝+杜仲

杜仲与牛膝搭配，二者均有补肝肾、强筋骨的作用，并能兼顾气血，可用于肝肾不足的下肢无力、高血压。

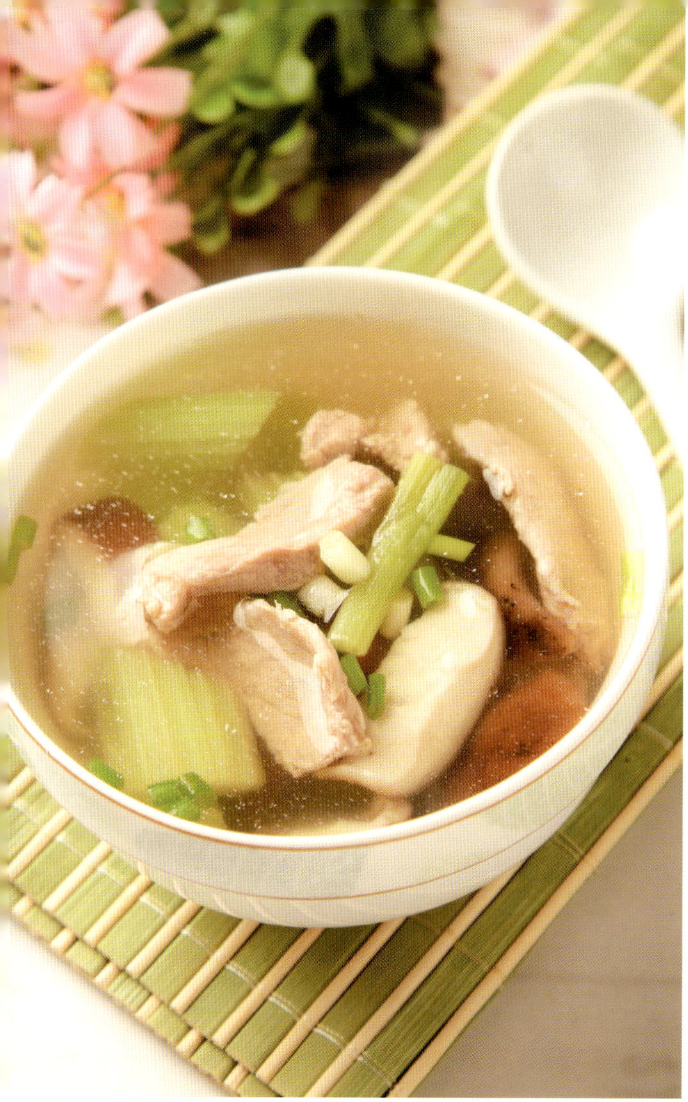

牛膝西芹瘦肉汤

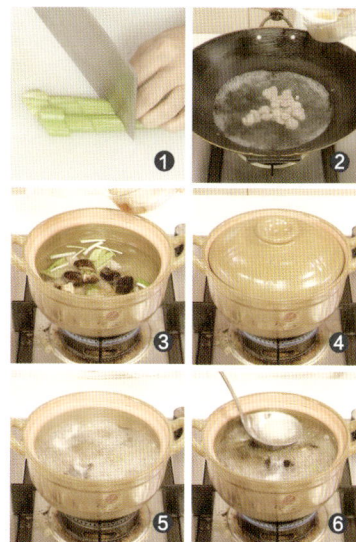

原料 • READY

西芹35克，猪瘦肉85克，牛膝15克，姜片、蒜片、葱段各少许

调料

盐2克，料酒12毫升

做法 • HOW TO MAKE

1 洗好的西芹用斜刀切段；洗净的猪瘦肉切条形，改切成小块，备用。

2 锅中注入适量清水烧热，倒入瘦肉块，淋入6毫升料酒，氽去血水，捞出瘦肉丁，沥干水分，待用。

3 砂锅中注入适量清水烧热，倒入姜片、蒜片、葱段，放入备好的瘦肉、牛膝、西芹，淋入6毫升料酒。

4 盖上盖，烧开后用小火煮约1小时。

5 揭开盖，转大火略煮一会儿，加入盐，拌匀调味。

6 关火后盛出煮好的瘦肉汤即可。

Analysis 专家解析

牛膝有川牛膝与怀牛膝之分，两者均有活血祛瘀、引火下行、补肝肾、强筋骨、利尿通淋之功效。川牛膝偏于活血祛瘀、通利关节；怀牛膝偏于补肝肾、强筋骨。

常用剂量 6~12克

威灵仙
强筋健骨经络通

缓解痛风原理

威灵仙能走十二经，为祛风药中善走者。威灵仙能祛风湿、通经络，善治四肢麻木疼痛者，对下肢的疼痛效果尤效。其既可祛在表之风，又能散在里之湿，通达经络，为治疗痛风之要药。

功效主治

威灵仙具有祛风除湿、通络止痛的作用，主要用于风湿痹痛、肢体麻木、筋脉拘挛、屈伸不利、骨哽咽喉。现代还用于治疗胆结石、跟骨骨刺、足跟痛、食管癌等病症。

性味
性温，味辛、咸。

归经
入膀胱经。

营养成分
威灵仙主要含白头翁素、白头翁内酯、糖类、皂苷类、内酯、酚类、氨基酸等。

人群宜忌
气血亏虚者及孕妇慎服。

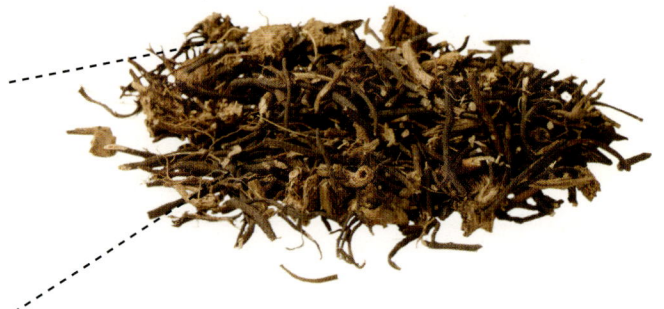

痛风搭配 Collocation

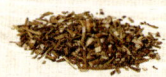 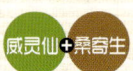 威灵仙+桑寄生

二者配伍，既能祛风湿，又能补肝肾、强筋骨，还能养血润筋，可用于血虚型痛风、肢节不利、周身疼痛。

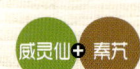 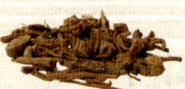 威灵仙+秦艽

威灵仙与秦艽搭配，秦艽为风中之润剂，能散风除湿、舒筋活络，偏治下半身疼痛、屈伸不利。

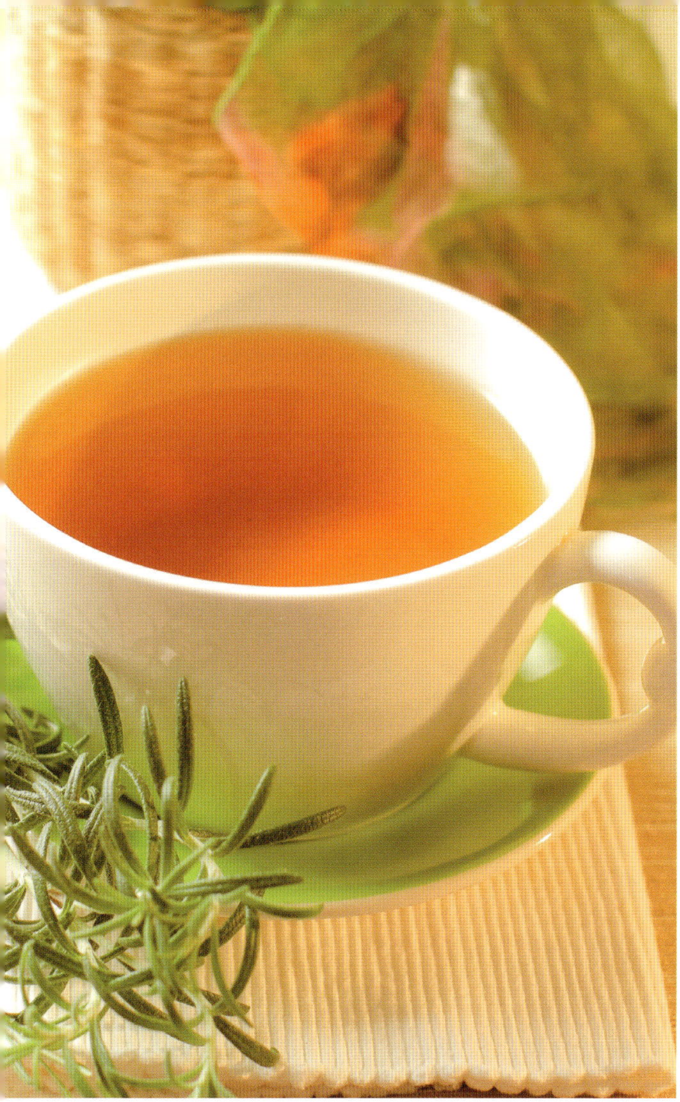

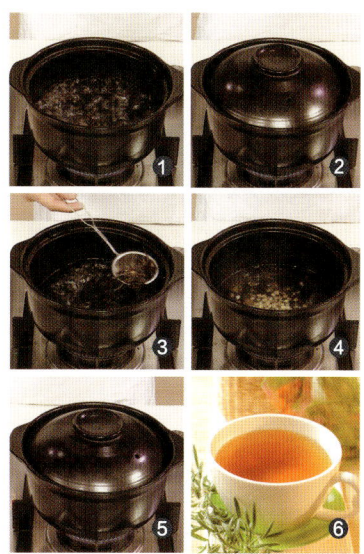

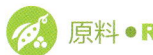

威灵仙桂圆薏米汤

原料 • READY

威灵仙10克，桂圆肉20克，水发薏米50克

调料

盐适量

做法 • HOW TO MAKE

1 在砂锅中注入适量的清水，将其烧开，再放入洗净的威灵仙。

2 将锅盖盖上，用小火将食材煮约20分钟，煮至其析出有效成分。

3 将锅盖揭开，将药渣捞出。

4 在砂锅中倒入备好的薏米与桂圆肉，并将其搅拌匀。

5 盖上锅盖，用小火继续煮约30分钟，直至食材全部熟透为止。

6 关火后将锅盖揭开，把煮好的汤盛入杯中即可。

Analysis 专家解析

现代研究表明，威灵仙还具有降血压、降血糖的作用，可用于治疗痛风的并发症高血压以及糖尿病。

常用剂量 6~10克

荷叶
降低游离嘌呤量

缓解痛风原理

荷叶能够降低血清中游离嘌呤的量，减少嘌呤，帮助祛除诱因，缓解痛风症状。另外，荷叶具有利水消肿、消脂的作用，可帮助痛风患者控制体重，预防其并发症高血脂。

功效主治

荷叶具有清热解暑、升发清阳、凉血止血的作用，主要用于暑热烦渴、暑湿泄泻、脾虚泄泻、血热吐衄、便血崩漏。荷叶炭收涩化瘀止血。用于多种出血症及产后血晕。

性味
性平，味苦。

归经
入肝、脾、胃经。

营养成分
荷叶主要含有荷叶碱、柠檬酸、苹果酸、葡萄糖酸、草酸、琥珀酸及其他具有抗有丝分裂作用的碱性成分。

人群宜忌
身体消瘦、气血虚弱者慎服，如低血压、贫血者不宜服用。

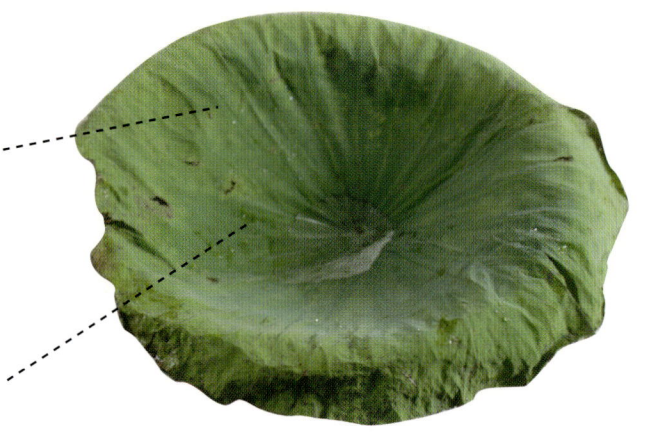

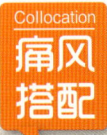
痛风搭配 Collocation

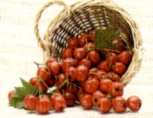

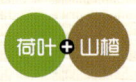 荷叶+山楂

二者配伍，既能消食降脂，又能降低游离嘌呤的量，缓解痛风症状。

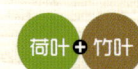 荷叶+竹叶

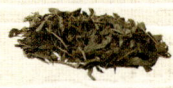

荷叶与竹叶搭配，具有清热除烦、生津利尿的作用，可用于帮助尿酸盐的代谢，减缓痛风的发作次数。

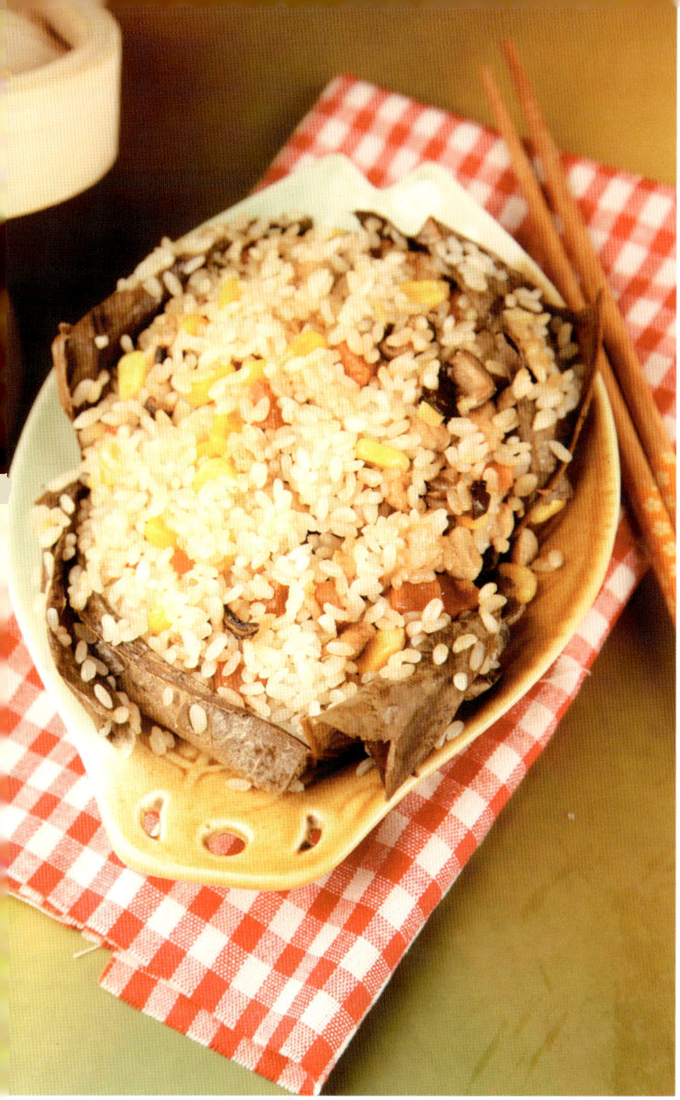

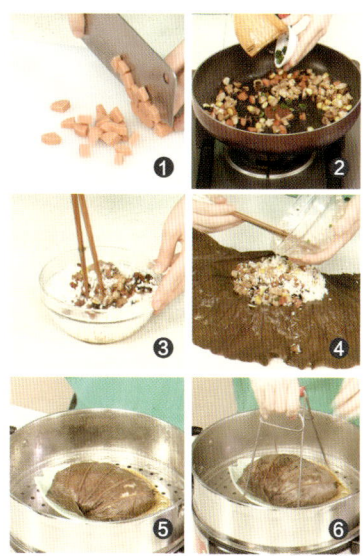

什锦荷叶蒸饭

原料 • READY

水发糯米100克，火腿肠30克，猪肉90克，玉米粒40克，葱花3克，姜末4克，荷叶一张

调料

生抽5毫升，盐2克，料酒3毫升，食用油适量

做法 • HOW TO MAKE

1 去除包装的火腿肠切丁，洗净的猪肉切成丁。

2 热锅注油，倒入肉丁、姜末、玉米粒、火腿肠、料酒、生抽、盐、葱花，翻炒片刻至入味，盛出装入碗中。

3 将泡发好的糯米倒入炒好的材料中，拌匀。

4 铺开荷叶，将拌好的糯米倒在荷叶中，再用荷叶将糯米包好，备用。

5 电蒸锅注清水烧开，放入荷叶包。盖上锅盖，调转旋钮定时30分钟。

6 待30分钟后掀开锅盖，取出荷叶包。用剪刀将荷叶剪开即可食用。

Analysis 专家解析

玉米中含有丰富的不饱和脂肪酸，可以降低胆固醇，防止其沉积在血管内壁上，从而减少动脉硬化的发生,对预防高血压，心脑血管病有积极的作用。

常用剂量 15~30克

车前草

利水通淋降尿酸

缓解痛风原理

车前草历来都是利尿、排石的常用药物，可促进尿酸排泻，减少其沉积，抑制和清除尿酸盐结晶，可以作为辅助治疗痛风措施之一。

功效主治

车前草具有清热利尿、祛痰、凉血、解毒的作用，主要用于水肿尿少、热淋涩痛、暑湿泻痢、痰热咳嗽、吐血衄血、痈肿疮毒。

性味
性寒，味甘。

归经
入肝、肾、肺、小肠经。

营养成分
车前草中含有黄酮类、苯乙醇苷类、环烯醚萜类、三萜及类固醇、微量元素、挥发油、多糖类、可溶性膳食纤维、无机盐等。

人群宜忌
精滑不固者禁服。

痛风搭配 Collocation

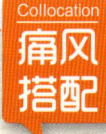 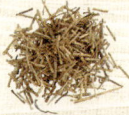 车前草+白茅根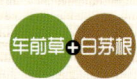

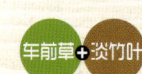 车前草+淡竹叶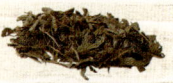

二者搭配，可增强利尿之功，促进体内多余尿酸盐的代谢，减少结晶，预防痛风并发症尿路结石。

车前草与淡竹叶搭配，具有清热解毒、淡渗利湿、排石之功效，可用于痛风并发症泌尿系结石的防治。

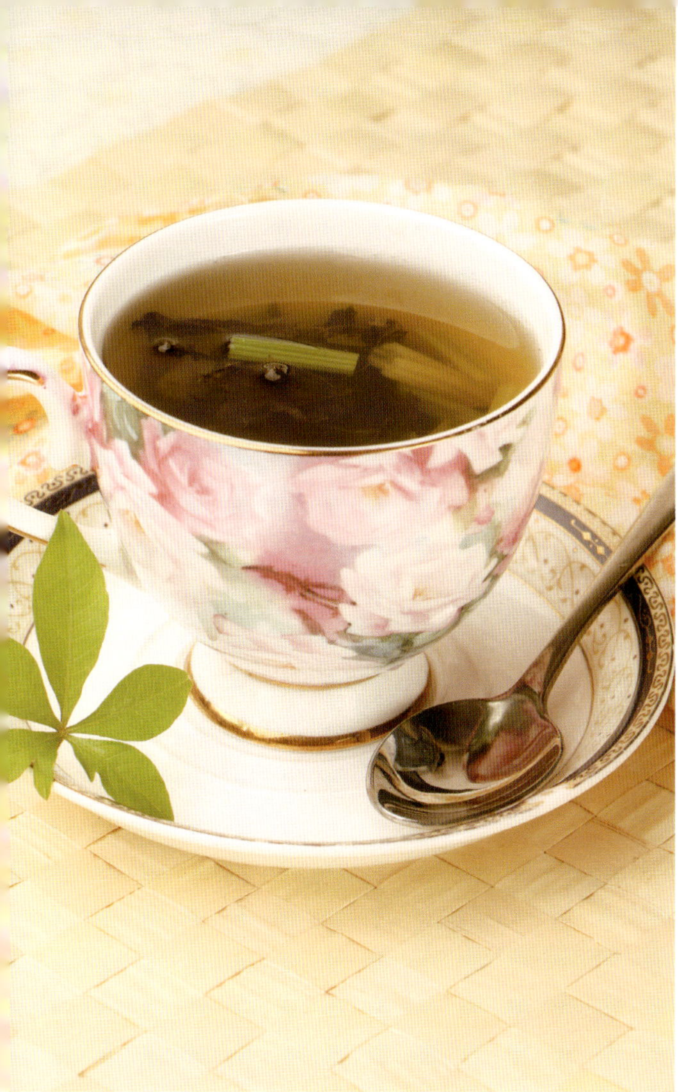

芹菜车前草汤

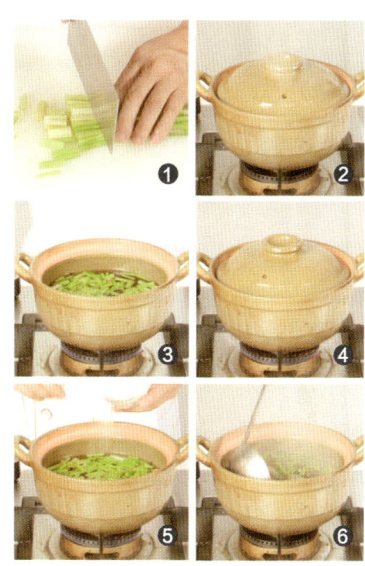

原料 • READY

芹菜90克，车前草10克

调料

白糖5克

做法 • HOW TO MAKE

1 将芹菜洗干净，切成长度相等的小段，待用，将车前草洗净略泡一会儿。

2 在砂锅中注入适量的清水，用大火烧开后倒入备好的车前草，搅拌匀后盖上锅盖，小火煮20分钟至析出药性。

3 揭开锅盖，倒入芹菜段，搅拌片刻。

4 盖上盖，用小火续煮5分钟至入味。

5 揭开锅盖，搅拌片刻，加入白糖，搅拌调味。

6 关火后去渣，将煮好的汤盛出装入碗中即可。

Analysis 专家解析

现代研究表明，车前草还能够治疗高血压病，肾炎见小便短赤不利者，能预防多种痛风并发症，缓解痛风的诸症。

常用剂量 6~12克

泽泻 通利小便降血脂

缓解痛风原理

泽泻善泄肾火,通过清利湿热来补肾,以通为补,肾得补则筋骨坚,筋骨坚则痹痛自除;其二,通过渗利之功帮助血液循环,使局部祛瘀生新,使筋脉得通,从而减缓疼痛。

功效主治

泽泻具有利小便、清湿热的作用,主要用于小便不利、水肿胀满、泄泻尿少、痰饮眩晕、热淋涩痛、高血脂。临床多用于治疗输尿管结石、高脂血症、内淋巴积水。

性味
性寒,味甘、淡。

归经
入肾、膀胱经。

营养成分
泽泻主要含有萜类,如四环三萜、倍半萜、二萜类化合物,还含有钾盐、脂肪酸、植物甾醇等。

人群宜忌
阴虚火旺诸症适宜,肾虚精滑无湿热者、脾肾虚寒腹泻者禁服。

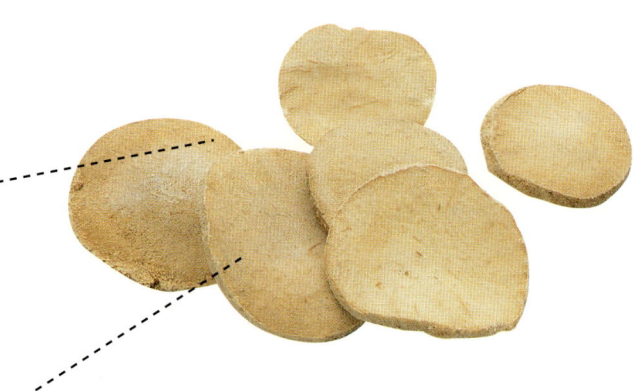

痛风搭配 Collocation

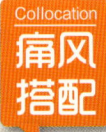
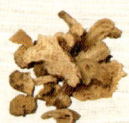

泽泻+白术

二者配伍,可清利湿热,又可利水以助血行,益阴养血,以疗痹痛。

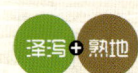
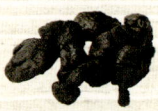

泽泻+熟地

泽泻与熟地搭配,具有补肾育阴、清利肾浊的作用,能够用于补益真阴,以生髓强筋骨。

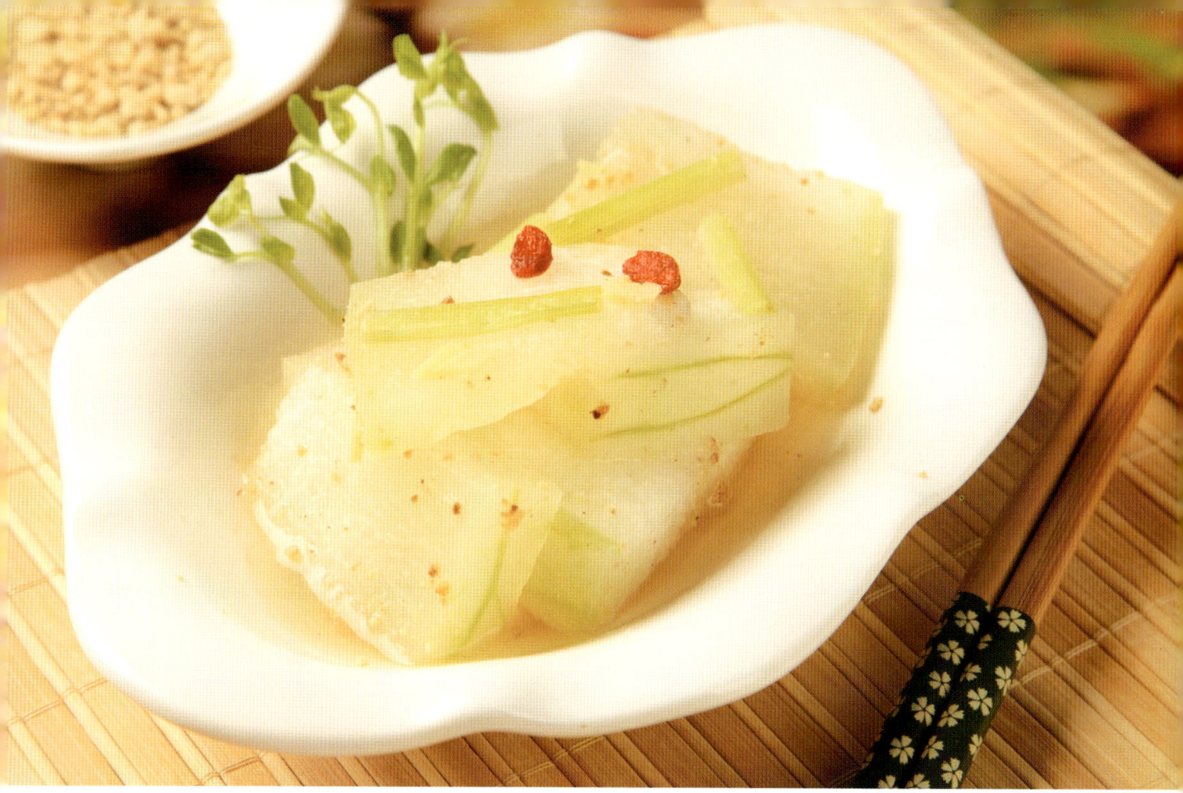

泽泻蒸冬瓜

原料 • READY

泽泻粉8克，冬瓜400克，姜片、葱段、枸杞各少许

调料

料酒4毫升

做法 • HOW TO MAKE

1 洗净去皮的冬瓜切成片待用；取一个蒸碗，倒入冬瓜、泽泻粉、姜片、葱段，淋入料酒，搅拌匀。

2 蒸锅上火烧开，放入蒸碗。

3 盖上锅盖，大火蒸20分钟至食材熟透。

4 掀开锅盖，将蒸碗取出，撒上枸杞即可。

Analysis 专家解析

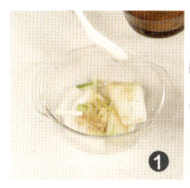

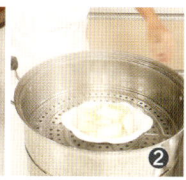

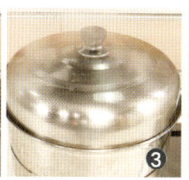

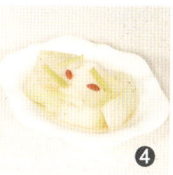

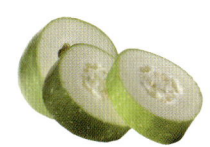

泽泻利水力极佳，张景岳谓其补阴不利水，利水不补阴。常与茯苓、车前子、熟地、白术等配伍使用。

常用剂量 10～15克

茯苓 —— 健脾渗湿消肿痛

缓解痛风原理

茯苓有健脾渗湿、宁心安神之效，能使小便畅利，水肿消退，主要用于水湿内停之水肿、小便不利以及泄泻、痰饮等症。茯苓中含有茯苓酸、茯苓聚糖、胆碱、卵磷脂和钾，能够降低血糖，促进尿糖排出体外，能够缓解痛风并发糖尿病患者的病情。

功效主治

茯苓具有利水渗湿、健脾宁心的作用，主要用于水肿尿少、痰饮眩悸、脾虚食少、便溏泄泻、心神不安。

性味
性平，味甘、淡。

归经
入心、肺、脾、肾经。

营养成分
茯苓中含有茯苓酸、茯苓聚糖、胆碱、卵磷脂和钾。

人群宜忌
一般人群均可食用。阴虚而无湿热、虚寒滑精、气虚下陷者慎服。

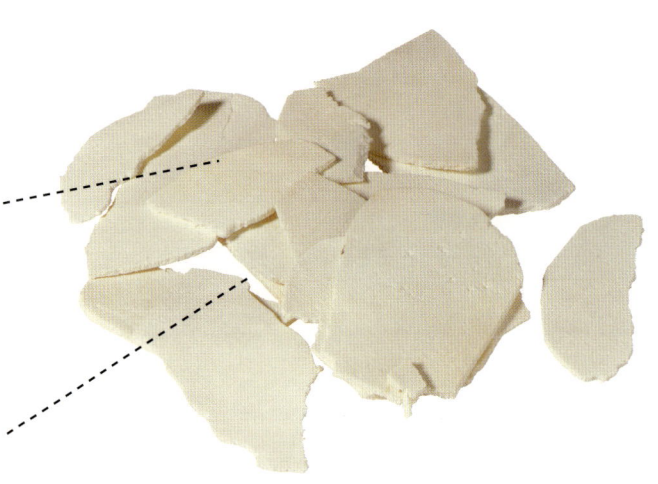

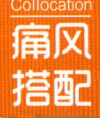 **Collocation 痛风搭配**

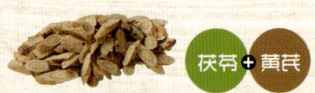 茯苓 + 黄芪

茯苓能够利尿、降血糖，黄芪有补气作用，二者搭配能够降压、防癌、祛湿。二者可用煮、煎的方式烹饪。

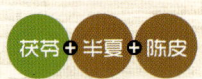 茯苓 + 半夏 + 陈皮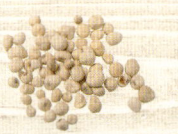

茯苓、半夏和陈皮三者搭配，能够祛痰、运化水湿，对脾虚患者很有益。三者可用煮、煎的方式烹饪。

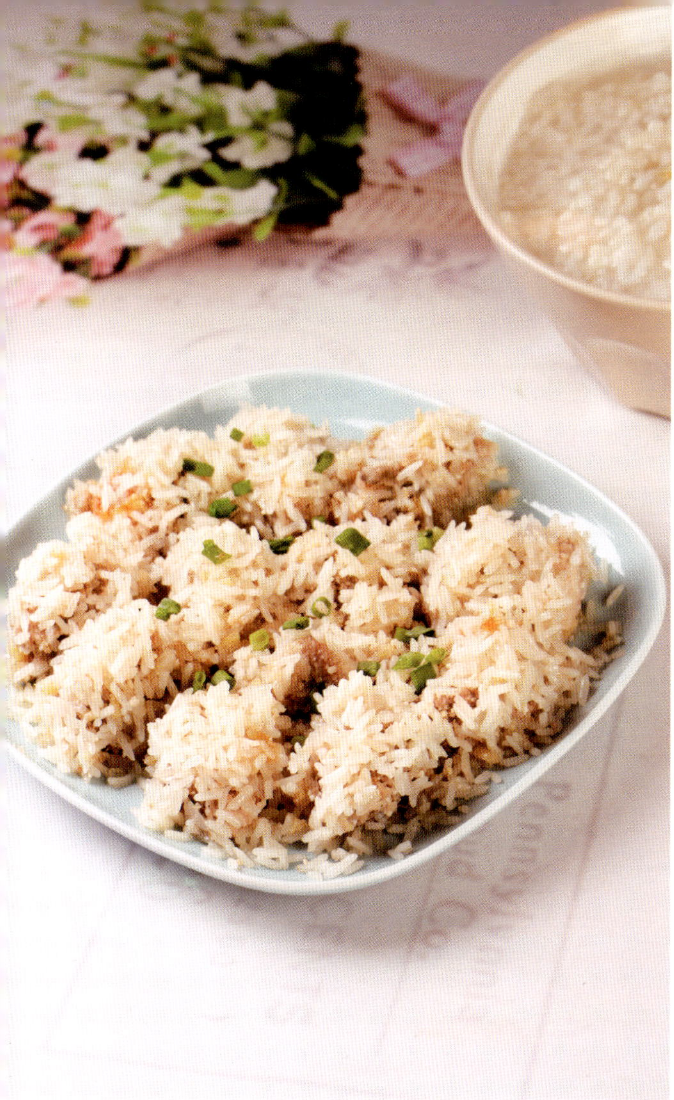

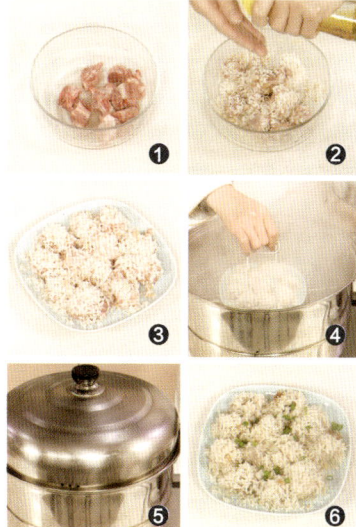

茯苓蒸排骨

原料 • READY

排骨段130克，水发糯米150克，茯苓粉20克，姜末、葱花各少许

调料
盐2克，生抽、料酒各少许，芝麻油、食用油各适量

做法 • HOW TO MAKE

1. 取一个干净的大碗，倒入洗净的排骨段，加入适量料酒、盐等调料腌渍一会儿。
2. 在碗中放入备好的茯苓粉、姜末，加入盐、生抽、料酒，倒入糯米，淋入少许芝麻油，拌匀。
3. 取一个蒸盘，放上搅拌好的食材，备用。
4. 将蒸锅上火，待清水烧开后，放入蒸盘。
5. 将锅盖盖上，用中火继续蒸15分钟至食材熟透。
6. 将锅盖揭开，取出蒸好的排骨，撒上葱花即可食用。

 现代研究表明，茯苓还能保护肝脏，具有降脂、轻度降压的作用，能预防痛风及痛风并发症，如高脂血症、高血压、泌尿系统结石。

常用剂量 10~15克

葛根

降脂降糖防并发症

性味
性凉,味甘、辛。

归经
入脾、胃经。

营养成分
葛根含异黄酮成分葛根素、葛根素木糖苷、大豆黄酮、大豆黄酮苷及β-谷甾醇、花生酸,大量淀粉。

人群宜忌
适宜高血压、糖尿病、高脂血症患者服用。葛根性凉,胃寒者慎服。

缓解痛风原理

葛根具有解肌退热、透疹、生津止渴、升阳止泻的作用。葛根能直接扩张血管,使外周阻力下降,而有明显降压作用,非常适合痛风并发高血压患者。葛根中含有的葛根素能降低血糖,黄酮类化合物能降低血脂和血清胆固醇,适合痛风并发糖尿病、高脂血症患者食用。

功效主治

葛根具有解肌退热、生津、透疹、升阳止泻的作用,用于外感发热头痛、项背强痛、口渴、消渴、高血压。

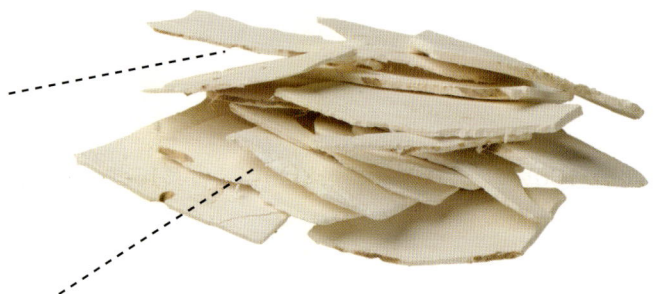

痛风搭配

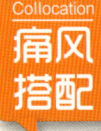

葛根具有发汗解表、解肌退热的功效,与富含水分和维生素的黄瓜搭配食用,既能祛火又能美容。

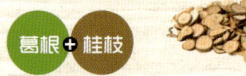

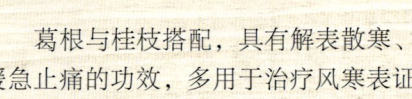

葛根与桂枝搭配,具有解表散寒、缓急止痛的功效,多用于治疗风寒表证而见恶寒无汗、项背强痛者。

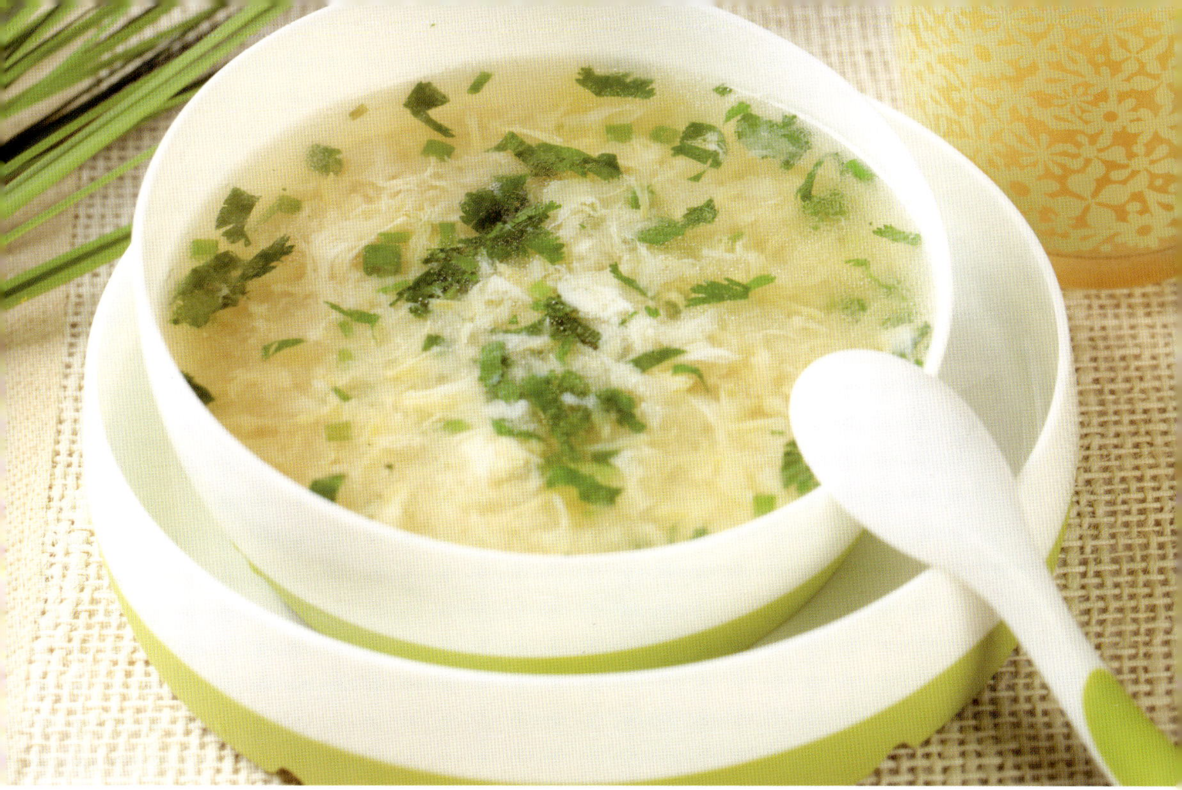

玉米葛根蛋花汤

原料 • READY

玉米粒100克，鸡蛋1个，葛根粉20克，香菜15克，葱花少许

调料

盐3克，食用油适量

做法 • HOW TO MAKE

1 洗好的香菜切成碎末，葛根粉装入碗中，加入少许清水，调匀待用，鸡蛋打入碗中，搅散、调匀，制成蛋液，备用。

2 锅中注入适量清水烧开，倒入玉米粒、盐、食用油，搅拌匀。

3 盖上盖，用中火煮3分钟至其熟软；揭盖，倒入葛根粉、香菜末。

4 煮至沸腾，倒入备好的蛋液，搅拌均匀至浮出蛋花。撒上葱花即可。

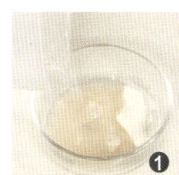

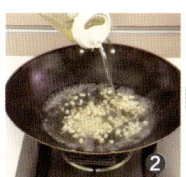

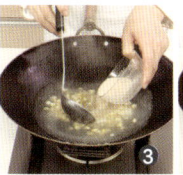

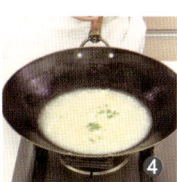

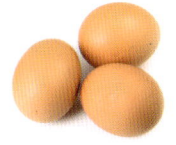

Analysis
专家解析

现代研究表明，葛根能够缓解痉挛、除热解烦，还具有降血压、降血糖的作用，可预防痛风的并发症糖尿病。

常用剂量 6~12克

淡竹叶
抑制血管平滑肌

缓解痛风原理
竹叶性寒，味甘，性寒能够清泻心胃实火，味甘能渗湿利尿。竹叶具有的清热、除烦、利尿功效特别适合痛风患者服用。

功效主治
淡竹叶具有清热除烦、利尿的作用，用于热病烦渴、小便赤涩淋痛、口舌生疮、小便短赤、湿热黄疸等症。

性味
性寒，味甘、淡。

归经
入心、胃、小肠经。

营养成分
淡竹叶含芦竹素、白茅素、蒲公英赛醇、无羁萜等。

人群宜忌
竹叶能清热泻火，适宜热病烦渴、小便赤浊、口舌生疮者服用。孕妇、体虚有寒者、肾亏尿频者禁服。

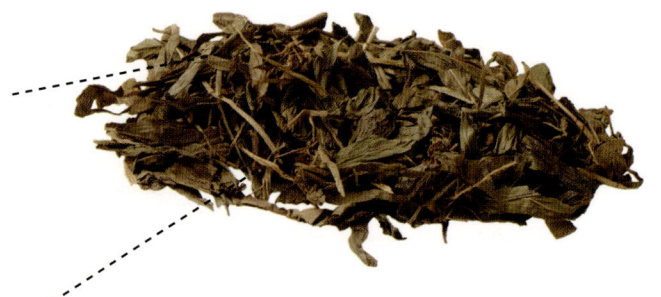

痛风搭配 Collocation

 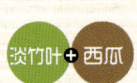

竹叶和西瓜都具有生津、消暑、利尿之功效，淡竹叶和西瓜搭配能消暑止渴、利尿祛湿。

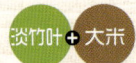 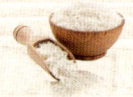

大米有补中益气、健脾养胃的功效，淡竹叶跟大米搭配食用可以健脾益气、利尿除烦。

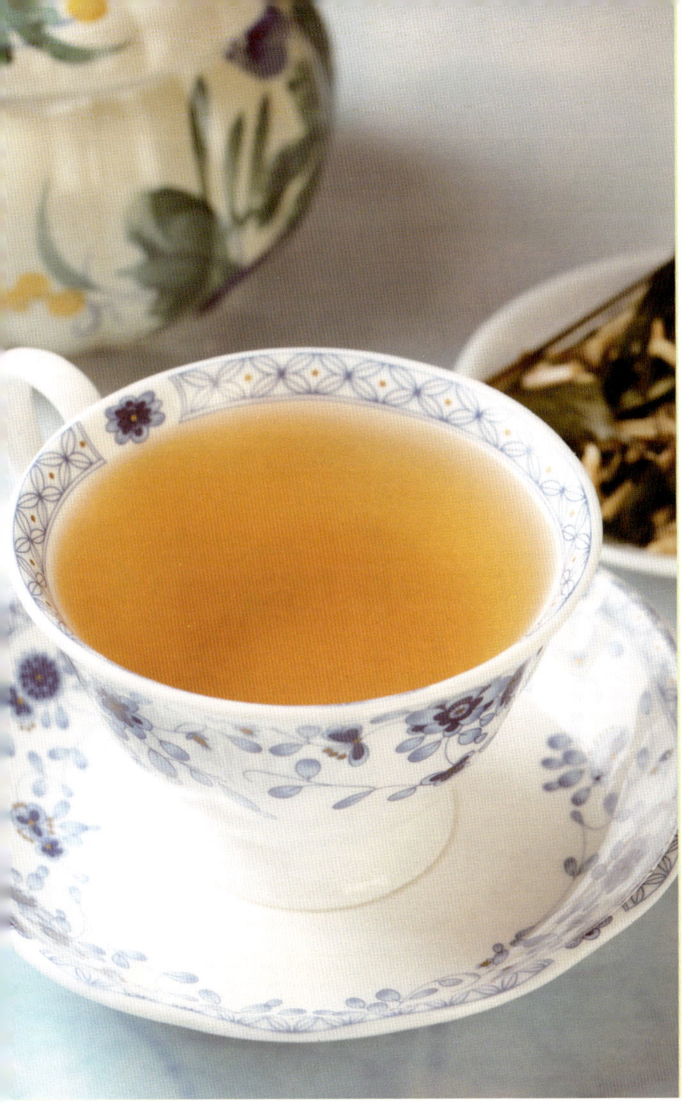

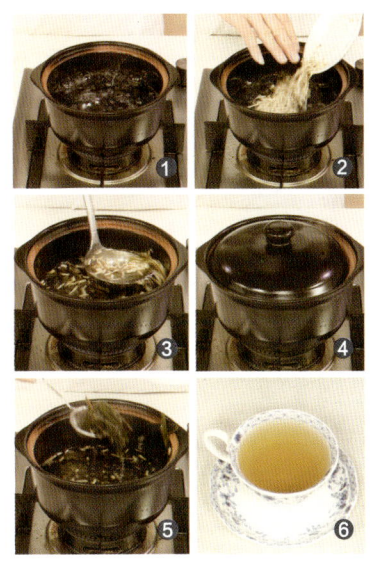

淡竹叶茅根茶

原料 • READY

淡竹叶15克，白茅根10克

调料

盐适量

做法 • HOW TO MAKE

1 将备好的淡竹叶和白茅根洗净；在砂锅中注入适量的清水，用大火烧开。

2 在砂锅中放入备好的竹叶、白茅根。

3 将锅盖盖上，用中火继续煮，待食材烧开后，改用小火煮约10分钟，至食材完全析出有效成分为止。

4 将锅盖揭开，捞出药材盛出煮好的药茶。

5 关火后，加入适量盐，搅拌均匀即可。

6 将药茶盛出，装入杯中，待药茶放置片刻，即可食用。

Analysis 专家解析

竹叶提取物具有优良的抗自由基、抗氧化、抗衰老、降血脂和血胆固醇的作用，与白茅根同食，可降低胆固醇，预防高脂血症。

常用剂量 10~15克

黄芪
减少尿酸盐生成

缓解痛风原理

黄芪具有"补气之圣"的美称，具有很强的补气作用，能够维护肾气，帮助恢复肾功能。黄芪含有叶酸、胆碱、糖和多种人体所需氨基酸，能提高免疫功能，消除尿蛋白，既有利尿作用，又能双向调节血糖，非常适合痛风并发糖尿病患者食用。

功效主治

黄芪具有补气固表、利尿托毒、排脓、敛疮生肌的作用。用于气虚乏力、食少便溏、中气下陷、久泻脱肛、糖尿病等。

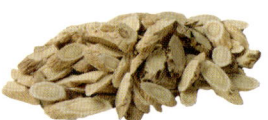

性味
性微温，味甘。

归经
入脾、肺经。

 **人群宜忌** 表实邪盛、湿阻气滞、肠胃积滞、阴虚阳亢、痈疽初起或溃后热毒尚盛者，均禁服。

当归黄芪茶

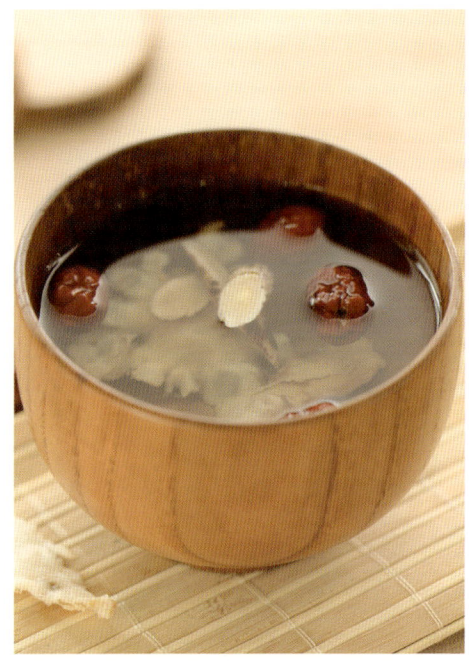

原料 • READY

黄芪15克，当归15克，红枣15克

调料

红糖适量

做法 • HOW TO MAKE

1. 把所有材料准备好，将红枣清洗干净，并用小刀去核；用清水将黄芪泡洗干净，当归洗净切片备用。
2. 把处理好的红枣、黄芪、当归分别倒入砂锅中。
3. 注入适量清水，盖上锅盖，大火煮开后转中小火煮20分钟即可。
4. 喝的时候，可按个人口味调入适量红糖。

杜仲

固护肾气 强筋骨

常用剂量 9~15克

缓解痛风原理

杜仲是一味能补肝肾、强筋骨之良药，多用于治疗肾虚所致的腰脊酸疼、足膝痿弱，并能治疗高血压，对于痛风并发高血压患者尤佳。

功效主治

杜仲具有补益肝肾、强健筋骨、安胎的功用，主治肾虚腰痛、筋骨无力、妊娠漏血、胎动不安、高血压。

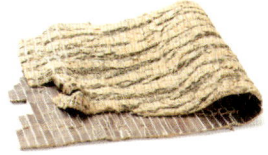

性味
性温，味甘。

归经
入肝、肾经。

人群宜忌：年老体弱、肾气不足者宜；肾气不固者宜；下肢无力者宜。阴虚火旺者禁服。

杜仲桑寄生茶

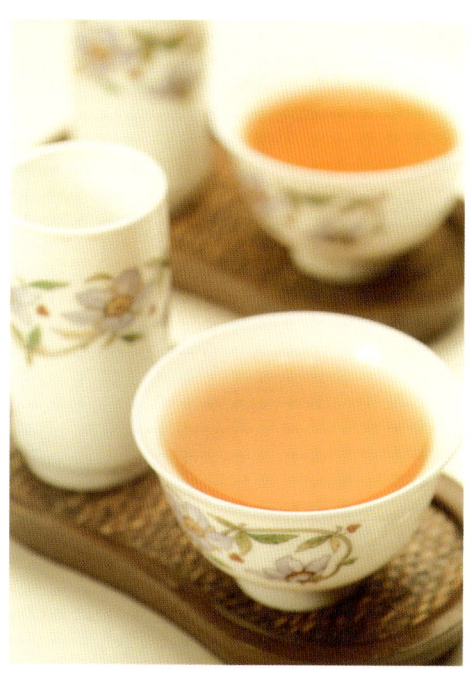

原料 • READY

桑寄生10克，独活10克，防风10克，杜仲10克，茯苓10克

调料
冰糖30克

做法 • HOW TO MAKE

1. 在砂锅注入适量的清水，倒入洗净的桑寄生、防风、独活、杜仲、茯苓。
2. 加盖，用大火煮开后转小火续煮1小时至药材有效成分析出。
3. 将锅盖揭开，在锅中加入冰糖，并搅拌均匀。
4. 关火后盛出药膳茶，装碗即可。

常用剂量 6~15克

白术

健脾益气 能祛湿

缓解痛风原理

白术能够健脾益气、燥湿利水，可用于寒湿痹痛的痛风性关节炎，对于痛风后期、久病气血两虚及年老体弱之人尤佳。

功效主治

白术具有补气健脾、燥湿利水、止汗、安胎的功效，主治脾虚食少、腹胀泄泻、痰饮眩悸、水肿、自汗、胎动不安。

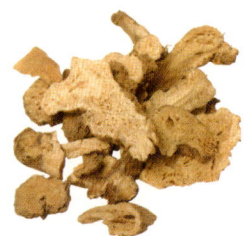

性味
性温，味苦、甘。

归经
入脾、胃经。

人群宜忌 阴虚内热、津液亏耗者慎服；内有实邪壅滞者禁服。

枳实白术茶

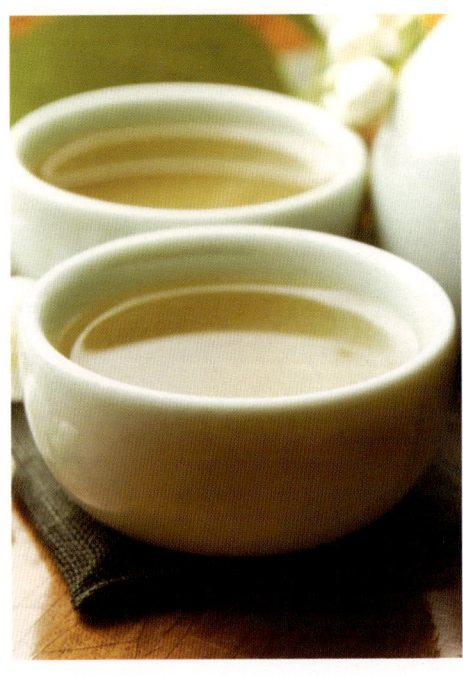

原料 • READY
枳实10克，白术15克

调料
盐适量

做法 • HOW TO MAKE

1 在砂锅中注入适量的清水，并烧热，倒入备好的枳实、白术。
2 将锅盖盖上，待食材煮开后，转为小火煮约30分钟，至其析出有效成分为止。
3 将锅盖揭开，把药渣捞出，在药茶中加入适量的盐，并搅拌均匀。
4 关火后，盛出煮好的药茶，装入杯中，放凉即可饮用。

山药

健脾补肾止痹痛

常用剂量 10~15克

缓解痛风原理

山药是山中之药、食中之药。其能健脾益肾，脾主四肢，肾主骨，一方面山药能够健脾渗湿以疗四肢关节之肿痛，另一方面山药能固肾健骨以祛骨节痹痛。而且，山药对于痛风并发糖尿病、痛风并发肾病者尤佳。

功效主治

山药具有补脾养胃、生津益肺、补肾涩精的作用，可用于脾虚食少、久泻不止、肺虚咳喘、肾虚遗精、带下、尿频、虚热消渴等。

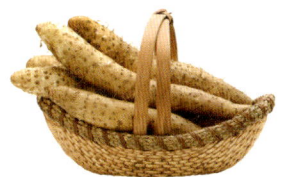

性味
性平，味甘。

归经
入脾、肺、肾经。

人群宜忌：湿盛中满或有实邪、积滞者慎服。

玫瑰山药

原料 ● READY

去皮山药150克，奶粉20克，玫瑰花5克

调料
白糖20克

做法 ● HOW TO MAKE

1. 取出已烧开上汽的电蒸锅，放入山药，加盖，调好时间旋钮，蒸20分钟至熟。
2. 揭盖，取出蒸好的山药装入保鲜袋，倒入白糖、奶粉，将山药压成泥状，装盘。
3. 取出模具，逐一填满山药泥，用勺子稍稍按压紧实。
4. 待山药泥稍定型后取出，反扣放入盘中，撒上掰碎的玫瑰花瓣即可。

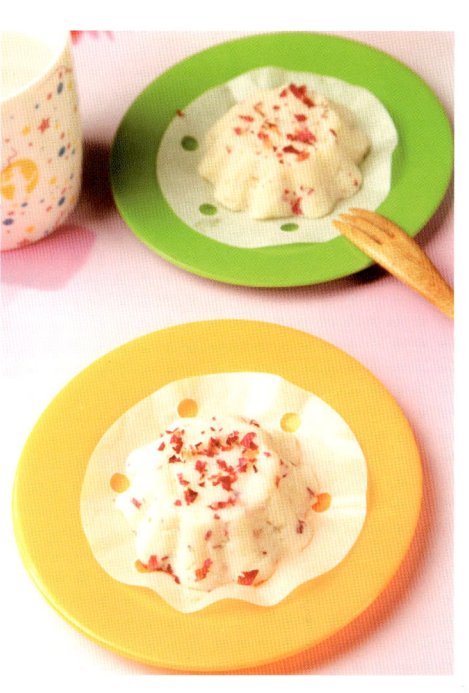

常用剂量 6~12克

百合

缓解痛风性关节炎

缓解痛风原理

百合含有治疗痛风的特效成分——秋水仙碱。秋水仙碱可抑制白细胞的趋化作用，从而改善关节炎症状。百合还有利尿作用，可促进尿酸的排泄。由于百合中秋水仙碱的含量有限，需长期服用才能发挥其治疗功效。

功效主治

百合具有养阴润肺、清心安神的作用，主治阴虚久咳、痰中带血、虚烦惊悸、失眠多梦、精神恍惚。

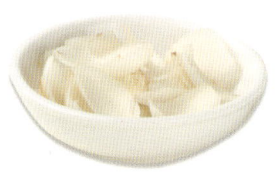

性味
性寒，味甘。

归经
入心、肺经。

人群宜忌 风寒咳嗽及腹寒便溏者禁服。

冰糖百合蒸南瓜

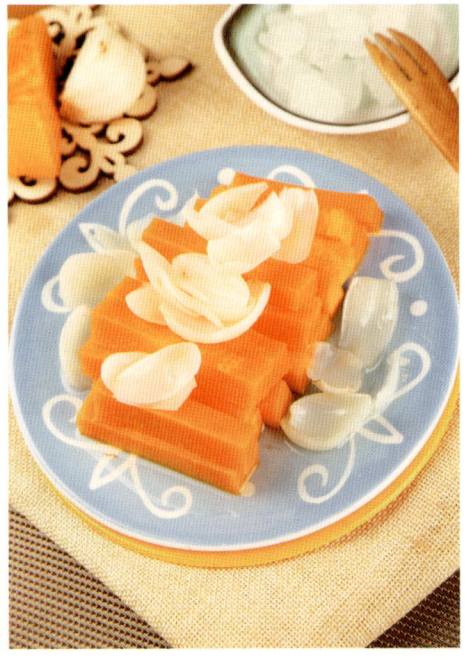

原料 • READY
南瓜130克，鲜百合30克

调料
冰糖15克

做法 • HOW TO MAKE

1. 把南瓜洗净去皮，切成大小相等的长条，并把南瓜条装在蒸盘中，放入洗净的鲜百合，撒上冰糖，待用。
2. 备好电蒸锅，在电蒸锅中放入蒸盘，盖上盖，蒸约10分钟，至食材熟透为止。
3. 断电后，将电蒸锅锅盖揭开，做好防烫措施，取出蒸盘。
4. 待蒸盘稍微冷却后，食用即可。

土茯苓

解毒除湿利关节

常用剂量 10~60克

缓解痛风原理

《本草纲目》说土茯苓能健脾胃、祛风湿，脾胃健则营卫从，风湿祛则筋骨利。故用土茯苓治疗痛风时该药解毒、除湿的功效就有降尿酸的作用，再则利用"通则不痛，痛则不通"的原理，故该药利关节的功效就能镇痛。

功效主治

土茯苓具有解毒、除湿、通利关节的功能。主治湿热淋浊、带下、痈肿、肢体拘挛、筋骨疼痛。

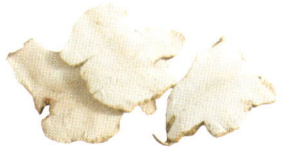

性味
性平，味甘、淡。

归经
入肝、胃经。

人群宜忌：肝肾阴虚者应慎服，忌犯铁器，服时忌茶。

土茯苓薏米汤

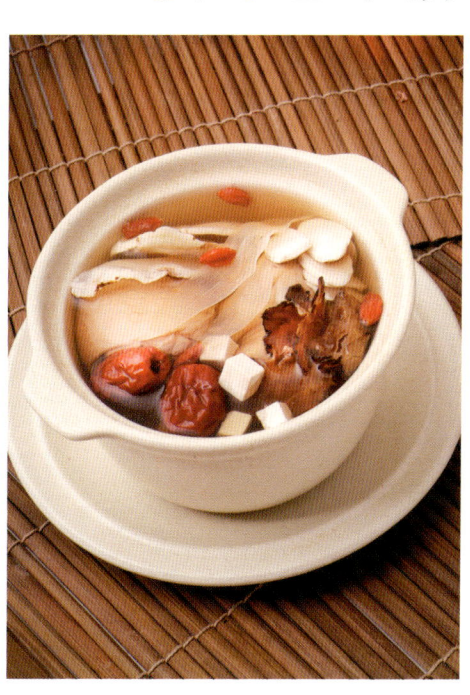

原料 • READY
土茯苓、薏苡仁、绿豆、陈皮、生地各50克，老鸭块200克

调料
盐2克

做法 • HOW TO MAKE

1. 将土茯苓、生地、薏苡仁、绿豆、陈皮在水中浸泡，泡好后沥干水分，装入盘中待用。
2. 在砂锅中注入适量清水，放入老鸭块、土茯苓、生地、绿豆、薏苡仁，拌匀。
3. 加盖，大火煮开转小火煮100分钟至析出有效成分，倒入陈皮，加入盐调味。
4. 关火后盛出煮好的汤，装入碗中即可。

金钱草

防痛风性关节炎

常用剂量 15~60克

性味
性微寒，味甘、咸。

归经
入肝、胆、肾、膀胱经。

缓解痛风原理

金钱草是清热解毒、利尿排石的常用药物，可促进尿酸排泄，抑制和清除尿酸盐结晶，减少尿酸盐在体内的沉积，从而达到治疗痛风的目的，对早期痛风患者有效，还能预防痛风并发泌尿系统结石。

功效主治

金钱草具有清热解毒、利尿通淋、散瘀消肿的作用，可用于热淋、沙淋、尿涩作痛、黄疸尿赤、痈肿疔疮、毒蛇咬伤、肝胆结石、尿路结石。

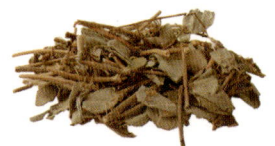

人群宜忌：皮肤过敏者，当慎用鲜品煎水熏洗。

金钱草茶

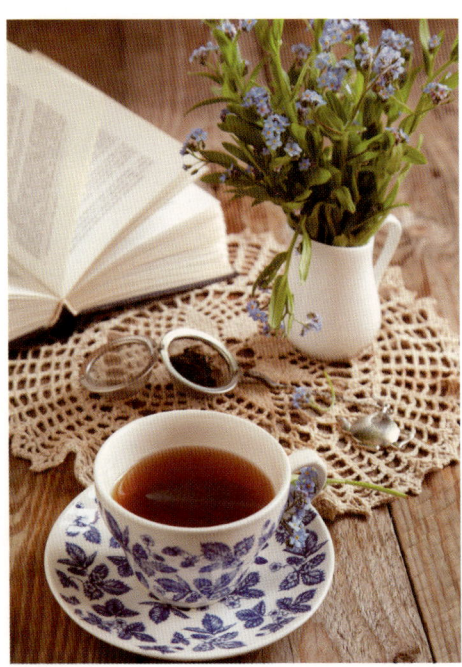

原料 • READY
夏枯草5克，金钱草5克

调料
冰糖适量

做法 • HOW TO MAKE

1. 砂锅中注入适量清水，大火烧热。
2. 将锅盖打开，在烧开的水中放入备好的夏枯草以及金钱草。
3. 盖上锅盖，用大火煮约15分钟至药材析出有效成分。
4. 关火后将煮好的药汁滤入杯中，加入适量冰糖，搅拌均匀，放凉后即可食用。

独活

清热利尿可溶石

常用剂量 10~15克

缓解痛风原理

《本草汇言》言,独活善行血分,祛风行湿散寒之药也。凡病风之证,如腰膝不能屈伸,或痹痛难行,麻木不用,皆风与寒之所致,暑与湿之所伤也;必用独活之苦辛而温,活动气血,祛散寒邪。

功效主治

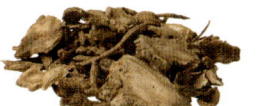

独活具有祛风除湿、通痹止痛的功效,主要用于风寒湿痹、腰膝疼痛、少阴伏风头痛、风寒挟湿头痛。

性味 性微温,味辛、苦。

归经 入肾、膀胱经。

人群宜忌 阴虚血燥者慎服,气血虚而遍身痛及阴虚下体痿弱者禁用。

▶ 独活煮鸡蛋

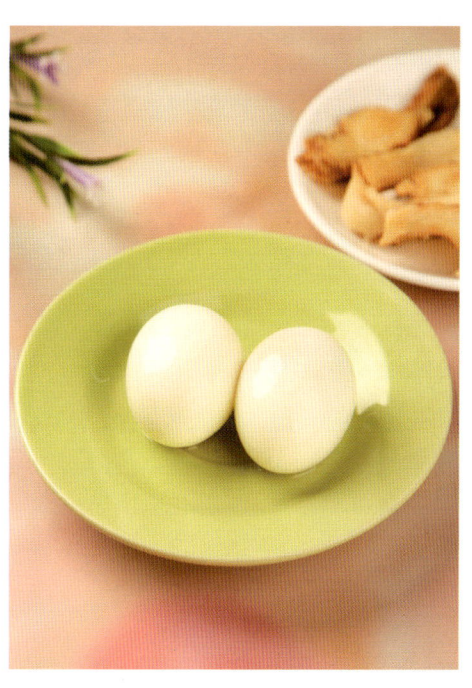

原料 • READY

独活10克,鸡蛋2个

调料
盐适量

做法 • HOW TO MAKE

1. 砂锅中注入适量清水,大火烧热。
2. 将锅盖打开,在烧开的水中放入备好的鸡蛋和独活。
3. 盖上锅盖,用大火煮约15分钟至药材析出有效成分,并加入适量的盐。
4. 关火后将煮好的鸡蛋取出,待鸡蛋放凉后,即可食用。

第2节 古方今用疗痛风

桃红四物汤

方剂用法： 水煎服，空腹热服。

桃红四物汤始见于《医宗金鉴》。该方为四物汤加味桃仁、红花二味而成，功效为养血活血。现代研究表明，桃红四物汤具有扩张血管、抗炎、抗疲劳、抗休克、调节免疫功能、降脂、补充微量元素、抗过敏等作用。古语有云："治风先治血，血行风自灭。"桃红四物汤是遵循"养血活血、祛瘀生新"的原则治疗痛风的简易方，其主要药效机制在于促进血液循环，重组破损的循环体系。该方能明显改善痛风性关节炎的早期疼痛、肿胀，同时对局部关节的压痛、功能障碍等体征有加速恢复的作用。

药物组成：

桃仁	9克
红花	6克
当归	9克
川芎	6克
熟地	12克
芍药	9克

功效主治

养血活血、通痹止痛。主治营血虚滞证。头晕眼花，心悸失眠，妇女月经不调、闭经、痛经，唇甲色淡，贫血，外伤瘀血作痛均可。

配伍特点

桃红四物汤以祛瘀为核心，辅以养血、行气。方中以强劲的破血之品桃仁、红花为主，力主活血化瘀；以甘温之熟地、当归滋阴补肝、养血调经；芍药养血和营，以增补血之力；川芎活血行气、调畅气血，以助活血之功。全方配伍得当，使补血而不滞血，行血而不伤血，温而不燥，滋而不腻，使瘀血祛、新血生、气机畅，化瘀生新，为补血调血之良方。

随症加减

痛风年老体弱，兼见气虚者，可加用黄芪，以补气生血。痛风气滞血瘀甚者，将白芍换为赤芍，以加强活血祛瘀止痛之功。痛风血虚有寒者，加用肉桂、炮姜、吴茱萸，以温通血脉，散寒止痛。痛风血虚有热者，加用丹皮，换熟地为生地，以清热凉血。

芍药甘草汤

方剂用法：煎汤代茶，日常服用可加适量饴糖。

本方主出自《伤寒论》，又名去杖汤。伤寒名家郝万山与汉方名家倪海厦均解释"去杖之义"，即此方所宜必有腿痛之症，但用了此方后腿痛马上好，可以不用拐杖了，故名。现代研究表明，本方有解痉、抗炎、镇痛、松弛平滑肌的作用，对病变异常兴奋状态有强力的抑制、镇静作用，对于痛风性关节炎的肿痛、发热有很好的缓解作用。

功效主治

调和肝脾、缓急止痛。主治伤寒伤阴，筋脉失濡，腿脚挛急，足部痿弱，脚弱无力，行步艰难。现代主要用于骨与关节疼痛性疾病，如风湿性关节炎、痛风、足跟痛、股骨头缺血性坏死，神经性疼痛，下肢软弱无力及步行艰难、重症肌无力。

配伍特点

本方为酸甘化阴的代表方，方中芍药酸寒，养血敛阴，柔肝止痛；甘草甘温，健脾益气、缓急止痛。二药相伍，酸甘化阴，能养血柔肝、柔筋止痛。芍药、甘草中的成分中有镇静、镇痛、解热、抗炎、松弛平滑肌的作用，二药合用后，能够增强解痉镇痛的作用。

随症加减

痛风并见足部溃烂肿痛者，加用白术、川芎，白术可温中燥湿，川芎可祛风止痛。痛风伴见肢体水肿、小便不利者，加用牛膝、茯苓，可补肝肾、强筋骨、通利小便。痛风并见足膝冷痛、四肢不温者，可加用桂枝、制附子，发散风寒、温通经脉。

药物组成：
芍药 ……………… 12克
甘草 ……………… 12克

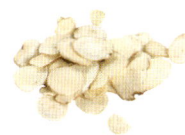
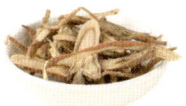

当归四逆汤

方剂用法： 水煎服。

本方出自《伤寒论》厥阴篇，厥阴为肝，主筋，下肢为阳气到达的远端，中医认为，人体四肢末节为少气少血、肌肉浅薄之部位，所谓"最虚之处，便是客邪之地"，若脉道阻滞不通，则手足厥逆。其成因在于人体正气先虚，阳气不足，腠理不密，易受风寒外邪所袭，风寒毒邪壅塞脉道，留恋阻滞，以致气血运行不畅而发病。因受寒湿、风湿等致阳气温煦失职，不能温化有形之邪，留滞经脉，不通则痛。

药物组成：

当归 …………… 12克
桂枝 …………… 9克
芍药 …………… 9克
细辛 …………… 3克
通草 …………… 6克
甘草 …………… 6克
大枣 …………… 8枚

功效主治

温经散寒、养血通脉。主治血虚寒厥证。手足厥寒，或腰、股、腿、足、肩臂疼痛，舌淡苔白，脉沉细或细而欲绝。

配伍特点

本方多由营血虚弱、寒凝经脉、血行不利所致，治疗以温经散寒、养血通脉为主。本方以桂枝汤去生姜，倍大枣，加当归、通草、细辛组成。方中当归甘温，养血和血；桂枝辛温，温经散寒，温通血脉，为君药；细辛温经散寒，助桂枝温通血脉；白芍养血和营，助当归补益营血，共为臣药；通草通经脉，以畅血行；大枣、甘草，益气健脾养血，共为佐药。重用大枣，既合归、芍以补营血，又防桂枝、细辛燥烈大过，伤及阴血。甘草兼调药性而为使药。温阳与散寒并用，养血与通脉兼施，温而不燥，补而不滞。

随症加减

腰、股、腿、足疼痛属血虚寒凝者，加川断、牛膝、鸡血藤、木瓜等以活血祛瘀、利水消肿；痛风属血痹者，并见肌肤麻木不仁，如有蚁行，去通草、细辛，加用黄芪补气行血。

蠲痹汤

方剂用法：水煎服。

王子接在《绛雪园古方选注》中解释："蠲，去之疾速也。痹，湿病也，又言痛也。痹分三气杂至，风胜为行痹，寒胜为痛痹，湿胜抑药。"他既提出了痹症形成的机理，又阐释了蠲痹之意，说明了只有祛除风、寒、湿三邪，才能使包括痛风在内的痹证得以治愈。本方有益气活血之功，气通则血活，血活则风散，服之可使风痹之证得以迅速免除，故名蠲痹汤。

功效主治

祛风除湿、蠲痹止痛。主治身体烦痛、项背拘急、手足冷痹、腰膝沉重、举动艰难。

配伍特点

本方取"辛能散寒，风能胜湿""治风先治血，血行风自灭"之意，主要用于治疗中风身体烦痛、项背拘急、手足冷痹、腰膝沉重、举动艰难或风寒湿三气合而成痹者。方中，防风、羌活，除湿而疏风，祛风解表兼能止痛，除一身骨节尽痛；气通则血活，血活则风散，黄芪、炙草能补肺气而固表实卫，使风、寒、湿三邪不能轻易侵袭肌表。当归、白芍活血而和营。姜黄理血中之气，能入手足而祛寒湿。生姜、大枣固护中州以健脾散湿。

随症加减

风气胜，更加秦艽、防风；寒气胜者，加附子；湿气胜者，加防己、萆薢、苡仁；痛在上者，去独活，加荆芥；痛在下者加牛膝；间有湿热者，其人舌干喜冷、口渴溺赤、肿处热辣，此寒久变热也，去桂心，加黄柏。

药物组成：

当归	15克
羌活	15克
姜黄	15克
黄芪	15克
白芍	15克
防风	15克
炙甘草	15克
生姜、大枣	各6克

独活寄生汤

方剂用法：水煎服。痛风属湿热实证者忌服。

本方出自《备急千金要方》。《素问·痹论》："痹在于骨则重，在于脉则不仁。"肾主骨，肝主筋，邪客筋骨，日久必致损伤肝肾，耗伤气血。又腰为肾之府，膝为筋之府，肝肾不足，则见腰膝痿软；气血耗伤，故心悸气短。《素问·逆调论》云："营气虚则不仁，卫气虚则不用，营卫俱虚则不仁且不用。"本方寓"治风先治血，血行风自灭"之意，扶正与祛邪兼顾，可更好地治疗痛风。

药物组成：
独活 ·············· 9克
桑寄生、细辛、秦艽、防风、肉桂、牛膝、杜仲、熟地、当归、川芎、白芍、人参（现多用党参）、茯苓、甘草
·············· 各6克

功效主治

祛风湿、止痹痛、益肝肾、补气血。祛风湿痹证，属于肝肾两亏，气血不足者。证见腰膝冷痛、肢体屈伸不利，或麻痹不仁、畏寒喜温、舌淡苔白、脉细弱。现代多用于治疗慢性关节炎、类风湿性关节炎、腰肌劳损、骨质增生。

配伍特点

方中用独活、桑寄生祛风除湿，养血和营，活络通痹为主药；牛膝、杜仲、熟地，补益肝肾、强壮筋骨为辅药；川芎、当归、白芍补血活血；人参、茯苓、甘草益气扶脾，均为佐药，使气血旺盛，有助于祛除风湿；又佐以细辛以搜风治风痹，肉桂祛寒止痛，使以秦艽、防风祛周身风寒湿邪。各药合用，是为标本兼顾、扶正祛邪之剂。对风寒湿三气着于筋骨的痛风，为常用有效的方剂。

随症加减

痛风疼痛较剧者，可酌加白花蛇等以助祛风通络、活血止痛；寒邪偏盛者，可加干姜以温阳散寒；湿邪偏盛者，去地黄，加防己、薏苡仁、苍术以祛湿消肿；正虚不甚者，可减地黄、人参。

麻黄杏仁薏仁甘草汤

方剂用法：煎汤温服，避风，以服后微汗出为佳。

本方出自《金匮要略》，原文指出"病者一身尽疼，日晡所剧者，名风湿。此病伤于汗出当风，或久伤取冷所致也，可与麻杏苡甘汤。"此乃系风湿并重，阻滞经络，气血运行不利，卫阳不充，失于防御，风湿之邪乘虚而入，或经脉久有劳伤，复感风湿之邪。本方有除风、祛湿、解表、通阳的作用，尤其适于痛风性关节炎属风湿浸淫型。

药物组成：

麻黄	9克
杏仁	6克
薏苡仁	12克
甘草	3克

功效主治

发汗解表、祛风除湿。风湿在表，湿郁化热证。一身尽疼，发热，日晡所剧者。现代多用于治疗咳嗽、嗜睡、支气管哮喘、慢性阻塞性肺疾病、扁平疣、黄褐斑、鸡眼、湿疹、荨麻疹、风湿性关节炎、类风湿性关节炎、痛风等。

配伍特点

本方中麻黄辛温发散，能疏风散邪，透邪外出，温经散寒；杏仁功能疏利宣通，宣肺卫之表，充卫通阳，可助麻黄开腠理，祛风湿；苡仁既能健脾渗湿，使湿邪从小便走，又能除痹痛，《神农本草经》谓其"主筋急拘挛，疗风湿痹"；甘草调和诸药，且能固建中州（即脾土），四药合用有除风、祛湿、解表、通阳的作用。

随症加减

风热湿痹型痛风，红肿疼痛者可加忍冬花、络石藤祛风通络止痛；痛风并见泌尿系统结石、小便不利、可加用茯苓健脾利湿；痛风并见湿邪困脾、食欲不振、吃饭不香者，可加白术燥湿温中；痛风日久并见踝关节退行性变者，加用牛膝、海桐皮祛风湿、强筋骨。

越婢加术汤

方剂用法：先煮麻黄，去上沫，纳诸药。

本方出自《金匮要略》，原文提出可治"肉极，热则身体津脱，腠理开，汗大泄，厉风气，下焦足弱"之证。痛风在古代又称白虎历节风，白虎者，痛甚如虎啮；历节者，循历四肢关节而痛也。本方能健脾祛湿除痹，主治痛风并见腰脚麻痹、下肢痿弱以及关节疼痛而有水气留滞者，或小便不利者。

药物组成：

麻黄	18克
石膏	24克
生姜	9克
甘草	6克
白术	12克
大枣	5枚

功效主治

具有疏风清热、调和营卫之功。治疗皮水兼郁热者。现代用于治疗因风热湿痹而成的各种关节炎，如痛风性关节炎，风湿性关节炎，类风湿性关节炎，临床可见关节疼痛发热，以肩、肘、腕、膝、踝、趾、指等关节为主，以膝、踝、腕关节疼痛居多，严重者可伴见心悸。

配伍特点

本方乃越婢汤加白术加减而成。白术乃脾家正药，健脾化湿是其专长，与麻黄相伍，能外散内利，祛一身皮里之水。本方治证，乃脾气素虚，湿从内生复感外风，风水相搏，发为水肿之病。方以越婢汤发散其表，白术治其里，使风邪从皮毛而散，水湿从小便而利。二者配合，表里双解，表和里通，诸症得除。

随症加减

痛风见手臂疼痛者加桂枝、海桐皮、桑枝；痛风见腿膝疼痛者加牛膝、木瓜；疼痛剧烈者，加乳香；风湿偏盛者加防风、防己、茯苓；湿热偏盛者加秦艽、虎杖；水肿明显者，加用茯苓、泽泻、车前子；并发急性肾小球肾炎者可加猪苓、陈皮。

桂枝芍药知母汤

方剂用法：水煎两次，第一煎宜用温火煎煮50分钟，第二煎煮25分钟。温服。本方中附子为大毒之品，故本方应在专业医师指导下服用，勿滥用或过用。

本方出自《金匮要略·中风历节病》，原文为"诸肢节疼痛，身体魁羸，脚肿如脱，头眩短气，温温欲吐，桂枝芍药知母汤主之。"此条论述了中风历节病脉证，如痛风，乃病久正虚，风寒湿侵入筋骨关节，营卫不利，气血凝涩所致，以身体瘦弱、关节肿大、变形、剧烈疼痛、头晕气短为特征。因风寒湿侵入日久，有渐次化热之象，故用桂枝芍药知母汤祛风除湿、温经散寒、滋阴清热。

药物组成：

桂枝	12克
芍药	9克
甘草	6克
麻黄	12克
生姜	15克
白术	15克
知母、防风	各12克
附子（炮）	12克

功效主治

祛风除湿、通阳散寒，佐以清热。主治诸肢节疼痛、身体羸弱。现代多用于治疗急性关节风湿病，其他脓毒性、淋菌性、梅毒性关节炎，慢性关节炎，尤适于畸形性关节炎。将此方用于热痹初起之关节红肿热痛、屈伸不利之治疗，每获良效。

配伍特点

本方为麻黄附子汤、芍药甘草附子汤、甘草附子汤、桂枝加附子汤（去枣）加减而成。方中用麻黄、桂枝、防风温散寒湿于表；芍药、知母和阴行痹于里；附子、白术助阳除湿于内；甘草、生姜调和脾胃于中。合而用之，表里兼顾，阴阳并调，气血同治，实为治风湿历节反复发作之良方。

随症加减

痛风并见足部溃烂肿痛者，加用川芎、苍术，川芎可祛风止痛，苍术可温中燥湿；痛风伴见肢体水肿、小便不利者，加用牛膝、茯苓，可补肝肾、强筋骨、通利小便；痛风并见浮肿、烦热，可增加知母的用量；痛风并见头痛、身体痛、骨节痛，可增加防风的用量。

八珍汤

方剂用法：加生姜3片，大枣5枚，以水1.8升与药材一起煮，煮成600毫升，将药渣与药茶分离，分三次服用。

本方选自《金匮要略》，全方八药，实为四君子汤和四物汤的复方。用法中加入姜、枣为引，调和脾胃，以资生化气血，亦为佐使之用。本方是治疗气血两虚证的常用方。临床应用以气短乏力、心悸眩晕、舌淡、脉细无力为辨证要点。

药物组成：

人参	30克
白术	30克
茯苓	30克
当归	30克
川芎	30克
白芍	30克
熟地	30克
炙甘草	30克

功效主治

益气补血。主治气血两虚证，伴有面色苍白或萎黄、头晕目眩、四肢倦怠、气短懒言、心悸怔忡、饮食减少、舌淡苔薄白、脉细弱或虚大无力。临床常用于治疗病后虚弱、各种慢性病，以及妇女月经不调等属气血两虚者。

配伍特点

本方所治气血两虚证，一般多由久病失治，或病后失调，或失血过多而致，病在心、脾、肝三脏。心主血，肝藏血，心肝血虚，故见面色苍白、头晕目眩、心悸怔忡、舌淡脉细。脾主运化而化生气血，脾气虚，故面黄肢倦、气短懒言、饮食减少、脉虚无力。治宜益气与养血并重。方中人参与熟地相配，益气养血，共为君药；白术、茯苓健脾渗湿，助人参益气补脾；当归、白芍养血和营，助熟地滋养心肝，均为臣药；川芎为佐，活血行气，使地、归、芍补而不滞，炙甘草为使，益气和中，调和诸药。

随症加减

若以血虚为主，眩晕心悸明显者，可加生地、芍药用量；以气虚为主，气短乏力明显者，可加大人参、白术用量。兼见不寐者，可加酸枣仁、五味子。

第 4 章

穴位外治
一穴多用除痹痛

现代医学证明,用适当的中医理疗方法如按摩、刮痧、拔罐、艾灸等刺激穴位既可促进血液循环,加速各种代谢产物的排出,又可刺激机体感觉神经末梢,有利于病损组织的修复,对痛风也有较好的防治作用。本章主要为大家详细介绍39个穴位的定位,以及针对痛风治疗的具体操作方法。

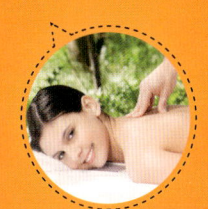

第1节 学习取穴方式，轻松找穴不发愁

在进行穴位疗法的时候，找准穴位是最重要的，就是找对地方。在这里，我们介绍一些任何人都能够使用的最简单的寻找穴位的诀窍。

手指度量法

利用患者本人的手指作为测量的尺度来量取穴位的方法称为手指度量法，又称为"手指同身寸"，是临床上最常用的取穴找穴方法。

"同身寸"中的"寸"并没有具体数值。"同身寸"中的"1寸"在不同的人身体上长短是不同的：较高的人的"1寸"比较矮的人的"1寸"要长，这是由身体比例来决定的。所以，"同身寸"只适用于同一个人身上，只能用患者的指寸作为度量寻找其穴位的依据，不能用自己的手指去测量别人身上的穴位，这样做是找不准穴位的。

拇指同身寸

大拇指横宽为1寸。

中指同身寸

中指中节屈曲，手指内侧两端横纹头之间的距离为1寸。

横指同身寸

又叫"一夫法"，食指、中指、无名指和小指四指并拢，以中指中节横纹处为准，食指、中指、无名指和小指四指指幅横宽为3寸，食指与中指并拢横宽为1.5寸。

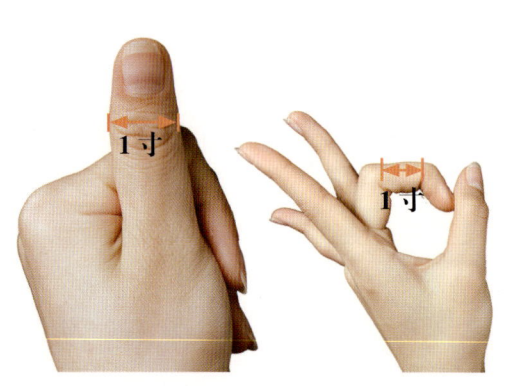
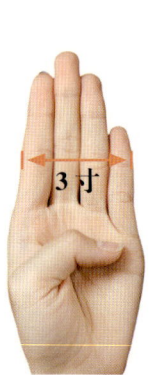
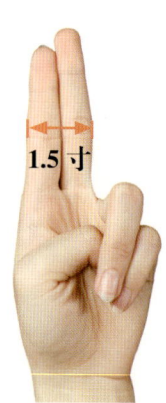

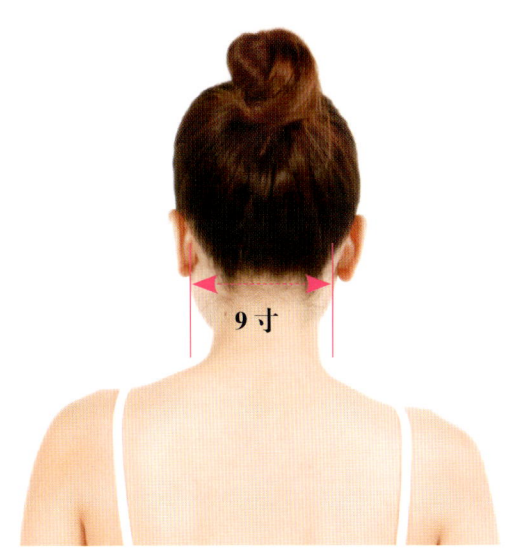
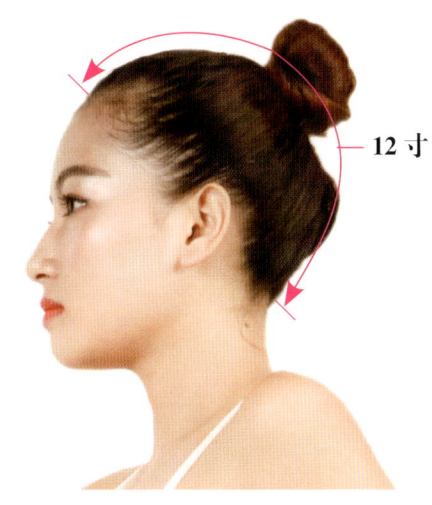

简便定位法

简便定位法是临床中一种简便易行的腧穴定位方法。如立正姿势,手臂自然下垂,其中指端在下肢所触及处为风市穴;握拳屈指时中指尖处为劳宫穴;两耳尖连线的中点处为百会穴等。此法是一种辅助取穴方法。

依据体表标志取穴

固定标志

常见判别穴位的标志有眉毛、乳头、指甲、趾甲、脚踝等。如:神阙位于腹部脐中央;膻中位于两乳头中间。

动作标志

动作标志即需要做出相应的动作姿势才能显现的标志,如张口取耳屏前凹陷处即为听宫穴。

依据人体骨度定位取穴

始见于《灵枢·骨度》篇。它是将人体的各个部位分别规定其折算长度,作为量取腧穴的标准。如前后发际间为12寸;两乳头之间为8寸;胸骨体下缘至脐中为8寸;脐孔至耻骨联合上缘为5寸;肩胛骨内缘至背正中线为3寸;腋前(后)横纹至肘横纹为9寸;肘横纹至腕横纹为12寸;股骨大粗隆(大转子)至膝中为19寸等。

感知找穴法

身体感到异常,用手指压一压,捏一捏,摸一摸,如果有痛感、硬结、痒等感觉,或和周围皮肤有温度差如发凉发烫,或皮肤出现黑痣、斑点,那么这个地方就是所要找的穴位。感觉疼痛的部位,或者按压时有酸、麻、胀、痛等感觉的部位,可以作为阿是穴治疗。阿是穴一般在病变部位的附近,也可在距离病变部位较远的地方。

第2节 特效穴理疗,"痛"减"风"祛

太溪穴 — 滋阴益肾强腰膝

太溪穴被称为"人体第一大补穴",可补益肝肾气血,肝主筋,肾主骨,故刺激此穴可通过强健腰膝、强健筋骨来通经活络,减缓痛风的关节性疼痛。此穴还可滋肾阴,清泻肾经虚热,对痛风发作日久引起的低热也有一定的调节作用。

穴位定位

太溪穴位于足内侧部,内踝尖与跟腱之间凹陷处。

功效主治

太溪穴具有滋阴益肾、壮阳强腰的作用,主治头痛、头晕、小便频数、腰痛、下肢瘫痪、足跟痛、内踝肿痛等。

一穴多用

【Massage ● 按摩】

用手掌掌面紧贴脚踝部,用拇指指腹点按太溪穴,力度先由轻至重,再由重至轻,手法连贯,以穴位处有酸胀痛感为度。操作时应避免指甲掐破皮肤。

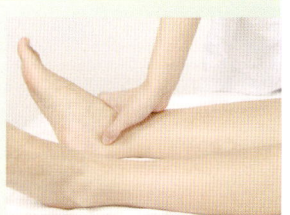

【Skin scraping ● 刮痧】

用角刮法刮拭太溪穴,力度由轻至重再至轻,手法连贯,以局部皮肤潮红、出痧为度。痛风并发糖尿病病足者应慎用此法,或可轻刮。

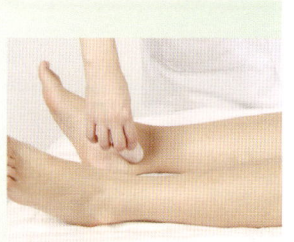

痛风配伍 (Collocation)

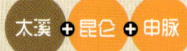

太溪配昆仑、申脉,具有补阳益气、通利水湿的作用,缓解寒湿型痛风性关节炎的骨性疼痛。

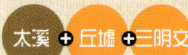

太溪配丘墟、三阴交,能疏肝利胆、通经活络,减轻痛风的骨节疼痛,预防痛风的并发症,如胆结石、肾结石等。

足三里穴是胃经的主要穴位之一，为胃经之合穴。中医有"合治内腑"之说，凡六腑之病皆可用之。足三里穴是所有穴位中最具养生保健价值的穴位之一，经常按摩该穴，可增强免疫力，保健肾脏和脾、胃，预防并缓解关节疼痛。

穴位定位

足三里穴位于小腿前外侧，当犊鼻下3寸，距胫骨前缘外一横指（中指）。

功效主治

足三里穴具有调理脾胃、扶正培元的作用，主治消化不良、胃炎、高脂血症、痛风以及泌尿生殖系统疾病等症。

一穴多用

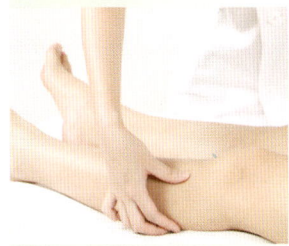

【Massage ● 按摩】

用拇指指腹推按1～3分钟，力度先由轻至重，再由重至轻，手法连贯，以穴位处有酸胀痛感为度。长期坚持，可改善痛风下肢痿痹、下肢不遂的症状。

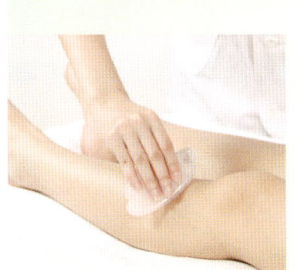

【Skin scraping ● 刮痧】

用面刮法自上而下刮拭足三里穴，由轻至重，以皮肤微微发红、发热即可。隔天一次，可治疗痛风性关节炎的疼痛等病症。

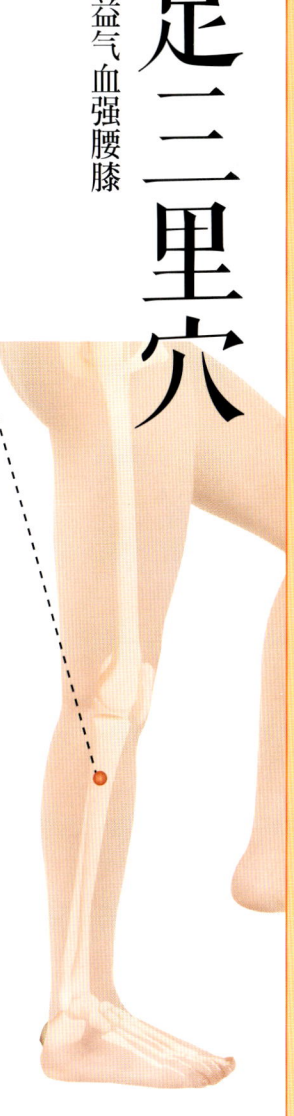

补益气血 强腰膝　足三里穴

痛风配伍 (Collocation)

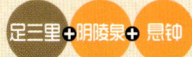 足三里 + 阴陵泉 + 悬钟

足三里配阴陵泉、悬钟，具有清利湿热的作用，可用于缓解痛风性关节炎的脚部肿痛。

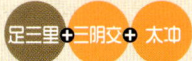 足三里 + 三阴交 + 太冲

足三里配三阴交、太冲能降逆理气、化湿排浊，促进尿酸代谢，减缓痛风的疼痛不适，减少痛风石形成。

内庭穴

清泄邪热可止痛

内庭穴属足阳明胃经，为足阳明胃经的荥穴，具有清胃泻火、通肠化滞、理气止痛的作用，能清泄邪热。另外，现代研究表明，此穴有明显的镇痛作用。因此，刺激此穴对痛风引起的胫骨疼痛、足趾疼痛均有良好的疗效。

穴位定位

内庭穴位于足背，当第二、三跖骨结合部前方凹陷处。

功效主治

内庭穴具有清胃泄热、理气止痛的作用，主治牙痛、三叉神经痛、急慢性肠炎、肠疝痛、脚气、足趾疼痛等。

一穴多用

【 Massage ● 按摩 】

用手指指尖点按内庭穴2~3分钟，力度适中，手法连贯。长期按摩，可清泄邪热，消积化滞，可治疗痛风的并发症高血脂等。

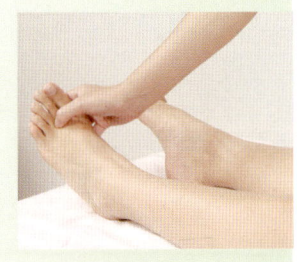

【 Skin scraping ● 刮痧 】

用角刮法刮拭内庭穴，力度适中，手法连贯，以局部潮红出痧为度。隔天一次，长期坚持，可用于缓解足背肿痛的病症。

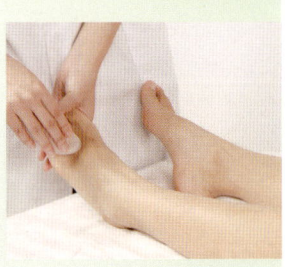

痛风配伍 (Collocation)

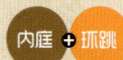 内庭 + 环跳

内庭配环跳，具有清泄邪热、理气止痛的作用，可用于治疗痛风足胫疼痛不可屈伸者。

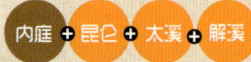 内庭 + 昆仑 + 太溪 + 解溪

内庭配昆仑、太溪、解溪，具有舒筋活络、行气止痛的作用，可用于缓解痛风足背肿痛。

太冲穴

平肝理血利下焦

太冲穴为足厥阴肝经上的重要穴位之一，为肝经之原穴。刺激该穴可疏肝理气、通调三焦，使人体各种代谢正常，减缓痛风诱发概率。另外，太冲能平肝理血，兼能预防或治疗痛风的并发症，如高血压、高血脂。

穴位定位

太冲穴位于足背部第一、二跖骨间隙的后方凹陷处。

功效主治

太冲穴具有平肝理血、清利下焦的作用，主治头痛、眩晕、胁痛、膝股内侧痛、足跗肿痛、下肢痿痹等。

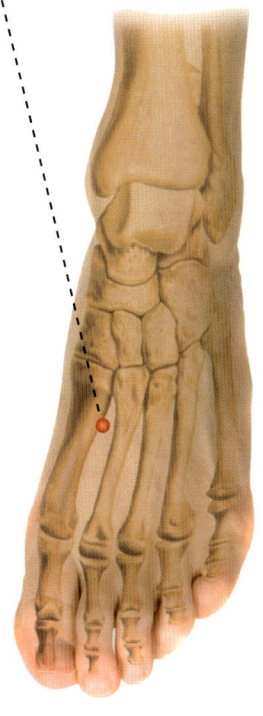

一穴多用

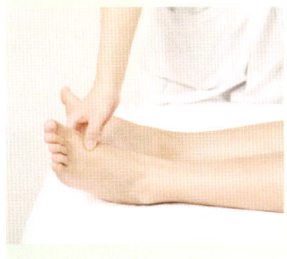

【 Massage ● 按摩 】

用拇指指尖掐按太冲穴3～5次，力度适中，手法连贯，至局部有酸胀感为宜。每天坚持，可用于防治痛风的并发症高血压。

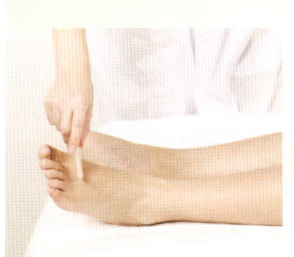

【 Skin scraping ● 刮痧 】

用角刮法从跖趾关节向足尖方向刮拭太冲穴3～5分钟，力度适中，手法连贯。隔天一次，长期坚持，可用于缓解足趾疼痛。

痛风配伍 (Collocation)

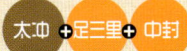 太冲＋足三里＋中封

太冲配足三里、中封，具有补血柔肝、舒筋活络的作用，可用于痛风行步艰难的症状。

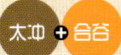 太冲＋合谷

太冲配合谷，具有平肝熄风、镇静安神的作用，主治痛风之关节痹痛和高血压之头痛眩晕。

丘墟穴

疏肝利胆泻邪火

丘墟为胆经原穴。丘墟具有清泄下焦湿热、通利血脉、利关节的功效，能够治疗湿热蕴结型痛风性关节炎，并能防治痛风的并发症高血脂。

穴位定位

丘墟穴位于足背，外踝前下方，伸趾长肌腱外侧，距跟关节间凹陷处。

功效主治

丘墟穴具有舒筋、清热的作用，主治胆结石、踝关节扭伤、外踝肿痛、足内翻、足下垂、腓肠肌痉挛。

一穴多用

【 Massage ● 按摩 】

用拇指指尖掐按丘墟穴3~5次，力度适中，手法连贯，以皮肤有热感为宜。长期坚持，可用于治疗痛风及其并发症高血脂等病症。

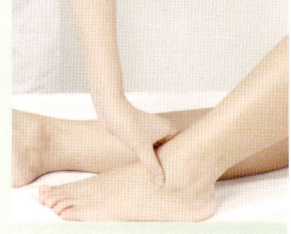

【 Skin scraping ● 刮痧 】

以刮痧板的厚边棱角为着力点，从上往下刮拭丘墟穴30次，力度适中，刮至皮肤潮红出痧为度，手法连贯。长期坚持，可用于缓解踝关节疼痛不适。

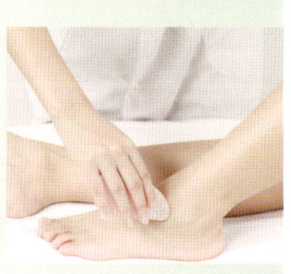

Collocation 痛风配伍

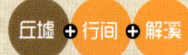 丘墟 + 行间 + 解溪

丘墟配行间、解溪，具有疏肝利胆、清热止痛的作用，可用于治疗痛风引致的脚趾肿痛。

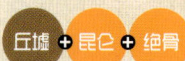 丘墟 + 昆仑 + 绝骨

丘墟配昆仑、绝骨，具有安神清热、活血止痛的作用，可用于缓解踝跟骨疼痛、膝关节周围软组织疾病等。

昆仑穴

舒筋活络兼清热

昆仑穴属足太阳膀胱经，为膀胱经之经穴。足跟是人体负重的主要部分，足跟发生病变，就会产生足跟疼痛不适。经常刺激昆仑穴，能够强腰膝，增强下肢肌肉力量，以缓解足跟痛的症状。因此，痛风可选用此穴缓解下肢部的骨节疼痛。

穴位定位

昆仑穴位于外踝后方，当外踝尖与跟腱之间的凹陷处。

功效主治

昆仑穴具有安神清热、舒筋活络的作用，主治头晕眼花、头痛、颈项强痛、腰痛、足跟疼痛不适等。

一穴多用

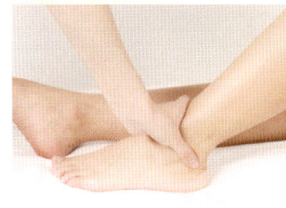

【Massage ● 按摩】

用拇指指腹按揉昆仑穴100~200次，力度适中，手法连贯，按揉至局部有胀痛感为宜。每天坚持，能够缓解头痛、颈项强痛、腰痛、足跟痛等病症。

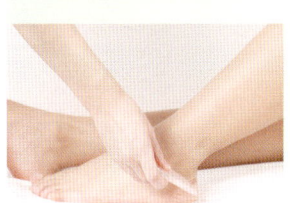

【Skin scraping ● 刮痧】

用刮痧板从上向下刮拭3~5分钟，力度适中，手法连贯，隔天一次。长期坚持，可用于缓解颈项强痛、腰背疼痛、疟疾等疾病。

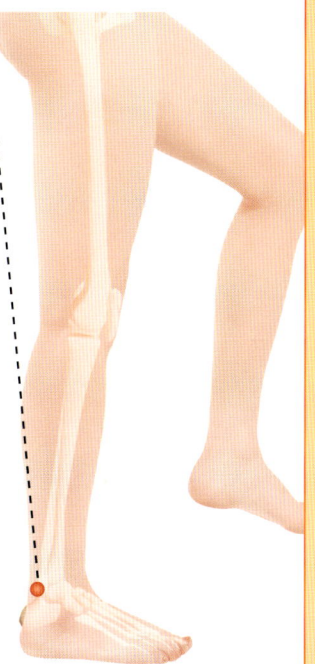

痛风配伍

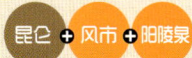 昆仑 + 风市 + 阳陵泉

昆仑配风市、阳陵泉，具有清热利湿、舒筋活络止痛的作用，能用于缓解痛风引致的下肢痿痹。

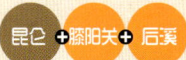 昆仑 + 膝阳关 + 后溪

昆仑配膝阳关、后溪，具有舒筋活血通络的作用，能缓解痛风日久的下肢脚软无力、疼痛不适。

膝眼穴

活血通络利关节

膝眼为经外奇穴名，出自《备急千金要方》，能够活血通络、疏利关节，可用于治疗瘀血痹阻型痛风性关节炎的关节痹痛、屈伸不利。

穴位定位

膝眼穴位于膝关节髌韧带两侧之凹陷中，在内者称内膝眼，在外者称外膝眼，左右共4穴。

功效主治

膝眼穴具有活血通络、疏利关节的作用，主治足膝疼痛、足膝发冷、腿脚肿痛、脚气、下肢麻痹等。现代多用于治疗膝关节炎。

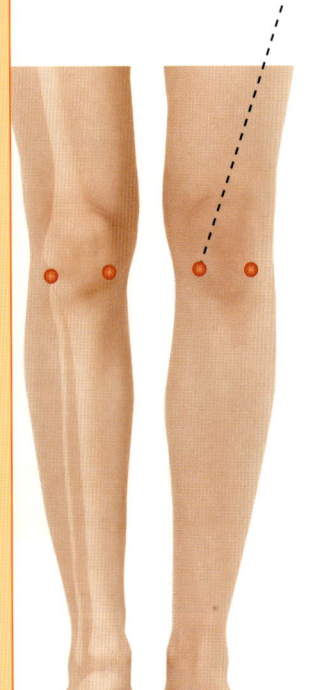

一穴多用

【Massage ● 按摩】

用拇指指腹点按膝眼穴，力度由轻至重再至轻，手法连贯，至局部有酸胀感即可。长期坚持，可缓解下肢痹痛不适。

【Skin scraping ● 刮痧】

手握刮痧板，以厚边角部为着力点施以旋转回环的连续动作，刮拭膝眼穴1～3分钟，力度适中，手法连贯。长期坚持，可缓解痛风的骨节疼痛不适。

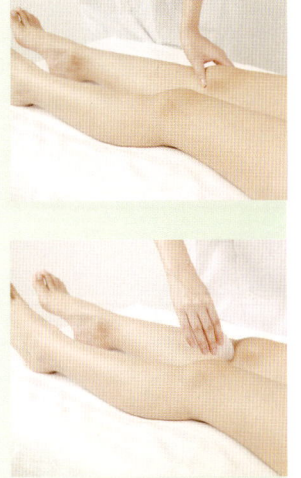

Collocation 痛风配伍

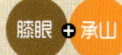 膝眼+承山

膝眼配承山，能增加双下肢承重能力，通利关节，缓解双下肢的疼痛不适。

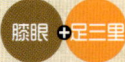 膝眼+足三里

膝眼配足三里，可补益气血、活血通络，缓解双下肢的足膝冷痛不适。

阳陵泉穴为足少阳胆经的常用穴之一,八会穴之筋会,是筋气聚会之处。刺激该穴可疏肝利胆、舒筋活络,能够治疗腰腿痛、胆囊炎、膝关节炎、坐骨神经痛等病症,帮助患者从病痛中解脱出来,恢复腰膝强健的状态。

穴位定位

阳陵泉穴位于小腿外侧,腓骨小头前下方的凹陷中。

功效主治

阳陵泉穴具有清热化湿、行血祛瘀的作用,主治半身不遂、下肢痿痹、膝关节炎、高血压、呕吐、黄疸、小儿惊风、破伤风等病症。

清热化湿能祛瘀　**阳陵泉穴**

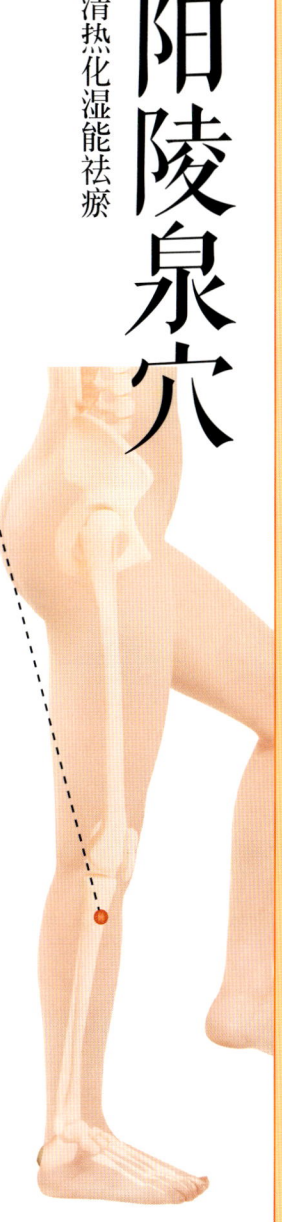

一穴多用

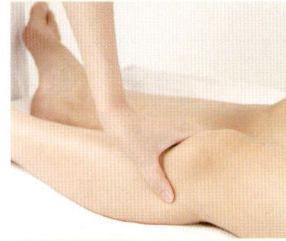

【Massage ● 按摩】

用手指指腹按揉阳陵泉穴3~5分钟,力度适中,手法连贯,按揉至局部有胀痛感即可。长期坚持,可用于改善下肢痿痹、膝关节炎等。

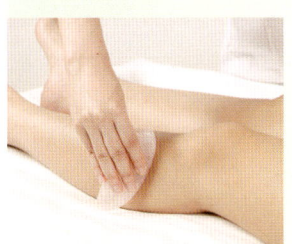

【Skin scraping ● 刮痧】

用刮痧板边缘刮拭阳陵泉穴,力度适中,以局部皮肤潮红出痧为度。隔天一次,长期坚持,可治疗半身不遂、下肢痿痹等病症。

痛风配伍

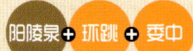 阳陵泉+环跳+委中

阳陵泉配环跳、委中,具有活血通络、疏调经脉的作用,可缓解半身不遂、下肢痿痹。

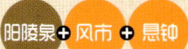 阳陵泉+风市+悬钟

阳陵泉配风市、悬钟,具有祛风除湿、通络止痛的作用,可缓解痛风性关节炎的骨节痹痛。

三阴交穴

补益脾肾强筋骨

三阴交穴属足太阴脾经,十总穴之一。三阴交穴具有疏肝利胆、强健腰膝、舒筋活络的作用,能够通利湿邪强健腰膝骨节,从而减缓关节疼痛。因此,痛风患者可以选用此穴以缓解筋骨痹痛。

穴位定位

三阴交穴位于小腿内侧,当足内踝尖上3寸,胫骨内侧缘后方。

功效主治

三阴交穴具有健脾胃、益肝肾、调经的作用,主治月经不调、痛经、腹痛、泄泻、水肿、疝气、手足逆冷、股膝踝内侧肿痛等。

一穴多用

【Massage ● 按摩】

用拇指指腹按揉三阴交穴100~200次,力度适中,手法连贯,揉至局部有胀麻感为宜。每天坚持,能够缓解湿热性痛风等病症。

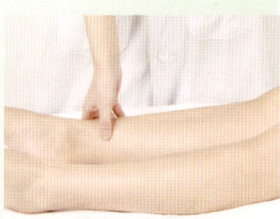

【Skin scraping ● 刮痧】

用刮痧板边缘刮拭三阴交穴,力度轻柔,手法连贯,以局部皮肤潮红出痧为度。隔天一次,长期坚持,可治疗半身不遂、下肢痿痹等病症。

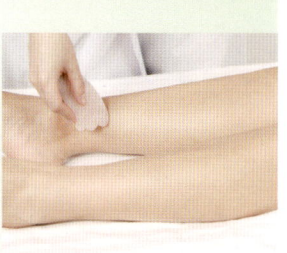

Collocation 痛风配伍

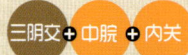

三阴交配中脘、内关,具有活血化瘀、通络止痛的作用,可用于缓解筋脉痹阻疼痛。

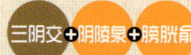

三阴交配阴陵泉、膀胱俞,具有清热利湿、利尿通淋的作用,可帮助尿酸盐结晶排出。

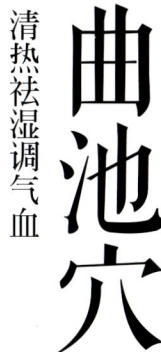

曲池穴 清热祛湿调气血

曲池穴为大肠经之合穴，有清邪热、调气血、祛风湿、利关节的作用，能够缓解寒湿型痛风性关节炎和湿热型痛风性关节炎的关节性病变，缓解疼痛。

穴位定位

曲池穴位于肘横纹外侧端，屈肘，当尺泽与肱骨外上髁连线中点。

功效主治

曲池穴具有清邪热、调气血、祛风湿、利关节的作用，主治咽喉肿痛、齿痛、目赤痛、瘰疬、瘾疹、热病、上肢不遂、手臂肿痛、腹痛吐泻、高血压、癫狂。

一穴多用

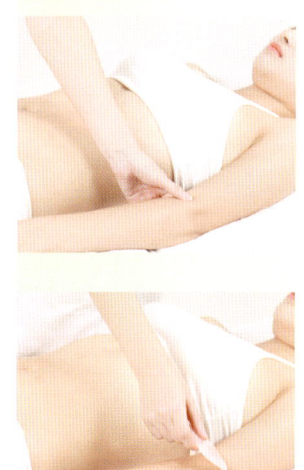

【Massage ● 按摩】

用拇指指腹揉按或弹拨曲池穴，力度适中，手法连贯，至穴位处有胀感为宜。长期坚持，可防治肩、臂、肘疼痛。

【Skin scraping ● 刮痧】

用刮痧板从上向下刮拭3～5分钟，力度适中，手法连贯，以局部皮肤潮红出痧为度。隔天一次，可治疗痛风性关节炎引起的发热。

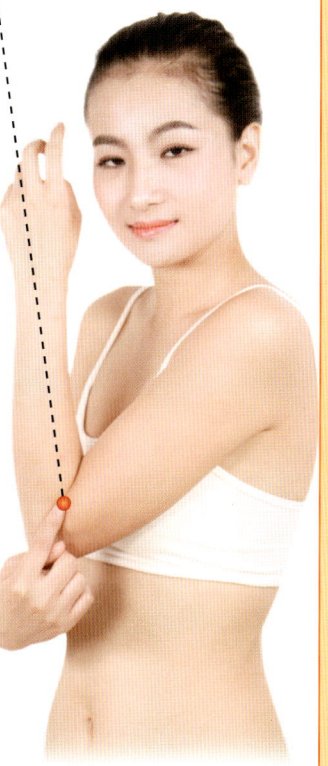

Collocation 痛风配伍

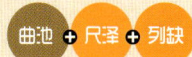

曲池配尺泽、列缺，具有清热利湿、通利关节的作用，可用于痛风肘臂疼痛不适或肘膝轻微发热等。

曲池配血海、足三里，具有温阳散寒、活血止痛的作用，能缓解寒湿痹痛兼见瘀血阻络者的症状。

血海穴 — 通经活络兼利湿

血海穴属足太阴脾经，脾经所生之血在此聚集。其具有调经统血、健脾化湿的作用。经常刺激血海穴有化血为气、运化脾血的作用，临床上主要用于配合治疗妇科病，血热性皮肤病、贫血等病症。因其位于膝部，又可用于治疗痛风引致的足膝疼痛，尤以脉络瘀阻型痛风患者或年老体弱者为宜。

穴位定位

血海穴位于大腿内侧，髌底内侧端上2寸，当股四头肌内侧头的隆起处。

功效主治

血海穴具有调经统血、健脾化湿的作用，主治崩漏、痛经、湿疹、膝痛、月经不调等病症。

一穴多用

【Massage ● 按摩】

用拇指指腹按揉血海穴100～200次，力度由轻至重再至轻，手法连贯，至局部有胀痛感即可。每天坚持，能够治疗崩漏、痛经。

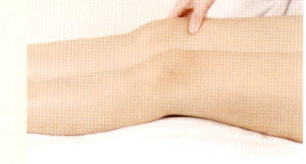

【Skin scraping ● 刮痧】

用面刮法以刮痧板的1/3边缘接触皮肤，从上而下刮拭血海穴，力度微重，以出痧为度，可治疗腰膝酸痛。

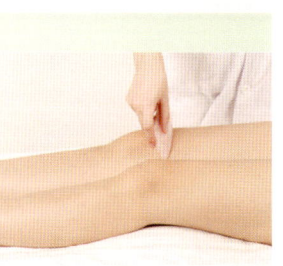

Collocation 痛风配伍

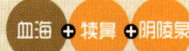

血海配犊鼻、阴陵泉，具有舒筋活络、通利关节的作用，主治膝关节疼痛。

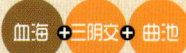

血海配三阴交、曲池，具有疏风、清热凉血的作用，可用于缓解风热侵袭型痛风引起的游走性疼痛。

行间穴

清热凉血以止痛

行间穴是足厥阴肝经上的主要穴位之一，为肝经之荥穴。荥穴善清泄邪火，可治热病。行间穴能疏肝泄热、熄风活络，经常刺激本穴，可帮助肝脏疏泄，对脂肪、嘌呤、血糖及尿酸盐的代谢都有一定的帮助，并能缓解痛风的并发症，如高血压、高血脂。

穴位定位

行间穴位于足背侧，当第一、二趾间，趾蹼缘的后方赤白肉际处。

功效主治

行间穴具有清肝泻火、熄风活络、凉血安神的作用，主治小便不利、尿痛、腹胀等病症。

一穴多用

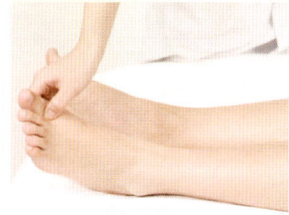

【Massage ● 按摩】

用拇指指尖掐按行间穴3~5分钟，力度适中，手法连贯，每天坚持，能够疏泄肝胆、清利下焦湿热，促进尿酸盐代谢。

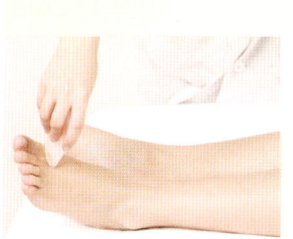

【Skin scraping ● 刮痧】

将刮痧板倾斜45度，用角刮法从上而下刮拭行间穴，以皮肤潮红出痧为度。每天一次，每次3分钟，可以缓解痛风引起的低热。

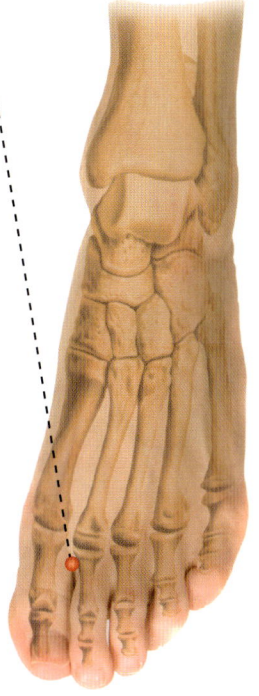

痛风配伍 Collocation

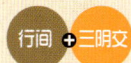 行间 ➕ 三阴交

行间配三阴交，具有补益肝肾、行气活血、利湿止痛的作用，减少尿酸盐沉积，减少痛风发作次数。

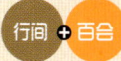 行间 ➕ 百会

行间配百会，具有祛风活血止痛的作用，能祛除风寒湿邪，减缓痛风患者的疼痛。

膈俞穴

养血和营能止痛

膈俞穴是足太阳膀胱经的常用腧穴之一，又是八会穴之血会。经常刺激本穴不仅具有活血化瘀的作用，还兼能养血生血、健脾补心。古代医家李中梓言"治风先治血，血行风自灭"，因此痛风脉络瘀阻型可用此穴治疗，使脉络得通，精血充足，筋骨得养，通则不痛。

穴位定位

膈俞穴位于背部，当第七胸椎棘突下，旁开1.5寸。

功效主治

膈俞穴具有养血和营、理气止痛的作用，主治气喘、呕吐、呃逆、咳嗽、咯血、吐血、潮热、盗汗等症状。现代多用于治疗糖尿病、高血压、贫血等症。

一穴多用

【Massage ● 按摩】

用拇指指腹按揉膈俞穴100～200次，力度适中，手法连贯。每天坚持，能够治疗痛风脉络瘀阻证。

【Skin scraping ● 刮痧】

用刮痧板沿着膀胱经的循经方向刮拭膈俞穴，力度适中，手法连贯，刮至局部皮肤潮红出痧即可。隔天一次，长期坚持，可用于治疗气喘、呕吐等。

痛风配伍 (Collocation)

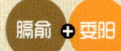

膈俞配委阳，具有养血和营、舒筋活络的作用，缓解痛风下肢痿痹，脉络瘀阻之疼痛。

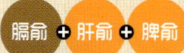

膈俞配肝俞、脾俞，具有补血活血、通经活络、化瘀止痛的作用，可用于缓解痛风脉络瘀阻型诸症或痛风伴见贫血者。

丰隆穴

祛痰化湿助代谢

丰隆穴属足阳明胃经，为胃经之络穴，络于脾脏。高脂血症是由脂肪代谢或运转失常所致，如高胆固醇血症、高三酰甘油血症等。刺激该穴能改善脾脏功能，调理人体的津液输布，使水有所化，痰无所聚，帮助尿酸代谢，还能达到降脂的作用。

穴位定位

丰隆穴位于小腿前外侧，当外踝尖上8寸，条口外，距胫骨前缘二横指（中指）。

功效主治

丰隆穴具有健脾化湿、和胃降逆的作用，主治咳嗽、痰多、胸闷。

一穴多用

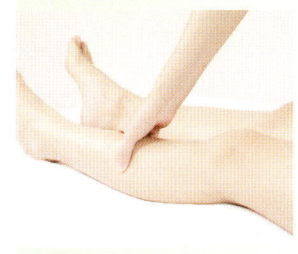

【Massage ● 按摩】

用手指指腹点按丰隆穴3～5分钟，力度适中，手法连贯，至局部有酸胀感即可。长期按摩，可改善胸闷、眩晕、肢端麻木等病症。

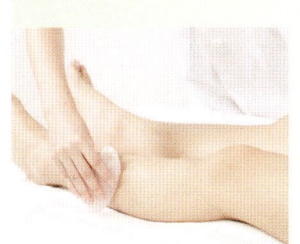

【Skin scraping ● 刮痧】

用面刮法从上往下刮拭丰隆穴，力度适中，手法连贯，以局部皮肤潮红发热即可。隔天一次，可治疗下肢疼痛不适等病症。

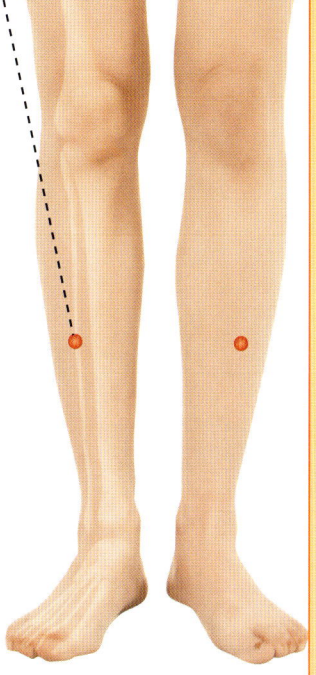

痛风配伍 (Collocation)

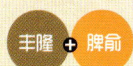 丰隆+脾俞

丰隆配脾俞，具有健脾渗湿、祛痰化浊的作用，可帮助通经活络，缓解四肢不收或四肢肿痛不可屈伸。

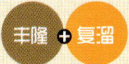 丰隆+复溜

丰隆配复溜，具有健脾补肾、温阳利水的作用，可用于治疗痛风风逆，四肢肿痛。

脾俞穴

健脾利湿促消化

脾俞穴属足太阳膀胱经，为脾之背俞穴，内应脾脏，为脾经经气转输之处，善利脾脏水湿。刺激该穴可增强脾脏的运化功能，促进消化吸收，减少游离的嘌呤，并能减少血液中的血糖，主治脾的病症。且脾主四肢，因此此穴尤适用于痛风并发糖尿病者，或痛风日久并见脾胃虚弱者。

穴位定位

脾俞穴位于背部，当第十一胸椎棘突下，旁开1.5寸。

功效主治

脾俞穴具有健脾化湿、利湿升清的作用，主治脾胃疾患，如腹胀、腹痛、消化不良等。另外，因脾主四肢，故脾俞穴尚可用于治疗四肢疾患，如脚肿、脚痛、四肢不收等。

一穴多用

【Massage ● 按摩】

用拇指指腹按揉脾俞穴100~200次，力度适中，手法连贯。每天坚持，能够促进消化功能，为痛风患者补充营养。

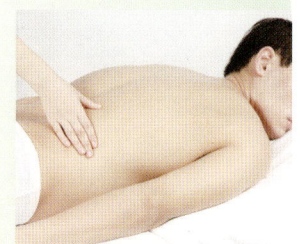

【Skin scraping ● 刮痧】

用刮痧板从后正中线由内向外刮拭脾俞穴3~5分钟，力度适中，手法连贯，刮至局部皮肤潮红出痧即可。隔天一次，长期坚持，可缓解肢端肿痛、无力等。

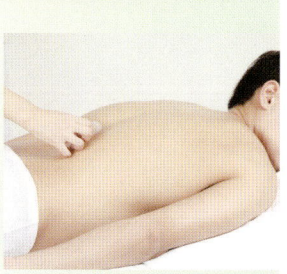

痛风配伍 (Collocation)

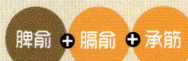

脾俞配膈俞、承筋，具有补血活血、通脉活络，可用于脉络瘀阻的痛风性关节炎的疼痛不适。

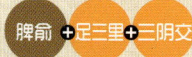

脾俞配足三里、三阴交，具有清热利湿、养肝健脾的作用，能促进尿酸盐排出体外，减少痛风发作。

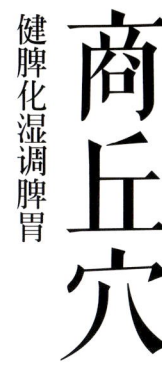

商丘穴

健脾化湿调脾胃

商丘穴属足太阴脾经,为脾经之经穴。脾主运化水谷精微以及运化水湿,刺激商丘穴则可以健脾化湿,让肠胃更通畅,促进体内毒素更快排出。因其位于足踝部,取近治作用,还可治疗足踝痛。因此,此穴可帮助尿酸盐代谢,缓解痛风的疼痛不适。

穴位定位

商丘穴位于足内踝前下方凹陷中,当舟骨结节与内踝尖连线的中点处。

功效主治

商丘穴具有健脾化湿、通调肠胃的作用,主治腹胀、肠鸣、腹泻、便秘、食积不化、咳嗽、黄疸、足踝疼痛等。

一穴多用

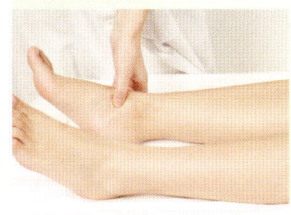

【 Massage ● 按摩 】

用拇指指尖掐揉商丘穴100～200次,力度适中,手法连贯。操作时应避免过度用力,以防掐破皮肤。长期坚持,可改善踝部疼痛。

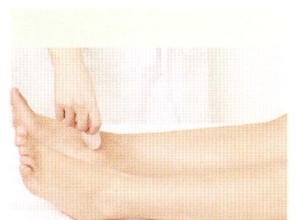

【 Skin scraping ● 刮痧 】

用点按法垂直刮拭商丘穴15～30次,力度适中,手法连贯,以局部皮肤泛红为宜,可健脾利湿。

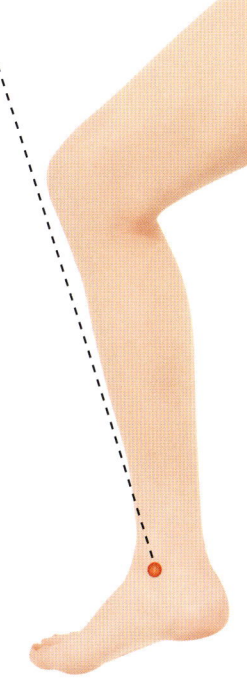

痛风配伍

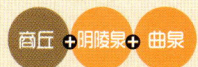

商丘配阴陵泉、曲泉,具有清利湿热、通调下焦的作用,能用于缓解寒湿型痛风性关节炎。

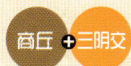

商丘配三阴交,具有通调肠胃、渗利湿热的作用,可用于治疗痛风性关节炎的下肢肿痛。

犊鼻穴

通经活络消肿痛

犊鼻穴属足阳明胃经，位于膝部。膝盖是人体薄弱部位，最容易受风、寒、湿三邪侵袭，容易出现膝腿运动系统病症，影响生活。适当刺激该穴，可防治下肢膝、踝关节的病变。

穴位定位

犊鼻穴位于膝部髌骨与髌韧带外侧凹陷中。

功效主治

犊鼻穴具有通经活络、消肿止痛的作用，主治膝关节疼痛、足膝发冷、下肢麻痹、屈伸不利等病症。

一穴多用

【Massage ● 按摩】

用手掌小鱼际处紧贴穴位，用小鱼际揉按犊鼻穴2～3分钟，力度适中，手法连贯。一天一次，长期坚持，可改善下肢麻痹、屈伸不利等症状。

【Skin scraping ● 刮痧】

用角刮法刮拭犊鼻穴，力度适中，手法连贯，以皮肤泛红出痧为度。隔天一次，可治疗膝痛、膝冷、下肢麻痹等病症。

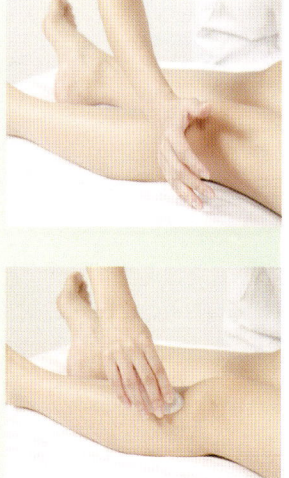

痛风配伍 (Collocation)

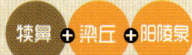

犊鼻配梁丘、阳陵泉，能健脾利湿、通络止痛，能缓解痛风的膝关节、踝关节疼痛症状。

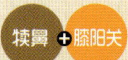

犊鼻配膝阳关，具有疏风散寒、舒筋活血的作用，能用于痛风日久的下肢屈伸不利、下肢痹痛。

复溜穴

补肾温阳可利水

复溜穴属足少阴肾经，为肾经之经穴，是调节肾经的"杠杆药"，有补肾滋阴、利水消肿的作用，专治水液代谢失常疾病，既可用于痛风属湿邪为病者，又能帮助减少尿酸盐在人体内的堆积，减少痛风的发作次数。痛风腿脚肿胀者，可用手在复溜穴上按摩，整个过程非常简单而且有效。

穴位定位

复溜穴位于小腿内侧，太溪穴直上2寸，跟腱的前方。

功效主治

复溜穴具有补肾益阴、温阳利水的作用，主治水肿、腹胀、腹泻、肾炎、尿路感染、白带过多等病症。

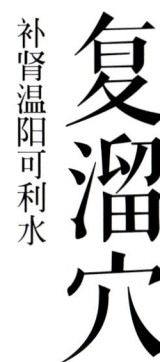

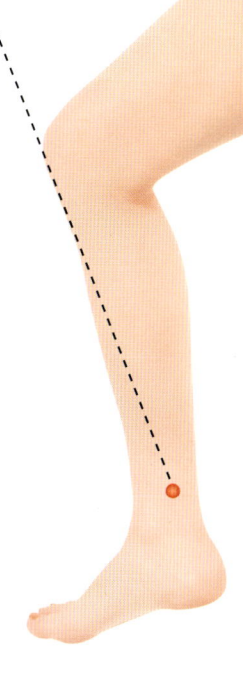

一穴多用

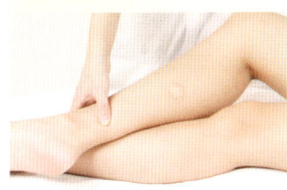

【 Massage ● 按摩 】

用拇指指腹按揉复溜穴100~200次，力度由轻至重再至轻，手法连贯，每天坚持，能够治疗腿肿、脚痛。

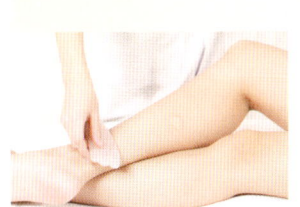

【 Skin scraping ● 刮痧 】

用面刮法刮拭复溜穴，力度适中，手法连贯，以局部皮肤出痧为度。隔天一次，长期坚持，可缓解足膝冷痛不适，或脚肿等病症。

Collocation 痛风配伍

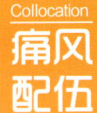

 复溜 + 昆仑 + 委中 + 承山

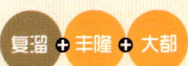 复溜 + 丰隆 + 大都

复溜配昆仑、委中、承山，具有温阳利水、强健腰膝的作用，能缓解痛风下肢肿痛不适的症状。

复溜配丰隆、大都，具有利水消肿、温阳散寒止痛的作用，可用于缓解痛风的风逆四肢肿痛。

地机穴

健脾渗湿消肿痛

地机穴属足太阴脾经，本穴出现压痛多提示有胰腺疾患。不良饮食习惯、缺乏锻炼、精神紧张等是导致血糖升高的常见因素。刺激地机穴能促进胰岛素分泌，控制血糖平衡，对改善糖尿病有良好的效果，此穴能够预防痛风并发症糖尿病、高血脂等。

穴位定位

地机穴位于小腿内侧，当内踝尖与阴陵泉的连线上，阴陵泉下3寸。

功效主治

地机穴具有健脾渗湿、调经止带的作用，可用于治疗痛风并发糖尿病、腹泻、水肿、小便不利、食欲不振。

一穴多用

【Massage ● 按摩】

用拇指指腹按揉地机穴100～200次，力度由轻至重再至轻，至局部有胀痛感即可。每天坚持，能够缓解痛风及其并发症，调节血糖。

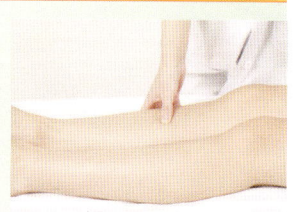

【Skin scraping ● 刮痧】

用刮痧板的1/3边缘接触皮肤，以面刮法从上而下刮拭地机穴，力度微重，出痧为度。每天一次，可治疗食欲不振。

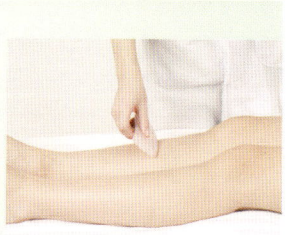

痛风配伍 Collocation

地机 + 肾俞 + 中极

地机配肾俞、中极，具有温阳健脾、利水消肿的作用，可帮助水液代谢，使滞留在体内多余的尿酸盐排出。

地机 + 血海

地机配血海，具有活血化瘀的作用，可用于瘀血阻滞导致的骨节痹痛，缓解脉络瘀阻型痛风症状。

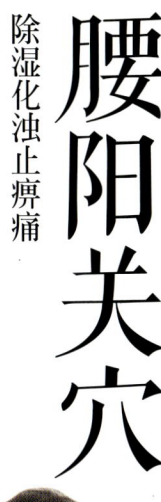

腰阳关穴

除湿化浊止痹痛

腰阳关穴属奇经八脉之督脉，位于腰部，是督脉上元阴、元阳的相交点，是阳气通行的关隘。痛风是由于风寒湿邪阻滞经络，导致经络不通，阳气无法通达全身，便出现全身上下骨节的疼痛。刺激腰阳关穴，阳气顺行而上，就能缓解痛风骨节痹痛的症状。

穴位定位

腰阳关穴位于腰部，后正中线上，第四腰椎棘突下凹陷中。

功效主治

腰阳关穴具有除湿降浊、强健腰膝的作用，主治腰痛、腰骶痛、坐骨神经痛、膀胱炎、盆腔炎、遗精、阳痿、下肢痿痹等病症。

一穴多用

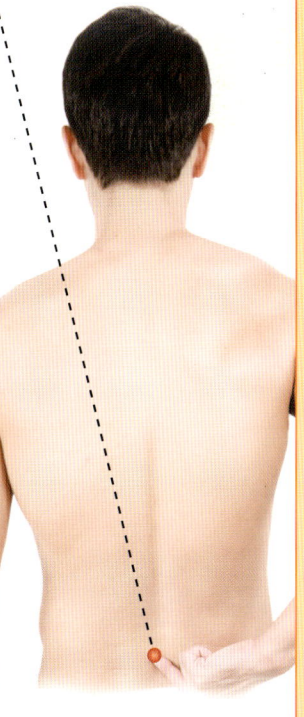

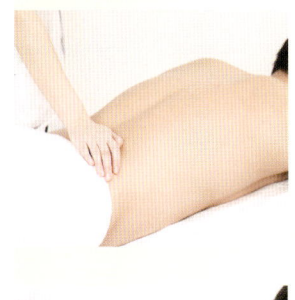

【Massage ● 按摩】

用手掌大鱼际紧贴腰阳关穴，用大鱼际处着力，揉按腰阳关穴2~3分钟，力度适中。每天坚持按摩，可治疗坐骨神经痛、腰腿痛等病症。

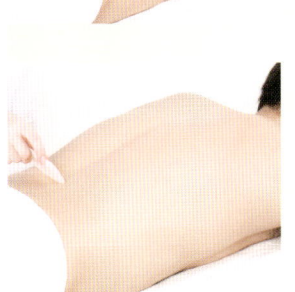

【Skin scraping ● 刮痧】

用面刮法即倾斜45度，用刮痧板的1/3边缘接触皮肤，从上而下刮拭腰阳关穴，力度微重，以出痧为度。经常刮拭，可驱散寒邪。

痛风配伍

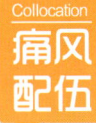

腰阳关 + 次髎 + 委中

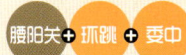

腰阳关 + 环跳 + 委中

腰阳关配次髎、委中，具有强健腰膝、祛除湿浊的作用，预防泌尿系统结石，缓解痛风性关节炎的腰腿疼痛。

腰阳关配环跳、委中，具有温经散寒、行气止痛的作用，可用于治疗痛风的下肢痿软无力，疼痛不适。

大椎穴

清热通阳能散邪

大椎穴属奇经八脉之督脉，是督脉与十二正经中所有阳经的交会点，总督一身之阳，故本穴可清阳明之里，启太阳之开，和解少阳以驱邪外出而主治全身热病及外感之邪，使阳气得通，经脉不失温煦，起到祛寒、燥湿、散热的作用，适用于痛风的多种证型。

穴位定位

大椎穴位于背部，后正中线上，当第七颈椎棘突下凹陷中。

功效主治

大椎穴具有清热解表通阳的作用，主治风疹、热病、呃逆、项强、骨蒸潮热、五劳虚损等。

一穴多用

【 Massage ● 按摩 】

将食指、中指两指并拢，用两指指腹揉按大椎穴100～200次，力度由轻至重再至轻，手法连贯。每天坚持，可防治骨节疼痛等病症。

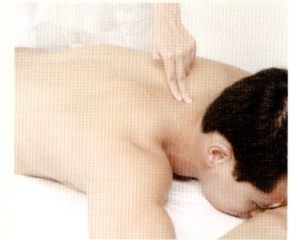

【 Skin scraping ● 刮痧 】

用角刮法刮拭大椎穴，力度适中，手法连贯，稍出痧即可。隔天一次，可用解热镇痛，治疗腰脊强痛不适。

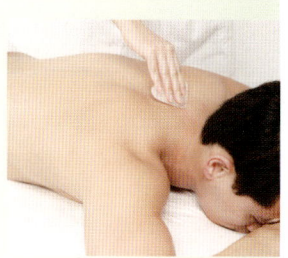

痛风配伍 (Collocation)

大椎 + 长强

大椎配长强，具有通调督脉、调节全身阳气的作用，能够缓解痛风一身上下之骨节疼痛不适。

大椎 + 中冲 + 合谷

大椎配中冲、合谷，具有通阳解表、清热止痛的作用，可治痛风性关节炎引起的发热、疼痛。

委中穴 — 腰背腿痛求于此

委中穴是足太阳膀胱经上的重要穴位之一，为膀胱经之合穴。痛风日久者，最后往往痛及腰背部，甚至一身上下尽痛。古有"腰背委中求"之语，刺激该穴可以治腰背疼痛，对一些下肢疾病也有缓解、治疗的作用，因此可用于缓解痛风痛症。

穴位定位

委中穴位于腘横纹中点，当股二头肌腱与半腱肌肌腱的中间。

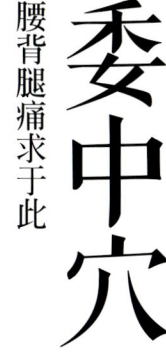

功效主治

委中穴具有舒筋活络、凉血解毒的作用，主治头痛、恶风寒、小便不利、腰背疼痛、遗尿等病症。

一穴多用

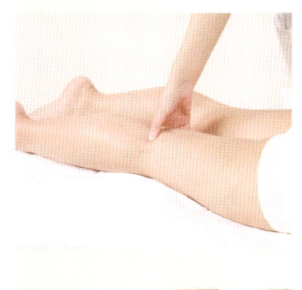

【 Massage ● 按摩 】

用拇指按揉委中穴200次，力度适中，手法连贯，以有胀痛感为宜。每天坚持，能够治疗腰背痛、头痛、恶风寒等疾病。

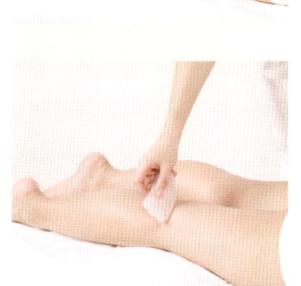

【 Skin scraping ● 刮痧 】

用面刮法从上向下刮拭委中穴3~5分钟，力度适中，手法连贯，可不出痧。隔天一次，可治疗腰腿痛、下肢疼痛等。

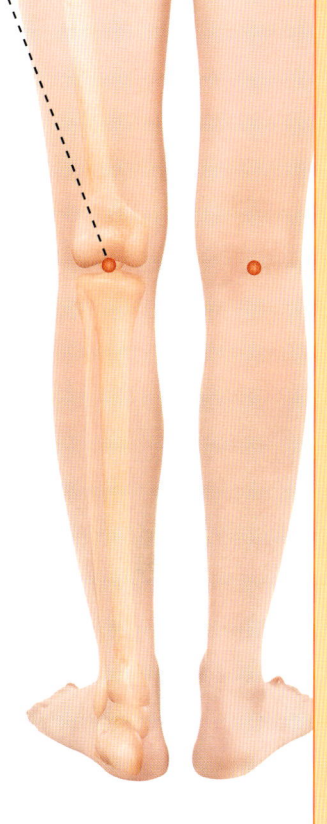

痛风配伍

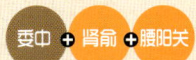

委中配肾俞、腰阳关，具有强腰舒筋、活络止痛的作用，可用于治疗痛风腰腿疼痛、坐骨神经痛等。

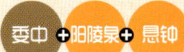

委中配阳陵泉、悬钟，具有补髓强筋、活血通络的作用，可用于治疗痛风日久下肢痿痹疼痛、脚弱无力等症状。

承山穴

舒筋活络止痹痛

承山穴是足太阳膀胱经的常用俞穴之一，所在的位置相当于"筋、骨、肉"的一个交点，是最直接的受力点，意为承身体之重。痛风日久容易出现腰背疼痛、小腿痉挛等状况。按压承山穴能缓解痛风的上述症状，并且对痛风久病体虚并发便秘者有缓解作用。

穴位定位

承山穴位于小腿后面正中，委中与昆仑之间，当伸直小腿或足跟上提时腓肠肌肌腹下出现尖角凹陷处。

功效主治

承山穴具有理气止痛、舒筋活络的作用，主治腹痛、便秘、小腿疼痛、疝气。

一穴多用

【Massage ● 按摩】

用拇指按揉或弹拨承山穴100～200次，力度适中，由轻至重再至轻，手法连贯。每天坚持，能够用于缓解痛风的腰腿疼痛不适。

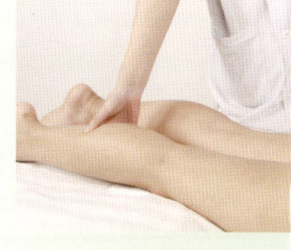

【Skin scraping ● 刮痧】

用面刮法即倾斜45度，用刮痧板的1/3边缘接触皮肤，从上向下刮拭承山穴3～5分钟。隔天一次，可治疗腰腿疼、下肢疼痛等。

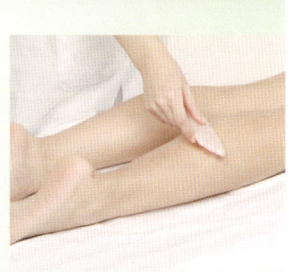

痛风配伍 (Collocation)

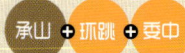

承山配环跳、委中，具有舒筋活络、理气止痛的作用，可用于缓解痛风日久引致的下肢痿痹。

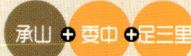

承山配委中、足三里，具有益气补血、活络止痛的作用，能缓解痛风引起的小腿肿痛。

曲泽穴 清热解毒调血热

曲泽穴是手厥阴心包经的常用腧穴之一，其善清心泻火、理气调中。适当刺激本穴，可以起到疏通心包经经气的作用，能够治疗心胸疾患以及肘臂疼痛不适。因此，此穴能用于治疗痛风并发心脏病者，并能治疗痛风患者的肘臂疼痛不适。

穴位定位

曲泽穴位于肘前区，肘横纹上，当肱二头肌腱的尺侧缘凹陷中。

功效主治

曲泽穴具有清热解毒、和胃降逆的作用，主治心痛、胃痛、呕吐、烦躁、肘臂痛、上肢颤动、臂神经炎等病症。

一穴多用

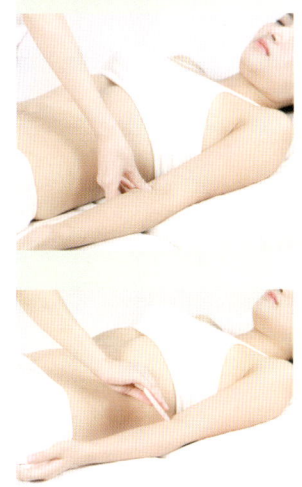

【Massage ● 按摩】

用拇指指腹弹拨曲泽穴200次，力度适中，由轻至重再至轻，手法连贯。长期坚持，能改善痛风手足挛痛不适的症状。

【Skin scraping ● 刮痧】

用角刮法从上向下刮拭曲泽穴3~5分钟，力度轻柔，以局部皮肤微微发红为度，可不出痧。隔天一次，可治疗肘臂疼痛等。

痛风配伍 Collocation

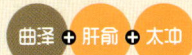

曲泽配肝俞、太冲，具有补益肝肾、清热活络的作用，能够治疗风热型痛风的肢体麻木、颤动、痹痛等不适。

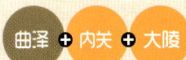

曲泽配内关、大陵，具有宁心安神、降逆止痛的作用，能够缓解痛风并发心脏疾病患者的心胸疼痛不适、心悸等。

肾俞穴

益肾助阳强筋骨

肾俞穴属足太阳膀胱经,为肾之背俞穴,善于外散肾脏之热,培补肾元。肾藏精,精血是生命的根本,刺激肾俞穴,能促进肾脏的血流量,改善肾脏的血液循环,达到强肾护肾的目的。肾主骨,肾精充足,则骨髓得养,能预防和缓解痛风诸症。

穴位定位

肾俞穴位于腰部,当第二腰椎棘突下,旁开1.5寸。

功效主治

肾俞穴具有益肾助阳的作用,主治小便不利、水肿、月经不调、阳痿、遗精、腰膝酸软。

一穴多用

【Massage ● 按摩】

用拇指按揉肾俞穴100~200次,力度适中,手法连贯,按至局部有酸胀感为宜。每天坚持,能够缓解痛风腰膝酸软、下肢无力、疼痛不适的症状。

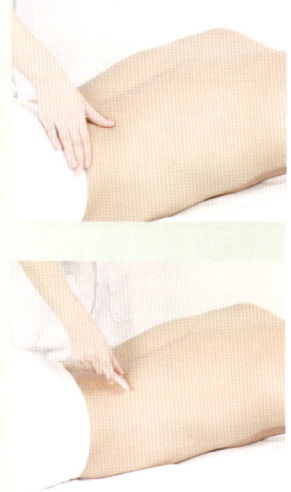

【Skin scraping ● 刮痧】

用面刮法即倾斜45°,用刮痧板的1/3边缘接触皮肤,从上而下刮拭肾俞穴,力度微重,出痧为度。隔天一次,可治疗腰痛、小便不利等病症。

痛风配伍 (Collocation)

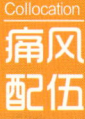

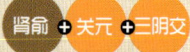

肾俞配关元、三阴交,具有温补元阳、健运利湿的作用,能够促进水液与尿酸盐代谢,主治小便不利。

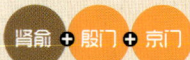

肾俞配殷门、京门,具有通经活络的作用,可补益肝肾以养筋骨,从而缓解痛风引起的骨节疼痛。

内关穴 理气止痛治肢痹

内关穴属手厥阴心包经，为心包经之络穴，亦为八脉交会穴之一，与阴维脉相通。"内"意为内侧，与外相对；"关"意为关隘，因穴在前臂内侧要处，犹如关隘，故名。内关穴对胸部、心脏部位的止痛效果较明显，可用于痛风并发心脏疾病患者。另外，内关穴可以用于治疗肘臂挛痛。

穴位定位

内关穴位于前臂掌侧，当曲泽与大陵的连线上，腕横纹上2寸，掌长肌腱与桡侧腕屈肌腱之间。

功效主治

内关穴具有宁心安神、和胃理气的作用，主治心痛、心悸、胸痛、胃痛、呕吐、呃逆、肘臂挛痛等病症。

一穴多用

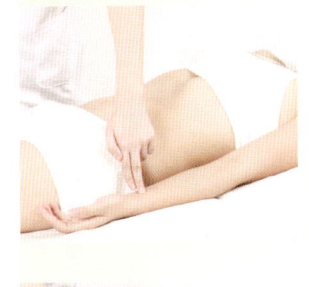

【Massage ● 按摩】

将食指、中指两指合并，用两指指腹揉按内关100～200次，力度适中，手法连贯，按至局部有酸胀感为宜。每天坚持，能够缓解腕关节痹痛等。

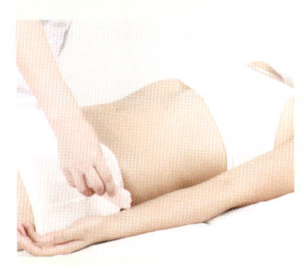

【Skin scraping ● 刮痧】

用角刮法从上向下刮拭内关穴3～5分钟，力度轻柔，可不出痧。隔天一次，长期坚持，可缓解痛风并发冠心病患者的心痛、心悸等病症。

痛风配伍

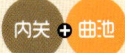

内关配曲池，具有清热活络、理气止痛的作用，可用于治疗痛风引起的腕、肘关节疼痛不适。

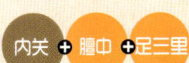

内关配膻中、足三里，具有益气活血通络的作用，主治痛风日久并发心气不足之心绞痛者。

阴陵泉穴

健脾益肾利湿热

阴陵泉穴属足太阴脾经，为脾经之合穴，善于调节脾肾的功能。脾主运化水湿，肾为水脏，主津液，它们在调节体内水液平衡方面起着极为重要的作用。脾肾虚弱，则水液疏泄无力，滞留体内，易发水肿。刺激本穴可健脾肾、利水湿，对于脾肾阳虚、寒湿内生的痛风性关节炎尤为适宜。

穴位定位

阴陵泉穴位于小腿内侧，胫骨内侧髁后下方凹陷处。

功效主治

阴陵泉穴具有清利湿热、健脾理气、益肾调经的作用，主治各种脾胃病、鼾症、小便不利、痛经、水肿、膝关节及其周围软组织疾患等。

一穴多用

【Massage ● 按摩】

用拇指指腹按揉阴陵泉穴100~200次，力度由轻至重再至轻，按摩至局部有酸胀感为宜，手法连贯。每天坚持、能够健补脾肾，清利湿热。

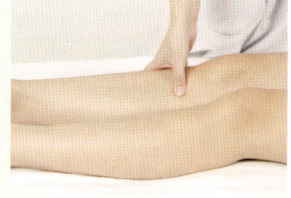

【Skin scraping ● 刮痧】

用刮痧板角部刮拭阴陵泉穴，力度轻柔，刮拭1~2分钟。隔天一次，可缓解痛风性关节炎引起的骨节疼痛。

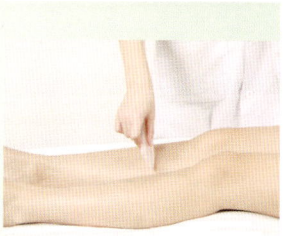

痛风配伍 Collocation

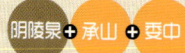 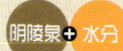

阴陵泉配承山、委中，具有固护下焦、清利湿热的作用，能够缓解痛风性关节炎的下肢疼痛。

阴陵泉配水分，具有清热利湿、利尿消肿的作用，帮助尿酸盐代谢，防治痛风的并发症，如泌尿系统结石。

外关穴

清热解表通经络

外关穴是手少阳三焦经的常用腧穴之一。火热之邪易上炎头面，经常刺激本穴，对各种热病有良好的治疗效果。穴处上肢，因近治作用，对各类上肢运动系统疾患亦有较好的疗效，可用于痛风性关节炎属热者。

穴位定位

外关穴位于前臂背侧，当阳池与肘尖的连线上，腕背横纹上2寸，尺骨与桡骨之间。

功效主治

外关穴具有清热解表、通经活络的作用，主治热病、头痛、颊痛、耳聋、耳鸣、目赤肿痛、胁痛、肩背痛、肘臂屈伸不利、手指疼痛、手颤等病症。

一穴多用

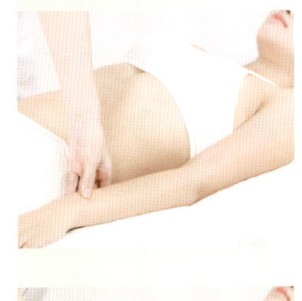

【Massage ● 按摩】

用拇指指尖掐按外关穴100~200次，力度由轻至重再至轻，按摩至局部有酸胀感为宜，手法连贯。每天坚持，可缓解痛风上肢关节屈伸不利。

【Skin scraping ● 刮痧】

用刮痧板侧边从上向下刮拭外关穴3~5分钟，力度适中，以出痧为度。隔天一次，可舒筋活络。

痛风配伍 (Collocation)

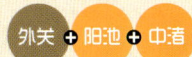

外关配阳池、中渚，具有通经活络的作用，可用于缓解痛风手指疼痛、腕关节疼痛的症状。

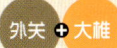

外关配大椎，具有清热解表、通经活络的作用，可用于缓解痛风性关节炎引起的发热以及骨节疼痛。

风市穴

祛风除湿通经络

风市穴是足少阳胆经的常用腧穴之一,是治疗风邪的要穴。"风为百病之长",六淫的其他邪气多依附于风而起病,痛风主要病机在风,其分型就有"风湿""风寒""风热"三种,治风可起到同治诸邪的作用。因此,刺激风市穴,能够有效缓解痛风诸症。

穴位定位

风市穴位于大腿外侧的中线上,当腘横纹水平线上7寸。

功效主治

风市穴具有祛风化湿、通经活络的作用,主治半身不遂、下肢痿痹、腰腿疼痛、坐骨神经痛、头痛、偏瘫、脚气等病症。

一穴多用

【Massage ● 按摩】

用拇指指尖按揉风市穴2~3分钟,力度由轻至重再至轻,按摩至局部有酸胀感为宜,手法连贯。长期坚持,可改善下肢痿痹,腰腿疼痛等症状。

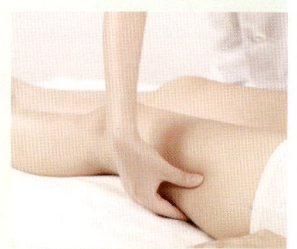

【Moxibustion ● 艾灸】

用艾条温和灸灸治风市穴5~10分钟,皮肤微微发红发热即可。长期坚持,可缓解各型痛风性关节炎的关节疼痛。

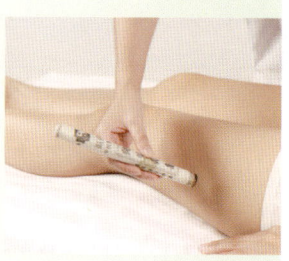

痛风配伍 (Collocation)

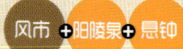

风市配阳陵泉、悬钟,具有祛风除湿、通经络的作用,能缓解痛风性关节炎的游走性疼痛。

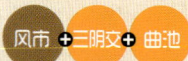

风市配三阴交、曲池,具有清利湿热、祛风止痛的作用,能帮助缓解痛风性关节炎的骨节痹痛。

肩髃穴

舒经活络利关节

肩髃穴为手阳明大肠经重要穴位之一，是手阳明大肠经与阳跷脉相交之会，故疏经活络、通利关节的作用甚强，为治疗肩部疼痛及上肢痛、麻、凉、瘫诸疾要穴，刺激此穴位，能使经脉得通，关节得利，可缓解痛风性关节炎的肩、肘关节疼痛。

穴位定位

肩髃穴位于肩部三角肌上，臂外展或向前平伸时，当肩峰前下方凹陷处。

功效主治

肩髃穴具有通经活络的作用，主治肩臂痹痛、上肢不遂、高血压、隐疹、肩周炎等病症。

一穴多用

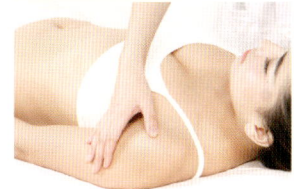

【Massage ● 按摩】

用拇指指腹按揉肩髃穴100～200次，力度由轻至重再至轻，按摩至局部有酸胀感为宜，手法连贯。每天坚持，可防治肩臂疼痛。

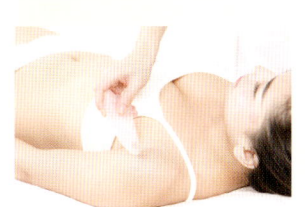

【Skin scraping ● 刮痧】

用刮痧板角部刮拭肩髃穴，力度轻柔，刮拭1～2分钟，以出痧为度。隔天一次，长期坚持，可用于缓解各型痛风性关节炎诸症。

Collocation 痛风配伍

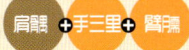

肩髃配手三里、臂臑，具有通利关节的作用，可用于治疗痛风引致的上肢关节疼痛、屈伸不利。

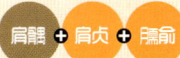

肩髃配肩贞、臑俞，具有通络止痛的作用，可用于治疗痛风性关节炎的上肢痹痛不适症状。

肩井穴

祛风清热，活络止痛

肩井穴是足少阳胆经的常用腧穴之一。长时间地工作，加之缺乏运动，肩膀不时会酸胀疼痛，甚至手臂都不能弯曲。刺激该穴能改善肩肘部血液循环，使僵硬的肩膀逐渐得到放松，疼痛之感一扫而光。

穴位定位

肩井穴位于肩部，在大椎穴与肩峰连线中点，肩部最高处。

功效主治

肩井穴具有祛风清热、活络消肿的作用，主治肩部酸痛、肩周炎、头重脚轻、眼睛疲劳、耳鸣、高血压、中风、落枕等病症。

一穴多用

【Massage ● 按摩】

用拇指指腹按揉肩井穴3～5分钟，力度由轻至重再至轻，按摩至局部有酸胀感为宜，手法连贯。长期坚持，可改善痛风日久肩部酸痛、肩肘关节屈伸不利。

【Skin scraping ● 刮痧】

用面刮法刮拭肩井穴，力度适中，手法连贯，以皮肤潮红出痧为度。隔天一次，长期坚持，可治疗痛风性骨节疼痛等病症。

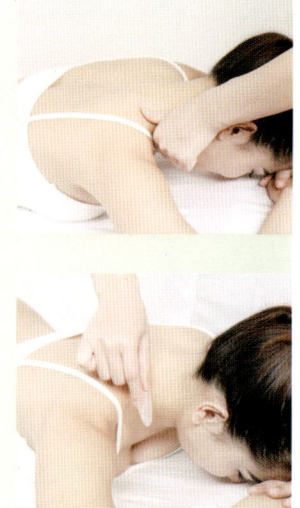

痛风配伍

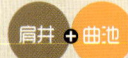

肩井配曲池，具有清热通络的作用，能够缓解风热型痛风性关节炎的肩肘关节疼痛不适。

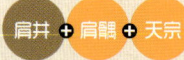

肩井配肩髃、天宗，具有活血通络止痛的作用，能够缓解脉络瘀阻型痛风的肩背痹痛。

手三里穴

通经活络养气血

手三里穴为手阳明大肠经上的重要穴位之一，是个养生强健穴，可以增强免疫力。经常揉按手三里穴可舒筋活络，治疗运动系统疾病，对改善手臂疼痛的效果尤为明显，因此可用于痛风上肢关节疼痛不适者。

穴位定位

手三里位于前臂背面桡侧，当阳溪与曲池的连线上，肘横纹下2寸。

功效主治

手三里穴具有调养气血、通经活络的作用，主治目痛、上肢痹痛、肘臂疼痛、腹痛、泄泻等病症。

一穴多用

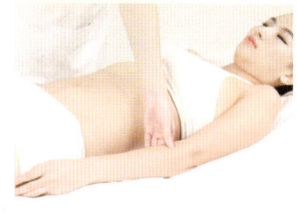

【Massage ● 按摩】

用拇指指腹按揉手三里穴100~200次，力度由轻至重再至轻，按摩至局部有酸胀感为宜，手法连贯。每天坚持，能够治疗痛风的上肢痹痛。

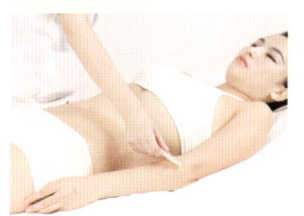

【Skin scraping ● 刮痧】

用面刮法刮拭手三里穴，力度适中，手法连贯，以出痧为度。隔天一次，可缓解痛风肩肘关节疼痛。

Collocation 痛风配伍

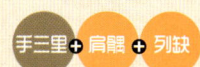

手三里配肩髃、列缺，具有通经活络的作用，能缓解痛风上肢关节屈伸不利、疼痛难忍的症状。

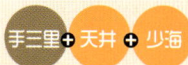

手三里配天井、少海，具有理气通络止痛的作用，能缓解痛风性关节炎的肘腕关节疼痛。

环跳穴

强健腰膝除风湿

环跳穴是足少阳胆经的常用俞穴之一，穴在臀部，近髋关节，主下肢动作，是治疗腰腿疾病的重要穴位。痛风性关节炎多以腰腿症状为主，多为感受风寒湿邪所致。经常刺激环跳穴可祛风化湿、强健腰膝，为广大患者减轻痛苦。

穴位定位

环跳穴位于臀部，侧卧屈股，股骨大转子最高点与骶管裂孔连线的外1/3与中1/3交点处。

功效主治

环跳穴具有利腰腿、通经络的作用，主治下肢麻痹、坐骨神经痛、半身不遂、腰腿疼痛、脚气、感冒、风疹等。

一穴多用

【Massage ● 按摩】

用手掌大鱼际擦按环跳穴5~10分钟，力度由轻至重再至轻，手法连贯。长期坚持，可改善痛风性关节炎引起的下肢麻痹疼痛等症状。

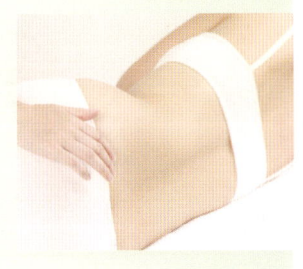

【Moxibustion ● 艾灸】

用艾条温和灸灸治环跳穴5~20分钟，灸至局部皮肤泛红发热为宜。每日一次，长期坚持，可缓解腰膝关节疼痛。

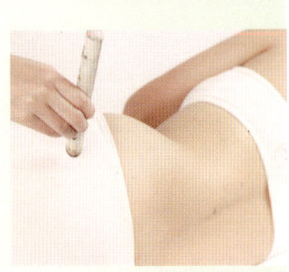

痛风配伍 (Collocation)

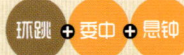 环跳 + 委中 + 悬钟

环跳配委中、悬钟，具有祛除风湿的作用，主治风寒湿邪导致的痛风性关节炎骨节痹痛。

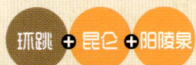 环跳 + 昆仑 + 阳陵泉

环跳配昆仑、阳陵泉，能舒筋活络、清热，主治痛风性关节炎引起的关节屈伸不利以及发热。

命门穴属奇经八脉之督脉,古称命门为"水火之府,为阴阳之宅,为精气之海,为死生之窦",又言"命门总乎两肾",故命门穴能温补元阳,补肾培元而强腰膝,补筋骨,缓解痛风久病的下肢痿弱、脚软无力、腰膝疼痛,尤适用于肾虚型痛风和寒湿型痛风。

温补肾阳强腰膝

命门穴

穴位定位

命门穴位于腰部,后正中线上,当第二腰椎棘突下凹陷中。

功效主治

命门穴具有温和肾阳、健腰益肾的作用,主治腰膝酸软、腿脚无力、腰痛、前列腺炎、阳痿、遗精、早泄、痤疮、老年斑等病症。

一穴多用

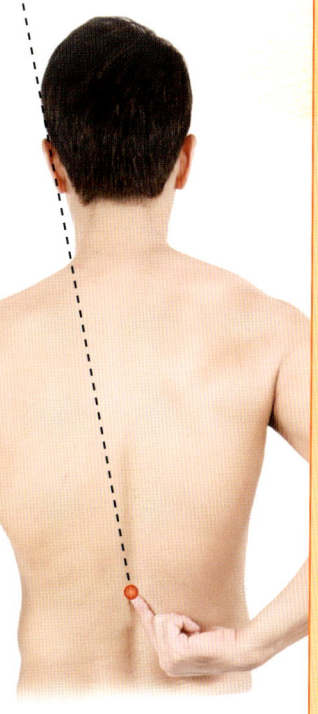

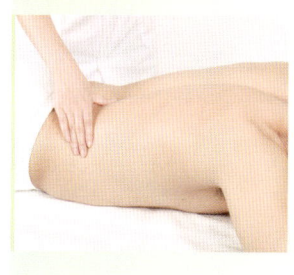

【Massage ● 按摩】

用拇指揉按命门穴100~200次,力度先由轻至重,再由重至轻,手法连贯,以局部有酸麻胀感为宜。长期坚持,可治疗脾肾阳虚型痛风性关节炎。

【Skin scraping ● 刮痧】

用刮痧板侧边刮拭命门穴1~2分钟,力度由轻至重再至轻,手法连贯,可不出痧。一天一次,长期坚持,可温壮元阳。

Collocation 痛风配伍

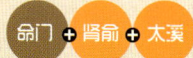

命门配肾俞、太溪,具有补益肝肾、强健筋骨的作用,能缓解肝肾亏虚型痛风症状。

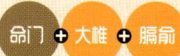

命门配大椎、膈俞,具有活血养血的作用,可治疗老年痛风患者的久病体虚、贫血等。

腕骨穴

舒筋活络利湿热

腕骨穴属于手太阳小肠经原穴，出自《针灸甲乙经》。能够舒筋活络、祛湿退黄，促进机体水液代谢，帮助带走体内多余的尿酸盐，预防痛风的并发症——泌尿系统结石形成，从而减少痛风的发作机会。

穴位定位

腕骨穴位于手掌尺侧，当第五掌骨基底与钩骨之间的凹陷处，赤白肉际处。

功效主治

腕骨穴具有疏太阳经邪、清小肠湿热作用，主治头项强痛、耳鸣、目翳、黄疸、热病、疟疾、指挛腕痛。

一穴多用

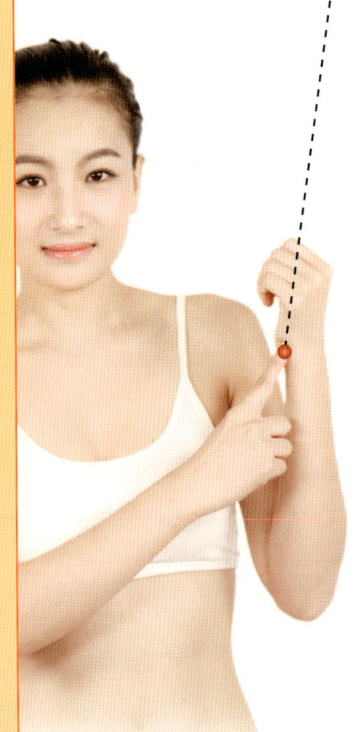

【 Massage ● 按摩 】

用拇指指尖点按腕骨穴2～3分钟，力度适中，手法连贯，至局部有胀痛感即可。长期坚持，可改善痛风骨节痹痛或久病失养导致的四肢不温等。

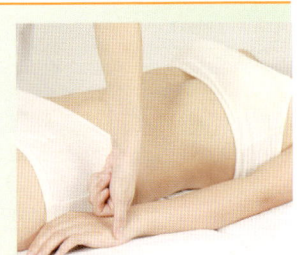

【 Skin scraping ● 刮痧 】

用刮痧板刮拭腕骨穴5～10分钟，力度适中，手法连贯，刮至局部皮肤潮红出痧即可。一天一次，可治疗痛风并发泌尿系结石的小便不利。

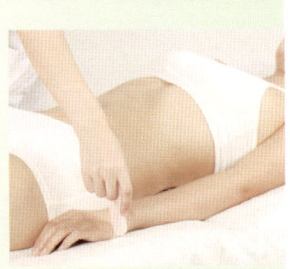

Collocation 痛风配伍

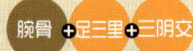

腕骨配足三里、三阴交，具有健脾增液、防护关节的作用，对痛风性关节炎的关节疼痛有舒缓和预防作用。

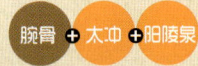

腕骨配太冲、阳陵泉，具有清肝利胆的作用，能够帮助脂肪和尿酸代谢，帮助痛风患者控制体重及减少发作。

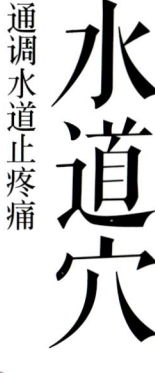

水道穴

通调水道止疼痛

水道穴，为足阳明胃经经穴。水道有通调水道的作用，刺激此穴能够促进水液代谢，通过水液代谢带走人体的废物，起到"平治于权衡，去菀陈莝"之功，使脉络得通，阳气布达周身，从而使痛风的"不通则痛"与"不荣则痛"均得到缓解。

穴位定位

水道穴位于下腹部，当脐中下3寸，距前正中线2寸。

功效主治

水道穴具有通调水道、调经止痛的作用，主治小腹胀满、小便不利、痛经、不孕、疝气。现代多用于治疗肾炎、膀胱炎、尿潴留、腹水、睾丸炎等。

一穴多用

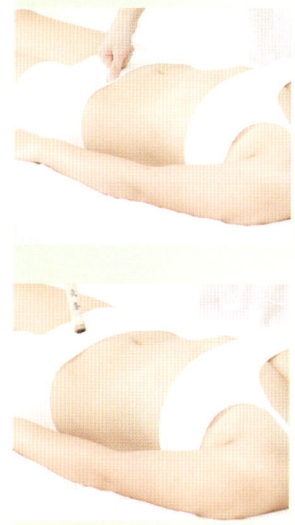

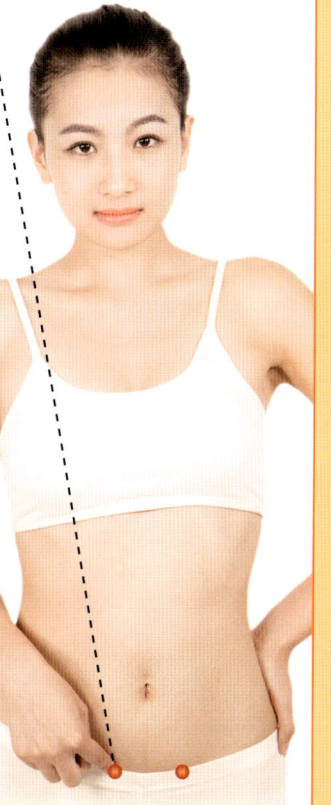

【Massage ● 按摩】

用拇指指尖点按水道穴2~3分钟，力度适中，手法连贯，至局部有胀痛感即可。一天一次，长期坚持，可帮助尿酸盐代谢等。

【Moxibustion ● 艾灸】

用艾条温和灸灸治水道穴5~10分钟，灸至局部皮肤微红发热即可。一天一次，长期坚持，可治疗小便不利，减少尿酸盐在体内的沉积等。

Collocation 痛风配伍

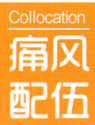

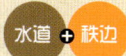 水道 + 秩边

水道配秩边，能通利小便，促进尿酸盐代谢，预防和减少痛风的发作次数。

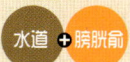 水道 + 膀胱俞

水道配膀胱俞，能补益肺气、利尿通便，减少尿酸盐在体内的沉积，缓解痛风的关节痹痛。

筑宾穴

缓解下肢无力

筑宾穴，出自《灵枢·经脉》，为足少阴肾经经穴，阴维脉之郄穴。"筑"意为坚实；"宾"通"膑"，意指膝和小腿。因穴在小腿内侧，有使股膝坚实的作用，故名。刺激筑宾穴能缓解痛风引起的脚弱无力、腿脚疼痛等。现代研究又言其能散热降温，可用于治疗痛风性关节炎引起的发热。

穴位定位

筑宾穴位于小腿内侧，当太溪与阴谷的连线上，太溪上5寸，腓肠肌肌腹的内下方。

功效主治

筑宾穴具有调理下焦、宁心安神的作用，主治腹痛、呕吐、癫狂、疝气、脚软无力、足踹内痛等。

一穴多用

【Massage ● 按摩】

用拇指指尖由轻至重按揉筑宾2～3分钟，手法连贯，以穴位有酸胀感为度。一天一次，长期坚持，可帮助尿酸盐代谢，缓解痛风疼痛不适。

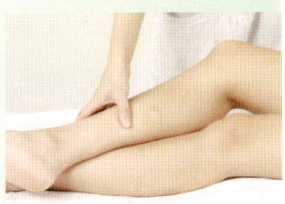

【Skin scraping ● 刮痧】

用刮痧板刮拭筑宾穴5～10分钟，力度由轻至重再至轻，刮至局部皮肤潮红出痧即可。一天一次，长期坚持，可治疗下肢痹痛等症状。

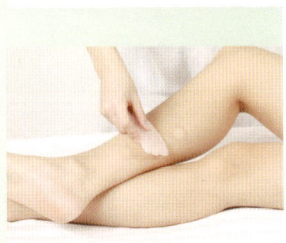

痛风配伍

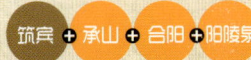

筑宾配膀胱俞、三阴交，能调理下焦，清热利湿，主治尿赤尿痛，小便不利，可帮助尿酸盐排出。

筑宾配承山、合阳、阳陵泉，能够治小腿痿、痹、瘫，可治下肢屈伸不利，缓解痛风日久腿脚不利的症状。

大敦穴

最常用的痛风阿是穴

大敦穴别名"水泉""大顺",属足厥阴肝经,为肝经之井穴。大敦穴能作为"阿是穴"治疗痛风性关节炎引起的足趾疼痛,其中,尤以足大趾疼痛适宜。另外,大敦穴能调补肝肾,可用于治疗多种痛风并发症,如糖尿病、冠心病。

穴位定位

大敦穴位于足大趾末节外侧,距趾甲角0.1寸(指寸)。

功效主治

大敦穴具有调理肝肾、熄风开窍、安神定痫、理血的作用,主治肝肾、少腹、前阴及神志等疾患,大敦穴还能治疗穴位所在部位的肿痛。

一穴多用

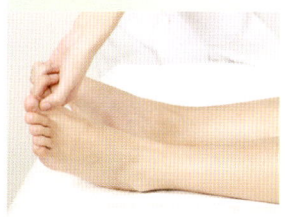

【Massage ● 按摩】

用拇指指尖掐按大敦穴2~3分钟,力度由轻至重再至轻,手法连贯。长期坚持,可缓解痛风的足大趾肿痛不适等。操作时应注意避免指甲掐破皮肤。

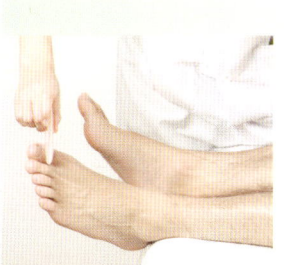

【Skin scraping ● 刮痧】

用刮痧板刮拭大敦穴5~10分钟,力度适中,手法连贯。长期坚持,可用于治疗痛风性关节炎的下肢痹痛等症状。

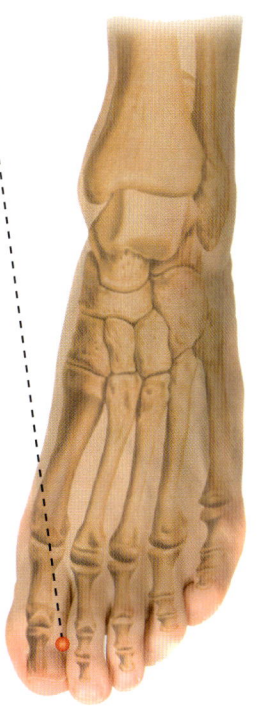

Collocation 痛风配伍

大敦 + 太冲

大敦配太冲,具有清利下焦、疏肝养血的作用,能够用于治疗痛风日久脚软无力、足趾拘挛疼痛的症状。

大敦 + 三阴交 + 照海

大敦配三阴交、照海,具有清利湿热的作用,能帮助体内尿酸代谢,预防泌尿系结石的形成,减少痛风的发作次数。

百会穴

调节全身的阳气

百会穴属奇经八脉之督脉，因头为诸阳之会，穴居巅顶，联系脑部，是调节大脑功能的要穴。同时，本穴为百脉之宗，是各经脉气汇聚之处，连贯周身经穴，对于调节机体的阴阳平衡起着重要的作用。

穴位定位

百会穴位于头部，当前发际正中直上5寸，或两耳尖连线的中点处。

功效主治

百会穴具有熄风醒脑、升阳固脱的作用，主治头痛、鼻塞、眩晕、脱发、中风失语。

一穴多用

【Massage ● 按摩】

用拇指指腹揉按百会穴60~100次，力度适中，手法连贯。长期坚持，可调节全身阳气，预防寒邪侵袭机体，从而防治骨关节疼痛等。

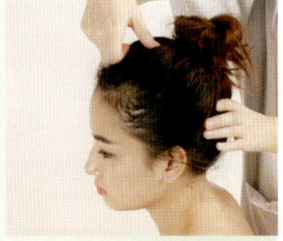

【Skin scraping ● 刮痧】

用刮痧板角部刮拭百会穴，力度轻柔，手法连贯，至皮肤发热即可。每次刮拭1~2分钟，隔天一次，可缓解痛风性关节炎引起的疼痛。

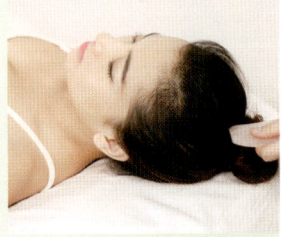

痛风配伍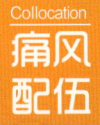

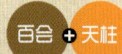

百会配天柱，具有疏散风邪的作用，能有效缓解痛风性关节炎的游走性疼痛。

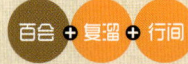

百会配复溜、行间，可育阴潜阳、疏风止痛，能够有效缓解痛风性关节炎的骨节疼痛。

第 5 章

内调与外治并驾齐驱
轻松拿下痛风

痛风主要有湿热痹阻型、风寒湿痹型、痰瘀阻滞型、寒热错杂型、脾肾阳虚型、肝肾阴虚型六种证型，主要由风、寒、湿、痰、瘀血阻滞经脉而成。本章主要介绍用按摩、艾灸、刮痧、拔罐四大理疗手法温阳散寒、通经活络、活血化瘀、除湿止痹痛，从而防治痛风诸症。

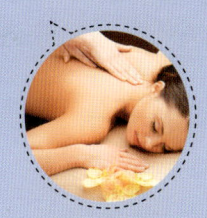

湿热痹阻型

风湿热痹，风痹又叫行痹，以蹿痛为主；湿导致的主要是局部酸沉痛；热痹主要是关节红肿疼痛，如症状一起出现，一般是风湿阻滞经络，影响经气运行，郁积化热，从而使关节局部产生红肿疼痛，就叫风湿热痹。

主要症状

关节红肿热痛，病势较急，局部灼热、得凉痛减，或见局部皮下结节、痛风石，伴见发热、口渴、心烦、小便短黄、舌质红、苔黄或腻。

治疗原则

清热利湿、通络止痛。

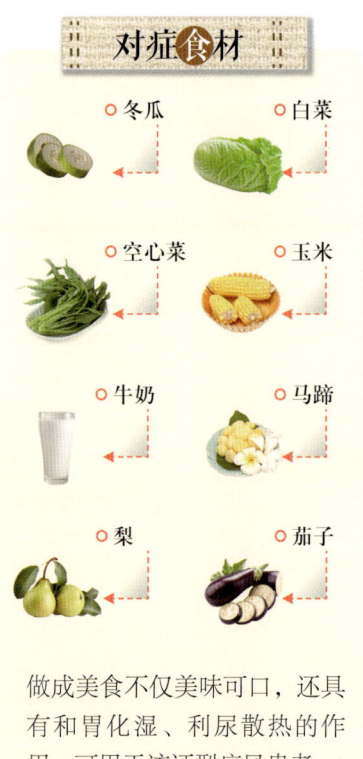

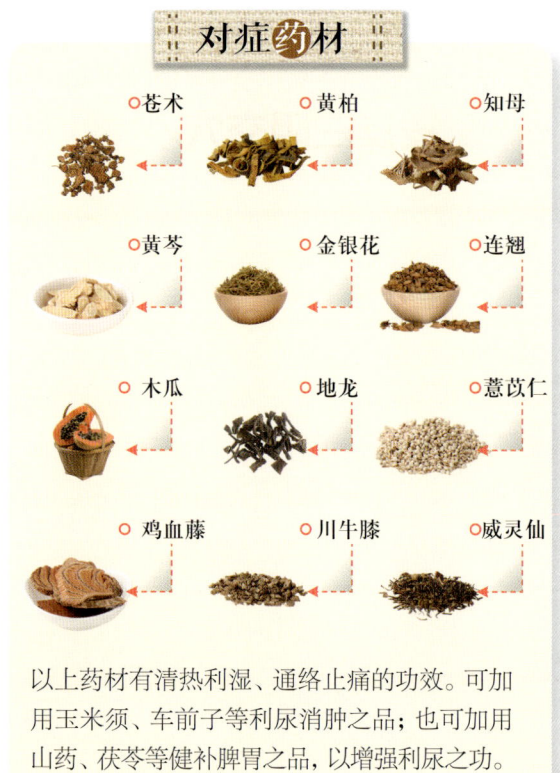

做成美食不仅美味可口，还具有和胃化湿、利尿散热的作用，可用于该证型痛风患者。

以上药材有清热利湿、通络止痛的功效。可加用玉米须、车前子等利尿消肿之品；也可加用山药、茯苓等健补脾胃之品，以增强利尿之功。

按摩疗法

01 按揉曲池穴

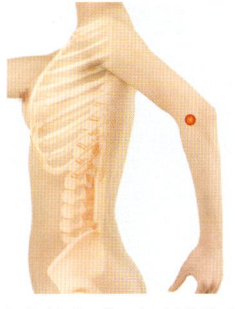

| 定位 | 位于肘横纹外侧端，屈肘，当尺泽与肱骨外上髁连线中点。
| 按摩 | 用拇指指腹按揉曲池穴2分钟，力度由轻渐重。

02 按揉阳陵泉穴

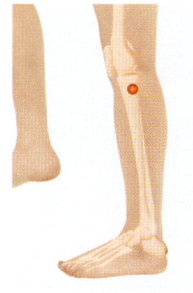

| 定位 | 位于小腿外侧，腓骨小头前下方凹陷处。
| 按摩 | 用拇指指腹按揉阳陵泉穴2分钟，力度由轻渐重，以此处有酸胀痛感为宜。

03 按揉三阴交穴

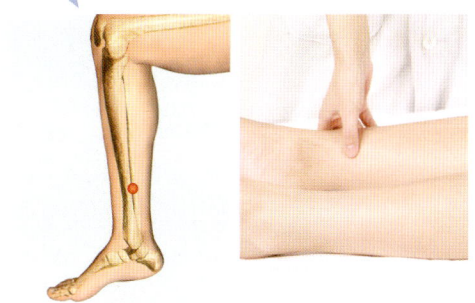

| 定位 | 位于小腿内侧，当足内踝尖上3寸，胫骨内侧缘后方。
| 按摩 | 用拇指按揉三阴交穴，由轻至重，手法连贯，局部有酸胀感即可。

04 按揉脾俞穴

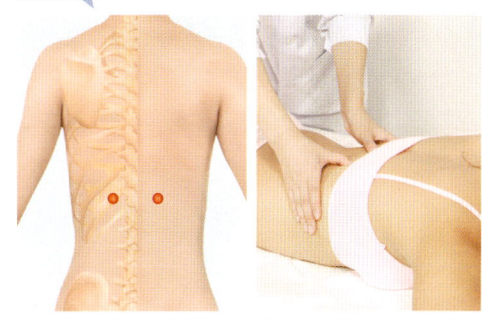

| 定位 | 位于背部，当第十一胸椎棘突下，旁开1.5寸。
| 按摩 | 用双手拇指指腹按揉脾俞穴，力度轻柔，手法连贯，以局部有酸胀感为宜。

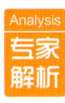 **专家解析**：曲池、阳陵泉、三阴交、脾俞四穴合用，能共奏清利邪热、调理气血、祛风湿、利关节之功。

刮痧疗法

01 刮拭三阴交穴

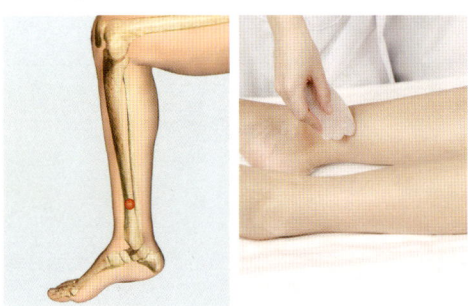

| 定位 | 位于小腿内侧,当足内踝尖上3寸,胫骨内侧缘后方。
| 刮痧 | 用刮痧板侧边刮拭三阴交穴,力度适中,手法连贯,至皮肤潮红发热即可。

02 刮拭昆仑穴

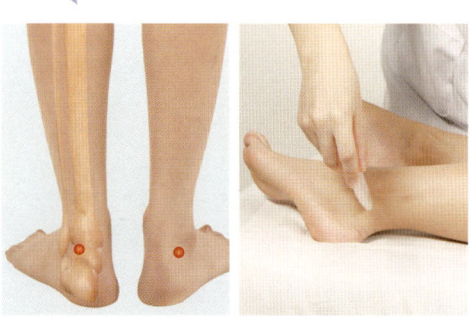

| 定位 | 位于足部外踝后方,当外踝尖与跟腱之间的凹陷处。
| 刮痧 | 用角刮法刮拭昆仑穴50次,力度适中,直至皮肤发红,皮下紫色痧斑、痧痕形成为止。

03 刮拭丘墟穴

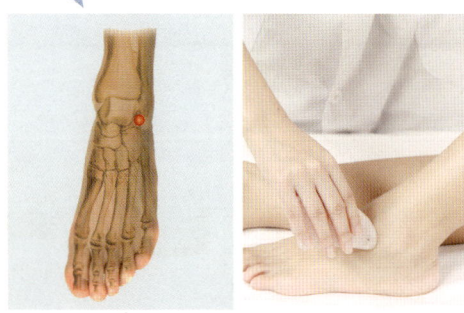

| 定位 | 位于足外踝的前下方,当趾长伸肌腱的外侧凹陷处。
| 刮痧 | 用刮痧板的厚边棱角为着力点,从上往下刮拭丘墟穴30次,至皮肤发红。

04 刮拭膝眼穴

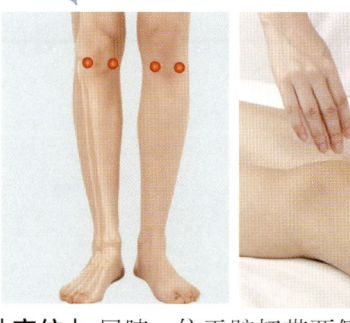

| 定位 | 屈膝,位于髌韧带两侧凹陷处,在内侧的称内膝眼,在外侧的称外膝眼。
| 刮痧 | 用刮痧板点按膝眼穴1~3分钟,力度适中,手法连贯,可不出痧。

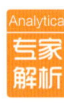

专家解析:用刮痧的手法刮拭四穴,可祛湿散邪、疏利关节,使湿热邪气从皮毛肌腠排出,从而缓解痛风的疼痛不适。

拔罐疗法

01 拔罐曲池穴

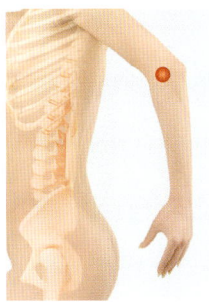
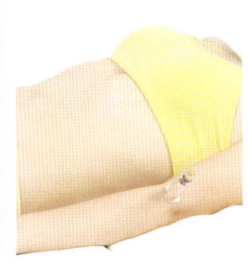

| 定位 | 位于肘横纹外侧端，屈肘，当尺泽与肱骨外上髁连线中点。
| 拔罐 | 用拔罐器将气罐吸附在曲池穴上，留罐10分钟，以被拔罐部位充血，并有少量瘀血被拔出为度。

02 拔罐尺泽穴

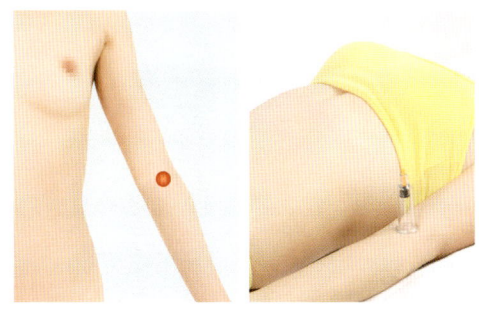

| 定位 | 位于肘横纹中，肱二头肌腱桡侧凹陷处。
| 拔罐 | 用拔罐器将气罐吸附在尺泽穴上，留罐10分钟，以局部皮肤潮红为度。

03 拔罐悬钟穴

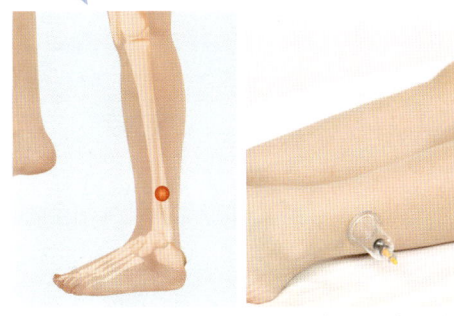

| 定位 | 位于小腿外侧部，外踝尖上3寸，腓骨前缘凹陷处。
| 拔罐 | 用拔罐器将气罐吸附在悬钟穴上，留罐10分钟，以局部皮肤有酸胀痛感为佳。

04 拔罐阴陵泉穴

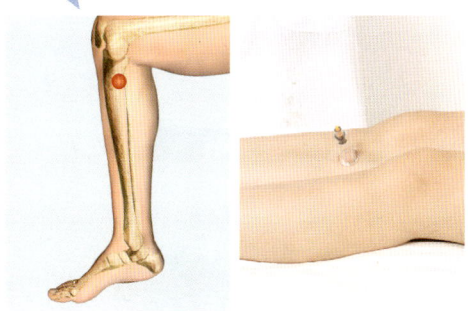

| 定位 | 位于小腿内侧，胫骨内侧髁后下方凹陷处，与阳陵泉相对。
| 拔罐 | 用拔罐器将气罐吸附在阴陵泉穴上，留罐10分钟，以局部皮肤有酸胀痛感为佳。

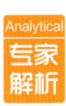

Analytical 专家解析 用拔罐手法与此四穴配合使用，具有清髓热、祛风湿、通经络的作用，可缓解此证型痛风的发热、疼痛不适。

风寒湿痹型

风寒湿痹，中医病证名，为行（风）痹、痛（寒）痹、著（湿）痹的合称，见《圣济总录》卷二十。因风寒湿三气杂至，致气血瘀滞，证见身重而痛，四肢拘挛，甚则走注疼痛，或手足麻木等。是外邪侵袭经络，气血闭阻不畅，引起关节、肢体等处出现酸、痛、麻、重及屈伸不利等症状，名为痹证。治宜祛风散寒利湿。

主要症状

足趾关节红肿热痛，或游走痛，或有发热、汗出、烦热、咽痛、舌红苔薄、脉弦数。

治疗原则

温经散寒、祛风化湿、止痛。

对症食材

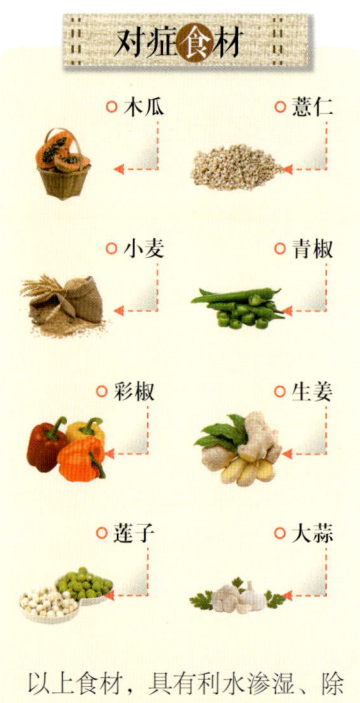

- 木瓜
- 薏仁
- 小麦
- 青椒
- 彩椒
- 生姜
- 莲子
- 大蒜

以上食材，具有利水渗湿、除痹止痛的作用，可缓解痛风因风寒湿三邪痹阻经脉的疼痛。

对症药材

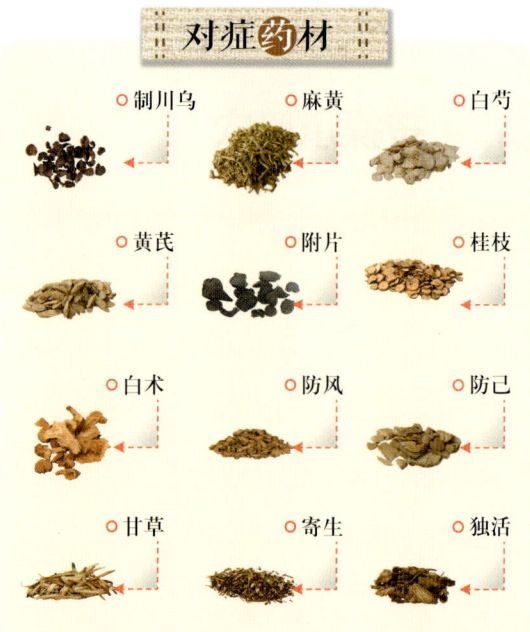

- 制川乌
- 麻黄
- 白芍
- 黄芪
- 附片
- 桂枝
- 白术
- 防风
- 防己
- 甘草
- 寄生
- 独活

以上药材可温经散寒、消肿止痛，能缓解痛风。其中川乌有大毒，请在医嘱下服用此品，切勿自行滥用或乱用。

按摩疗法

01 揉按阳陵泉穴

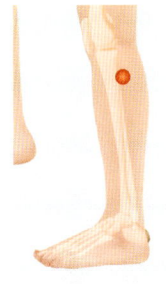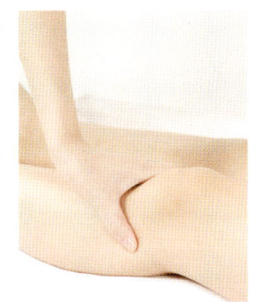

| 定位 | 位于小腿外侧，当腓骨头前下方凹陷处。
| 按摩 | 将拇指点按在阳陵泉穴上，以顺时针的方向揉按，着力由轻渐渐加重，再由重渐渐减轻。

02 点按承山穴

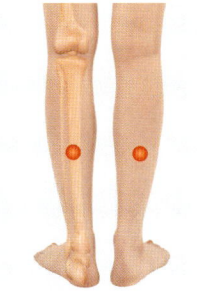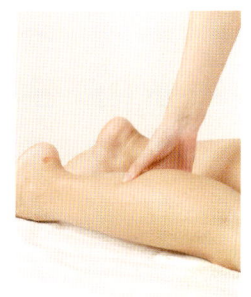

| 定位 | 位于小腿后面正中，当伸直小腿或足跟上提时腓肠肌肌腹下出现尖角凹陷处。
| 按摩 | 用拇指点按承山穴，力度适中，可缓解抽筋。

03 按揉承筋穴

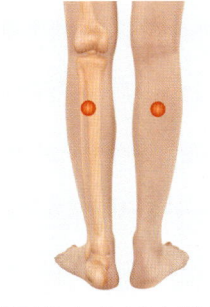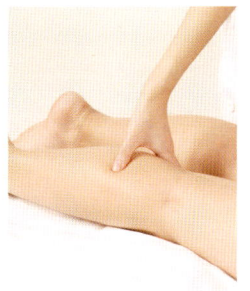

| 定位 | 位于小腿后面，当委中与承山的连线上，腓肠肌肌腹中央，委中下5寸。
| 按摩 | 用拇指指腹由轻到重按揉两侧承筋穴，力度适中。

04 捏揉昆仑穴

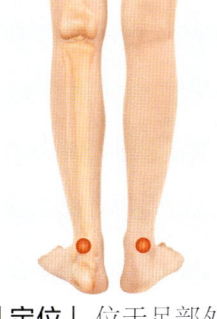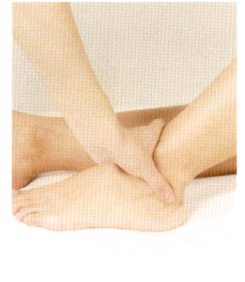

| 定位 | 位于足部外踝后方，当外踝尖与跟腱之间的凹陷处。
| 按摩 | 用拇指指腹用力捏揉昆仑穴3分钟，力度由轻至重再至轻，手法连贯。

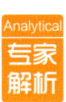 按摩以上四穴，能固护双下肢，增强双下肢的肌肉能力，并能清利湿热，缓解疼痛不适。

刮痧疗法

01 刮拭行间穴

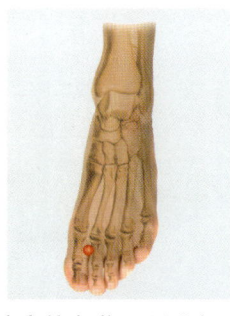 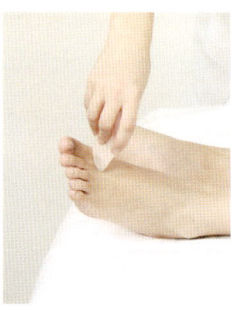

| 定位 | 位于足背部，当第一、二趾间，趾蹼缘的后方赤白肉际处。
| 刮痧 | 用角刮法重刮行间穴30次，力度适中，手法连贯，以局部皮肤潮红出痧为度。

02 刮拭委阳穴

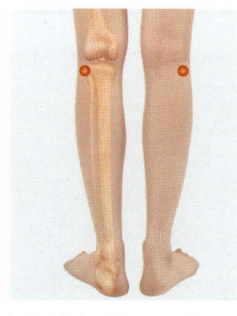 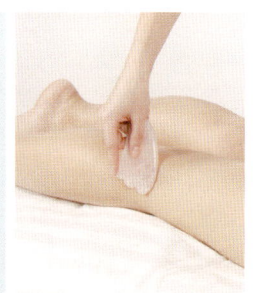

| 定位 | 位于膝部，腘横纹上，肱二头肌腱的内侧缘。
| 刮痧 | 用刮痧板侧边由轻到重刮拭委阳穴，力度适中，手法连贯，直至皮肤出现痧点为度。

03 刮拭承筋穴

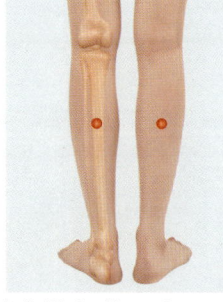 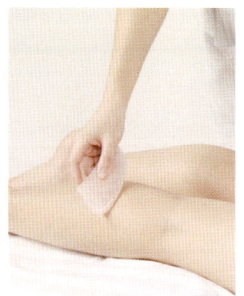

| 定位 | 位于小腿后面，当委中与承山的连线上，腓肠肌肌腹中央，委中下5寸。
| 刮痧 | 用面刮法重刮承筋穴30次，力度适中，以出痧为度。

04 刮拭承扶穴

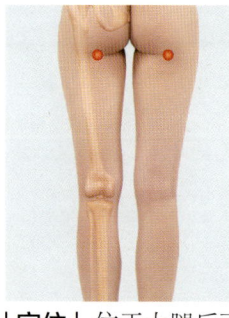 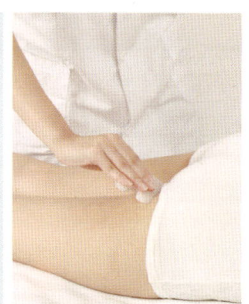

| 定位 | 位于大腿后面，臀下横纹的中点。
| 刮痧 | 用刮痧板厚边刮拭承扶穴50次，力度应由轻至重，手法连贯，以刮至局部皮下紫色痧斑、痧痕形成为度。

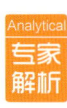 用刮痧的手法刮拭以上四穴，具有祛风散寒除湿、柔筋止痛的作用，可缓解此证型痛风性关节炎的疼痛不适。

艾灸疗法

01 灸治膝眼穴

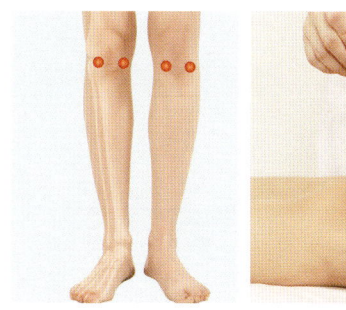

| 定位 | 屈膝，位于髌韧带两侧凹陷处，在内侧的称内膝眼，在外侧的称外膝眼。
| 艾灸 | 点燃艾条，在膝眼穴上空约三厘米处进行灸治，以局部微红为度。

02 灸治委阳穴

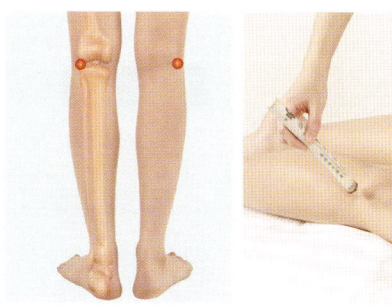

| 定位 | 位于膝部，腘横纹上，肱二头肌腱的内侧缘。
| 艾灸 | 点燃艾条，在委阳穴上空约三厘米处进行灸治，以局部发热微红为度。

03 灸治腰阳关穴

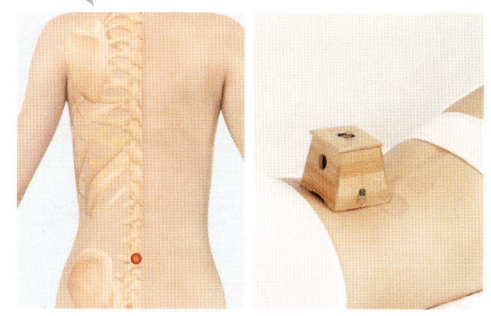

| 定位 | 位于腰部，当后正中线上，第四腰椎棘突下凹陷中。
| 艾灸 | 将艾灸盒放在腰阳关穴上，15分钟后取下，以局部发热微红为度。

04 灸治悬钟穴

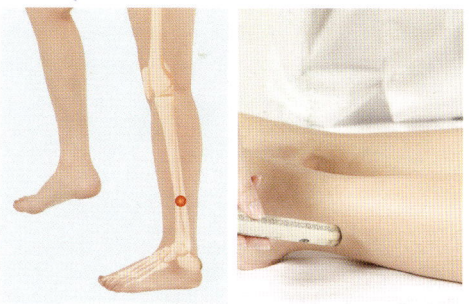

| 定位 | 位于小腿外侧，当外踝尖上3寸，腓骨前缘。
| 艾灸 | 点燃艾条，在悬钟穴上空约三厘米处进行灸治，以局部发热微红为度。

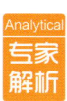

专家解析 用艾灸的疗法灸治以上四穴，具有温阳散寒、除湿止痛的作用，能够用于治疗此证型的痹痛、脚软无力、四肢冰冷等症状。

痰瘀阻滞型

痛风性关节炎之痰瘀痹阻证,是指平素体虚,外感痰邪,或素体阳虚,痰湿内生,并与瘀血互结,滞留肢体筋脉、肢节、肌肉,导致经脉痹阻不通,经络闭阻所表现出来的肌肉关节疼痛不适,多为针刺样痛,疼痛固定不移,舌质紫暗或有瘀斑,舌苔白腻,脉弦涩一类病证。

主要症状

关节刺痛、夜晚加剧、发作频繁,伴结节、关节畸形肿胀、活动受限,舌暗红,或有瘀斑,脉细弦或涩。

治疗原则

化痰祛瘀、通经散结。

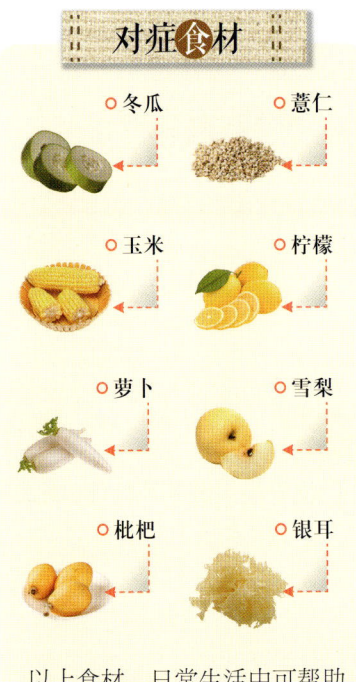

对症食材：冬瓜、薏仁、玉米、柠檬、萝卜、雪梨、枇杷、银耳

以上食材,日常生活中可帮助祛除体内的湿气,利水消肿,帮助尿酸盐排出。

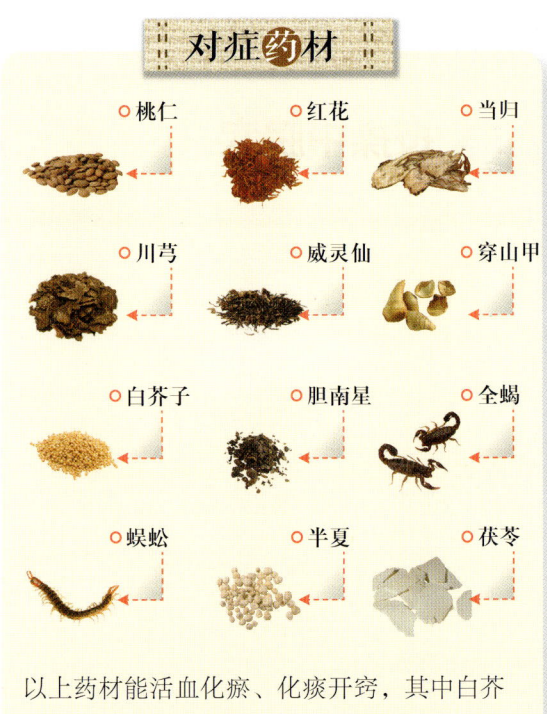

对症药材：桃仁、红花、当归、川芎、威灵仙、穿山甲、白芥子、胆南星、全蝎、蜈蚣、半夏、茯苓

以上药材能活血化瘀、化痰开窍,其中白芥子甚至能消皮里膜外之痰,缓解肢节麻木、关节肿痛不适。

按摩疗法

01 按揉丰隆穴

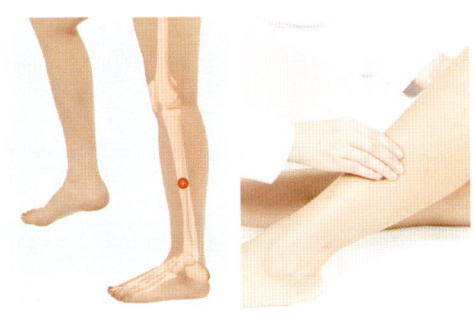

| 定位 | 位于小腿前外侧，当外踝尖上8寸，条口外，距胫骨前缘二横指（中指）。
| 按摩 | 将食指、中指、无名指三指并拢，用三指指腹按揉丰隆穴。

02 点按足三里穴

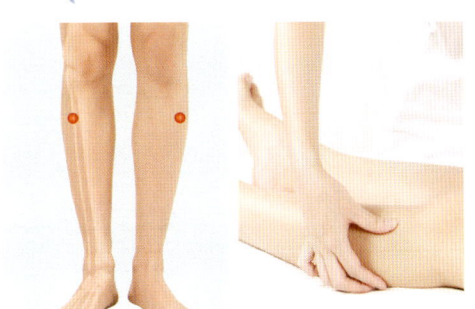

| 定位 | 位于小腿前外侧，当犊鼻下3寸，距胫骨前缘一横指。
| 按摩 | 用拇指指腹点按足三里穴，力度稍重，手法连贯，揉至局部有胀痛感即可。

03 按揉中脘穴

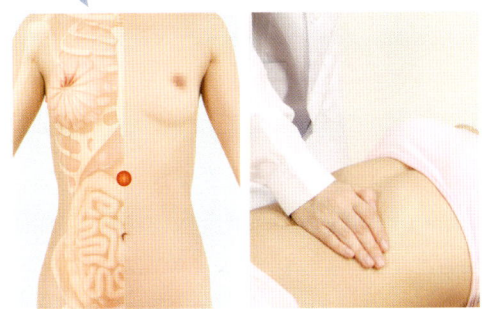

| 定位 | 位于上腹部，前正中线上，当脐中上4寸。
| 按摩 | 用手掌紧贴中脘，与穴位之间不能移动，而皮下的组织要被揉动，幅度逐渐扩大。

04 按揉大敦穴

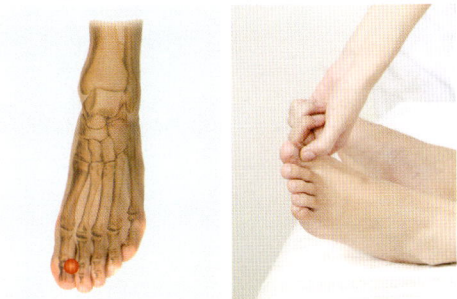

| 定位 | 位于足大趾末节外侧，距趾甲角0.1寸（指寸）。
| 按摩 | 用拇指指端按揉大敦穴，力度由轻到重，手法连贯，至此处有胀痛感为度。

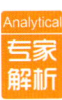
专家解析：按摩以上四穴，具有健脾化湿、化痰通络的作用，可缓解痰瘀阻络型痛风性关节炎的身体沉重不适、疼痛麻木。

刮痧疗法

01 刮拭丰隆穴

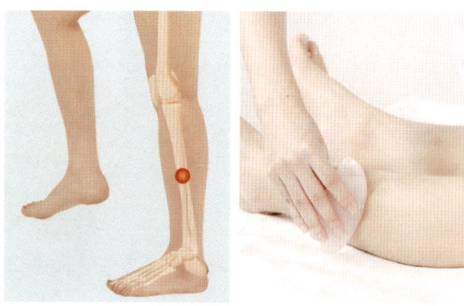

| 定位 | 位于小腿前外侧，当外踝尖上8寸，条口外，距胫骨前缘二横指（中指）。
| 刮痧 | 用刮痧板侧边从上向下刮拭丰隆穴，以皮肤潮红发热为度。

02 刮拭足三里穴

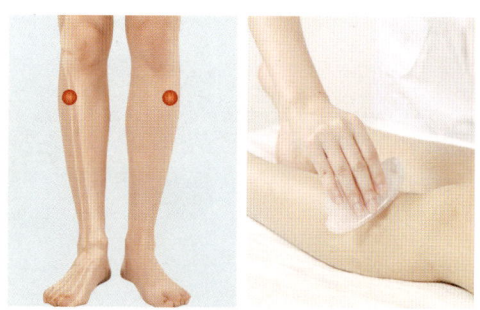

| 定位 | 位于小腿前外侧，当犊鼻下3寸，距胫骨前缘一横指（中指）。
| 刮痧 | 用刮痧板侧边从上往下刮拭足三里穴，力度略重，手法连贯，可不出痧。

03 刮拭委阳穴

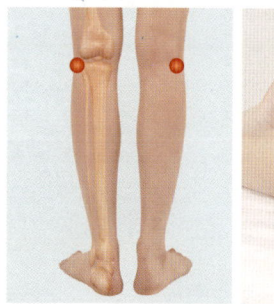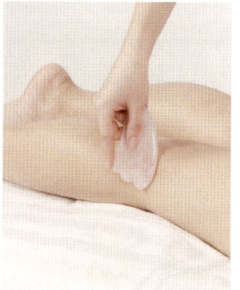

| 定位 | 位于腘横纹外侧端，当股二头肌腱的内侧。
| 刮痧 | 用刮痧板由上向下刮拭委阳穴，由轻至重，反复刮拭至皮肤出痧为度。

04 刮拭秩边穴

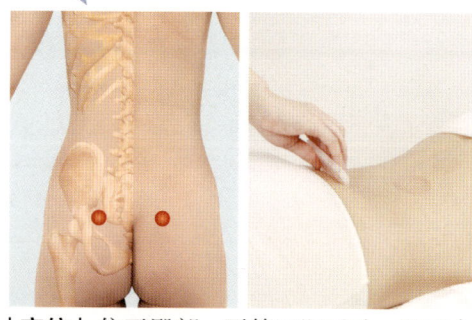

| 定位 | 位于臀部，平第四骶后孔，骶正中嵴旁开3寸。
| 刮痧 | 用刮痧板侧边由轻到重刮拭秩边穴，直至皮肤出现痧点为度。

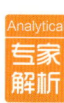

专家解析：用刮痧的手法刮拭以上四个穴位，可健脾化痰、升清降浊、通经活络，治疗痰瘀阻滞型痛风的"不通则痛"、下肢痿痹。

拔罐疗法

01 拔罐中脘穴

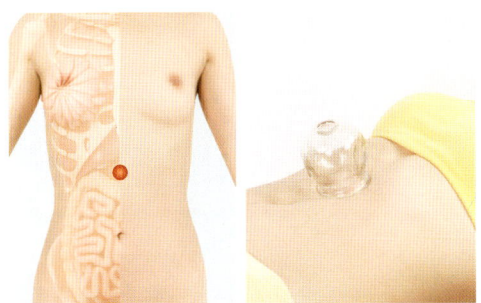

| 定位 | 位于上腹部,前正中线上,当脐中上4寸。
| 拔罐 | 将火罐迅速吸附在中脘穴上,留罐15分钟,以局部皮肤微红、充血即可。

02 拔罐丰隆穴

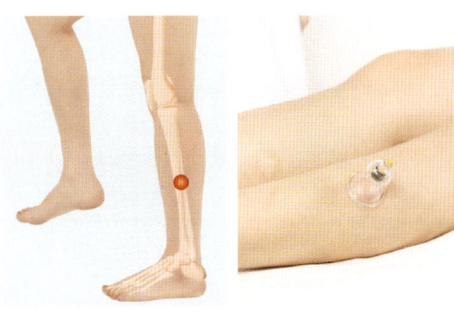

| 定位 | 位于小腿前外侧,当外踝尖上8寸,条口外,距胫骨前缘二横指(中指)。
| 拔罐 | 用拔罐器将气罐吸附在丰隆穴上,留罐15分钟。

03 拔罐三阴交穴

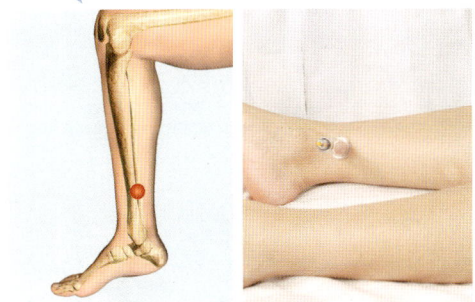

| 定位 | 位于小腿内侧,当足内踝尖上3寸,胫骨内侧缘后方。
| 拔罐 | 用拔罐器将气罐吸附在三阴交穴上,留罐15分钟,以局部皮肤泛红、充血为度。

04 拔罐委中穴

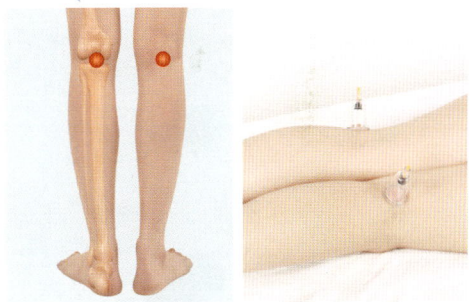

| 定位 | 在腘横纹中点,当股二头肌腱与半腱肌肌腱的中间。
| 拔罐 | 用拔罐器在委中穴上拔上气罐,留罐15分钟,以局部皮肤泛红、充血为度。

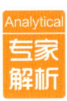

专家解析：用拔罐疗法在以上四穴处拔罐,可通经活络、化痰除湿,可用于缓解痰瘀阻滞型痛风诸症。

寒热错杂型

寒热错杂型痛风,是指风、寒、湿、热之邪往往相互为虐,方能成病。风为阳邪开发腠理,又具穿透之力,寒借此力内犯,风又借寒凝之积,使邪附病位,而成伤人致病之基。湿邪借风邪的疏泄之力,寒邪的收引之能,而入侵筋骨肌肉,风寒又借湿邪之性,黏着、胶固于肢体而不去。风、热均为阳邪,风胜则化热,热胜则生风,狼狈相因,开泄腠理而让湿入,又因湿而胶固不解。诸邪郁滞日久,即会化热,生成寒热错杂之象。

主要症状

肢体关节红肿疼痛、疼痛游走不定、屈伸不利,或恶风,或恶寒,有热感,口渴不喜饮,兼见舌红,苔薄黄。

治疗原则

祛风除湿、通阳散寒,佐以清热。

对症食材

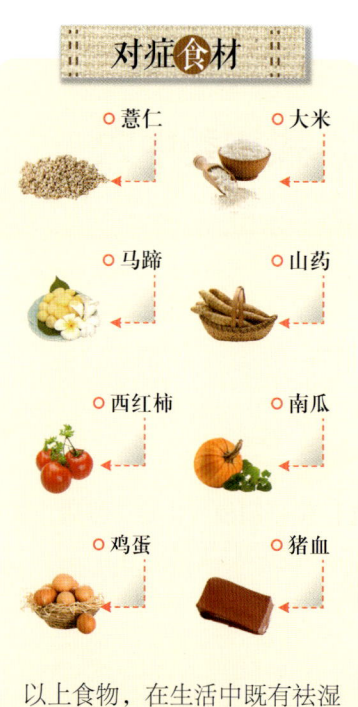

以上食物,在生活中既有祛湿之功,又能清利邪热,适用于寒热错杂型痛风患者。

对症药材

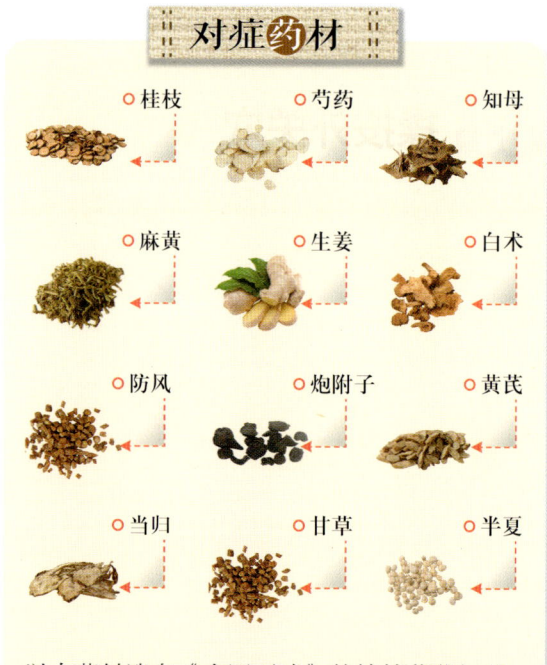

以上药材选自《金匮要略》的桂枝芍药知母汤方,此方直至现代,仍为有效治疗痹症的常选方药。

按摩疗法

01 直推大椎穴

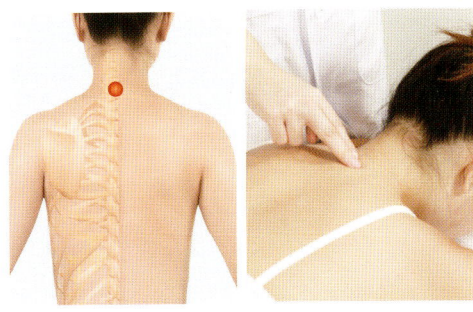

| 定位 | 位于背部，后正中线上，当第七颈椎棘突下凹陷中。
| 按摩 | 将食指和中指并拢，用两指指腹直推大椎穴，力度适中，手法连贯。

02 揉按曲池穴

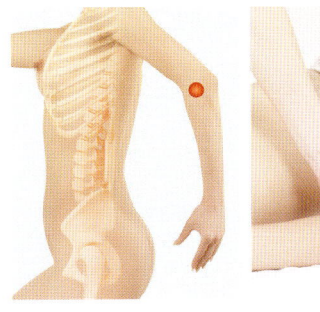
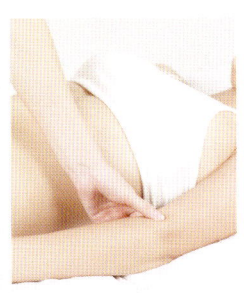

| 定位 | 位于肘横纹外侧端，屈肘，当尺泽与肱骨外上髁连线中点。
| 按摩 | 用拇指指腹按压在曲池穴上，以顺时针的方向揉按，力度适中，手法连贯。

03 揉按外关穴

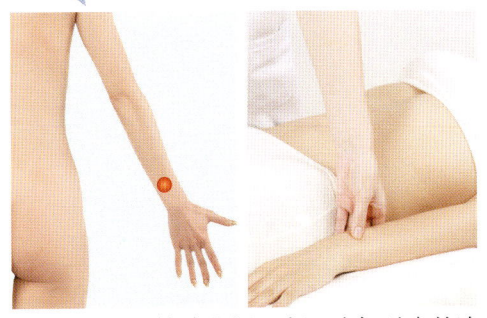

| 定位 | 位于前臂背侧，当阳池与肘尖的连线上，腕背横纹上2寸，尺骨与桡骨之间。
| 按摩 | 用一手拇指指端以顺时针的方向揉按外关穴，力度稍重。

04 揉按委中穴

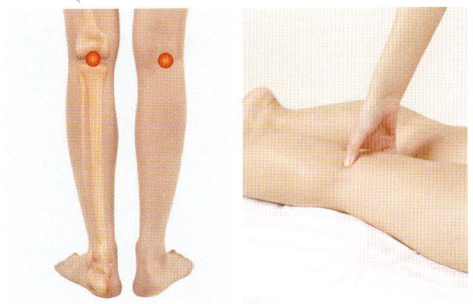

| 定位 | 位于腘横纹中点，当股二头肌腱与半腱肌肌腱中间。
| 按摩 | 用拇指指腹稍用力点按在委中穴上，以顺时针的方向揉按，力度由轻至重。

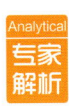 按揉以上穴位，可祛风散寒，兼能清利邪热，能达寒热并用之妙，缓解此证型痛风。

刮痧疗法

01 刮拭委中穴

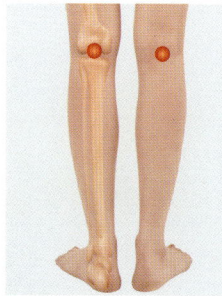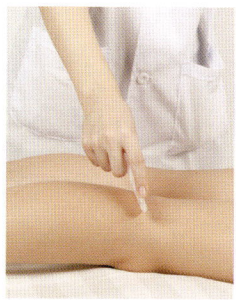

| 定位 | 位于腘横纹中点，当股二头肌腱与半腱肌肌腱的中间。
| 刮痧 | 用刮痧板侧边刮拭委中穴，力度由轻到重，以局部皮肤潮红为度，可不出痧。

02 刮拭阴陵泉穴

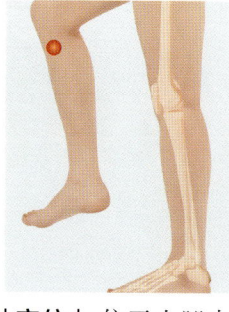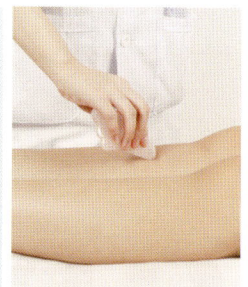

| 定位 | 位于小腿内侧，胫骨内侧髁后下方凹陷处。
| 刮痧 | 涂抹经络油，用刮痧板刮拭阴陵泉穴30次，力度适中，以局部皮肤潮红出痧为度。

03 刮拭承山穴

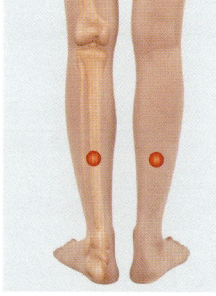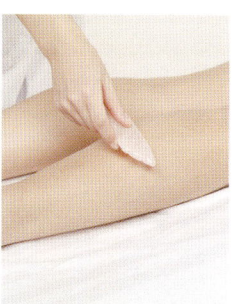

| 定位 | 位于小腿后面正中，当伸直小腿或足跟上提时腓肠肌肌腹下出现的尖角凹陷处。
| 刮痧 | 用面刮法刮拭承山穴30次，力度适中，以皮肤潮红发热为宜。

04 刮拭尺泽穴

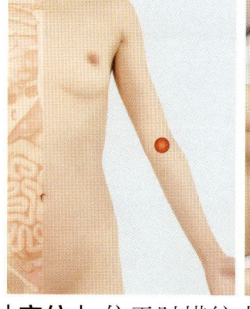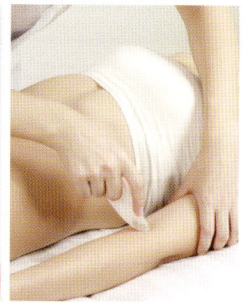

| 定位 | 位于肘横纹中，肱二头肌腱桡侧凹陷处，微屈肘取穴。
| 刮痧 | 用角刮法刮拭尺泽穴30次，力度由轻至重，手法连贯，以皮肤潮红即可，不出痧。

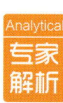

用刮痧的手法配合以上四穴，具有清利邪热、通经活络、除湿止痛的作用，能强筋骨，利关节，用于缓解寒热错杂型痛风的痹痛不适。

拔罐疗法

01 拔罐大椎穴

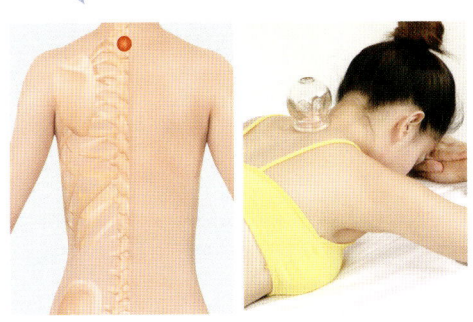

| 定位 | 位于背部，后正中线上，当第七颈椎棘突下凹陷中。
| 拔罐 | 将火罐迅速扣在大椎穴上，并留罐15分钟，以局部皮肤泛红、充血为度。

02 拔罐曲池穴

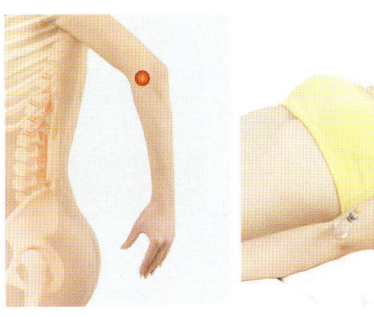

| 定位 | 位于肘横纹外侧端，屈肘，当尺泽与肱骨外上髁连线中点。
| 拔罐 | 用拔罐器将气罐吸附在曲池穴上，留罐15分钟，以被拔罐部位充血为度。

03 拔罐肾俞穴

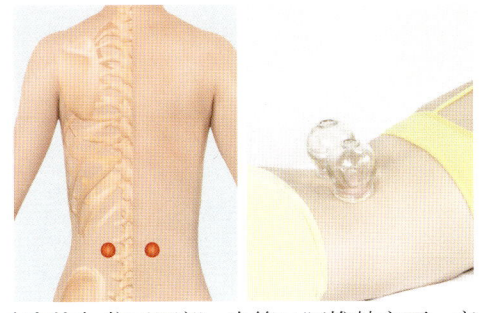

| 定位 | 位于腰部，当第二腰椎棘突下，旁开1.5寸。
| 拔罐 | 将火罐扣在肾俞穴上，留罐15分钟，以局部皮肤泛红、充血为度。

04 拔罐足三里穴

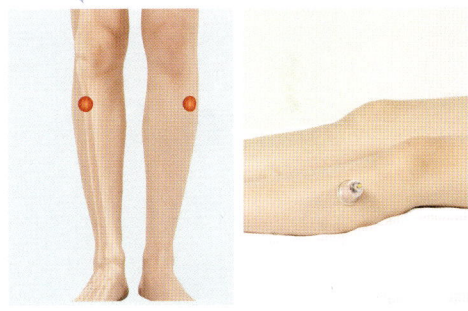

| 定位 | 位于小腿前外侧，当犊鼻下3寸，距胫骨前缘一横指。
| 拔罐 | 用拔罐器将气罐吸附在足三里穴上，留罐15分钟，以被拔罐部位充血，少量瘀血被拔出为度。

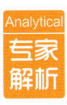

专家解析：在以上四穴处拔罐，能够温阳散寒、通经活络、散邪泄热，缓解痛风的寒热错杂这一证型。

脾肾阳虚型

《诸病源候论·风病·风湿痹候》中言"由血气虚,则受风湿"为痛风的病机。其中脾主统血,为气血生化之源;肾主骨,肾藏精,精生骨髓,骨髓充实,骨骼强壮,运动捷健。肾的精气盛衰,直接影响骨骼的生长、营养、功能。脾肾两虚,则气血生化功能失常,肾主骨的功能失常,导致筋骨失养,一者体虚腠理空疏,营卫不固,为感邪创造了条件,二者正气不足,无力驱邪外出,病邪稽留而病势缠绵。

主要症状

面色苍白,手足不温,腰隐痛,腿酸软、遇劳更甚、卧则减轻,夜尿频多,少气无力,舌淡,苔薄白,脉沉细。

治疗原则

温阳健脾、行气利水。

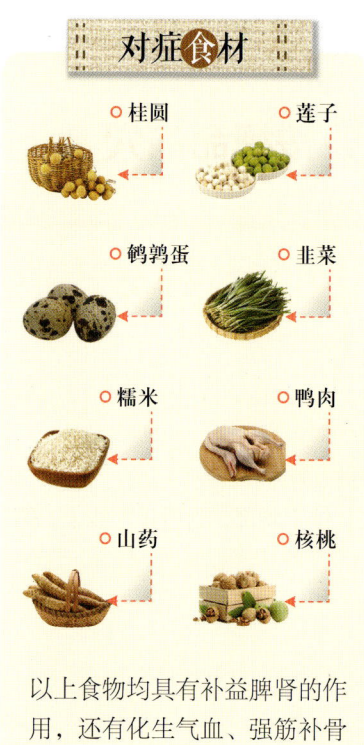

以上食物均具有补益脾肾的作用,还有化生气血、强筋补骨的作用。

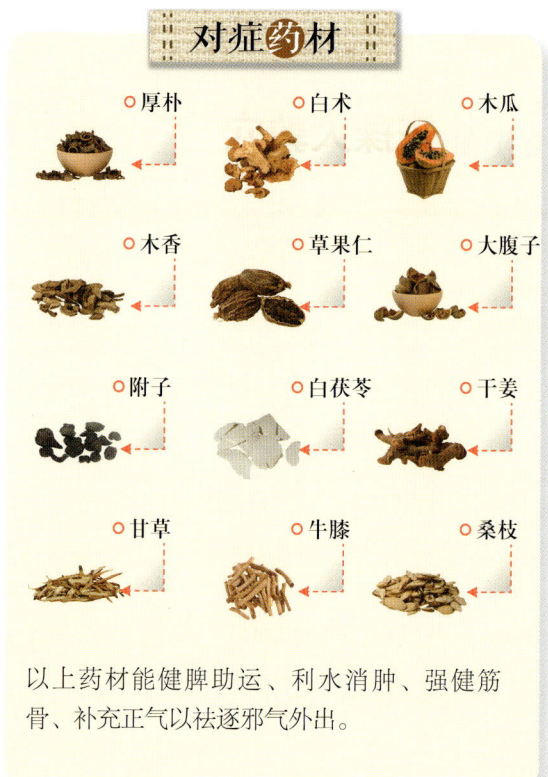

以上药材能健脾助运、利水消肿、强健筋骨、补充正气以祛逐邪气外出。

按摩疗法

01 按揉关元穴

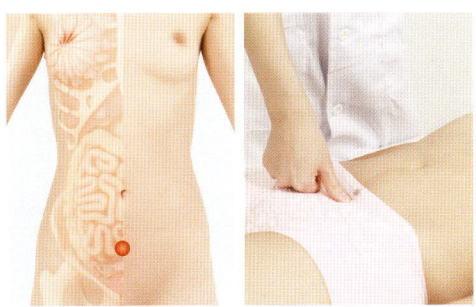

| 定位 | 位于下腹部，前正中线上，当脐中下3寸。
| 按摩 | 用拇指指腹按揉关元穴，力度适中，以顺时针的方向按揉，手法连贯。

02 揉按肾俞穴

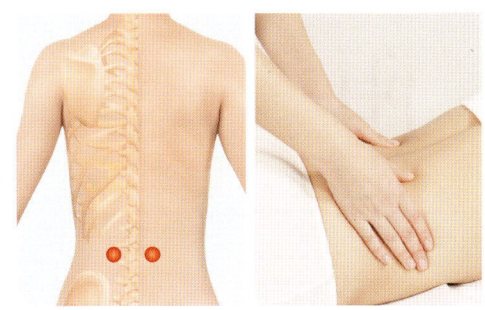

| 定位 | 位于腰部，当第二腰椎棘突下，旁开1.5寸。
| 按摩 | 用拇指指端点按肾俞穴，顺逆时针依次揉按，力度由轻至重再至轻，手法连贯。

03 按揉大敦穴

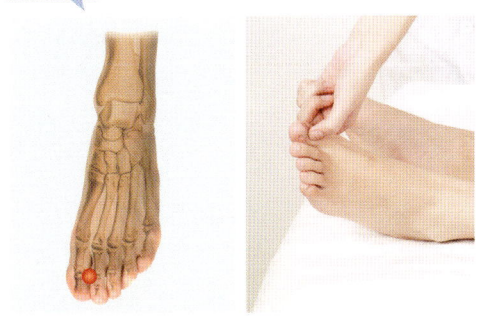

| 定位 | 位于足大趾末节外侧，距趾甲角0.1寸（指寸）。
| 按摩 | 用拇指指端按揉大敦穴30次，力度由轻到重，手法连贯。

04 按揉命门穴

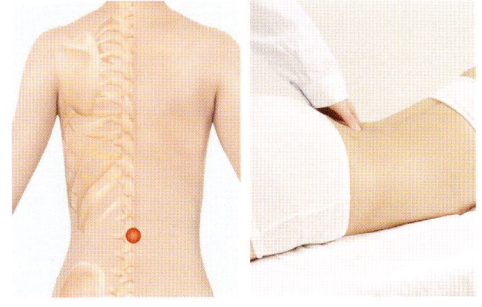

| 定位 | 位于腰部，当后正中线上，第二腰椎棘突下凹陷中。
| 按摩 | 用拇指指端按压在命门穴上，做顺时针方向回旋揉动，力度一般由轻至重再至轻。

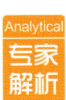
专家解析：按摩以上四个穴位，能够温肾暖脾、温阳散寒、通利关节寒湿，缓解足胫疼痛发凉、四肢不温诸症。

刮痧疗法

01 刮拭腰阳关穴

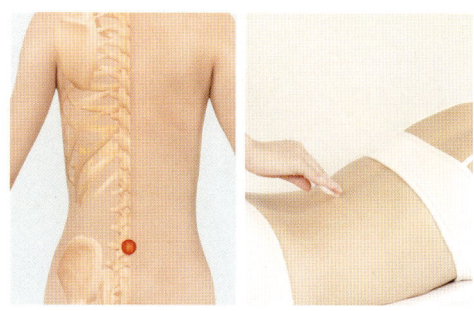

- **定位**：位于腰部，当后正中线上，第四腰椎棘突下凹陷中。
- **刮痧**：用刮痧板侧边由轻到重刮拭腰阳关穴，以皮肤潮红发热即可。

02 刮拭膈俞穴

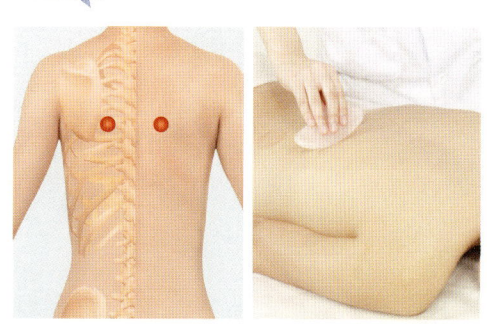

- **定位**：位于背部，当第七胸椎棘突下，旁开1.5寸。
- **刮痧**：用刮痧板侧边从上往下刮拭膈俞穴，以皮肤潮红出痧为度。

03 刮拭水分穴

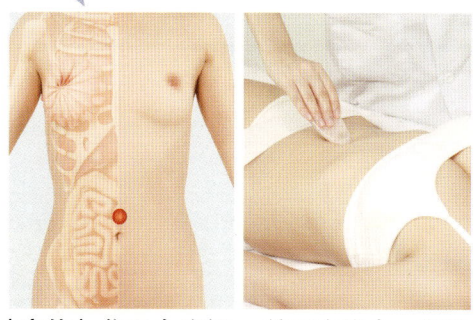

- **定位**：位于上腹部，前正中线上，当脐中上1寸。
- **刮痧**：用刮痧板角部刮拭水分穴50次，至皮肤发红，皮下紫色痧斑、痧痕形成为止。

04 刮拭中极穴

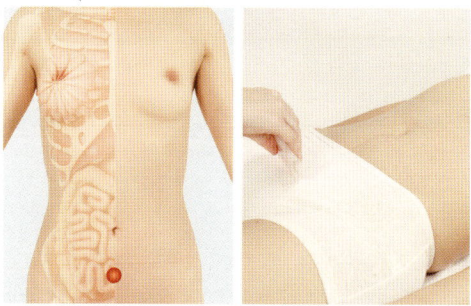

- **定位**：位于下腹部，前正中线上，当脐中下4寸。
- **刮痧**：用刮痧板边缘刮拭中极穴30次，由上至下，力度适中，以皮肤潮红为度。

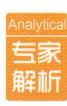

专家解析：用刮痧的手法刮拭以上穴位，具有祛寒散邪、补肾强腰、通经活络的作用，长期坚持，可用于脾肾阳虚型痛风的四肢疼痛不适、手脚冰凉。

艾灸疗法

01 灸治关元穴

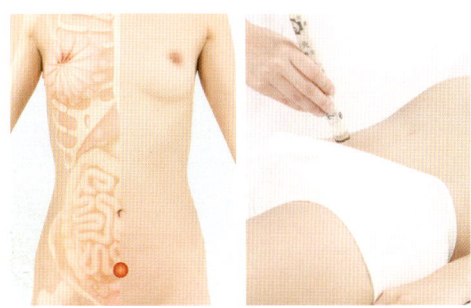

| 定位 | 位于下腹部，前正中线上，当脐中下3寸。
| 艾灸 | 用悬灸法灸治关元穴10～15分钟，以局部微红发热为度。

02 灸治肾俞穴

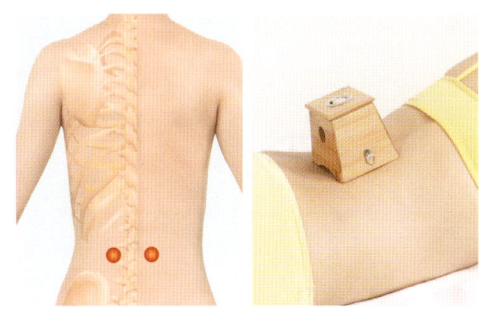

| 定位 | 位于腰部，当第二腰椎棘突下，旁开1.5寸。
| 艾灸 | 将艾灸盒放在肾俞穴上10～15分钟，以局部微红发热为度。

03 灸治足三里穴

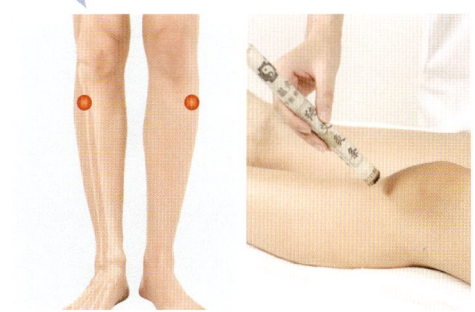

| 定位 | 位于小腿前外侧，当犊鼻下3寸，距胫骨前缘一横指。
| 艾灸 | 用悬灸法灸治足三里穴10～15分钟，对侧以同样的方法操作，灸至双下肢有温感为宜。

04 灸治脾俞穴

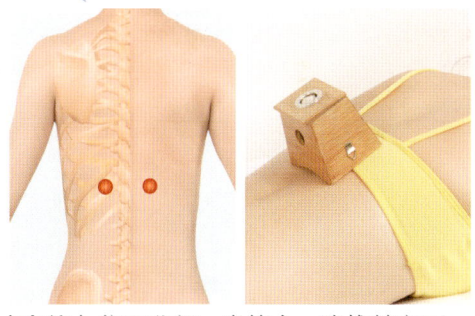

| 定位 | 位于背部，当第十一胸椎棘突下，旁开1.5寸。
| 艾灸 | 将艾灸盒放在脾俞穴上10～15分钟，灸至背部微热即可。

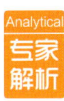 专家解析：用艾灸的手法灸治以上四穴，能温通经脉、温阳散寒、补益脾肾，缓解痛风的四肢痹痛等症。

肝肾阴虚型

《金匮悬解》言："筋骨者，营卫之所滋养，营虚血涩，经脉不通，则卫气不能独行。营卫俱微，无以充灌三焦，三焦无所仰赖，以致四肢失秉，断绝不通，身体羸瘦，独足肿大，黄汗出而胫自冷。假令发热，便是历节也。"肝主筋，肾主骨，肝肾阴虚，则筋骨肢节不能受到濡养，肝失所养，则筋脉拘挛，筋脉缓弱不振；肾无所养，则肾不化精，无以生髓濡养骨节，骨伤则痿软不坚。

主要症状

久病，关节痛如被杖，局部关节变形，昼轻夜重，肌肤麻木不仁，步履艰难，筋脉拘急，屈伸不利，头晕耳鸣，颧红口干，舌红，少苔，脉弦细或细数。

治疗原则

滋阴补肾，熄风止痛。

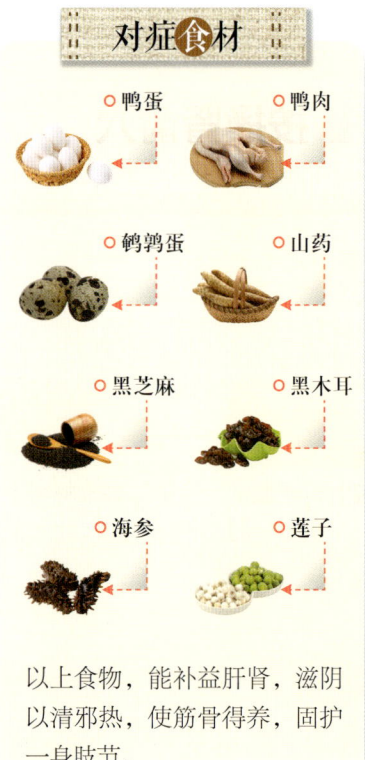

以上食物，能补益肝肾，滋阴以清邪热，使筋骨得养，固护一身肢节。

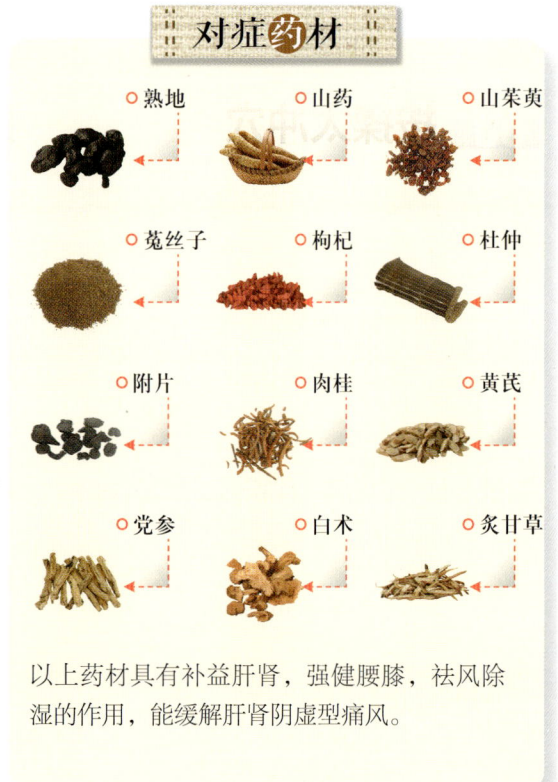

以上药材具有补益肝肾，强健腰膝，祛风除湿的作用，能缓解肝肾阴虚型痛风。

按摩疗法

01 揉按足三里穴

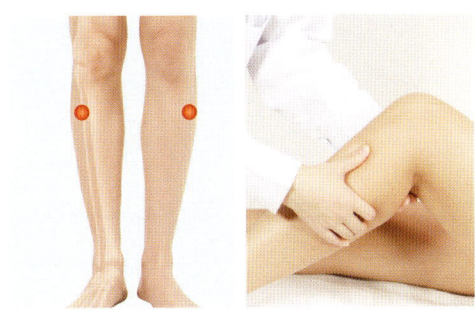

| 定位 | 位于小腿前外侧，当犊鼻下3寸，距胫骨前缘一横指。
| 按摩 | 用拇指指腹用力按压足三里穴1次，然后以顺时针的方向揉按此穴3次，称一按三揉。

02 揉按肝俞穴

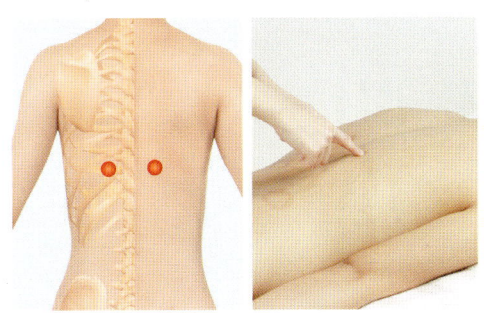

| 定位 | 位于背部，当第九胸椎棘突下，旁开1.5寸。
| 按摩 | 用食指指端点按肝俞穴，顺逆时针依次揉按，力度由轻至重，再由重至轻。

03 按揉太冲穴

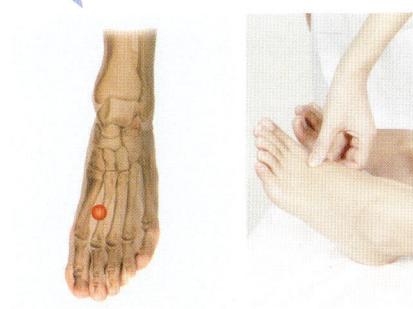

| 定位 | 位于足背侧，当第一跖骨间隙的后方凹陷处。
| 按摩 | 用拇指指腹按揉太冲穴，力度由轻至重再至轻，手法连贯，以局部有酸胀感为度。

04 按揉肾俞穴

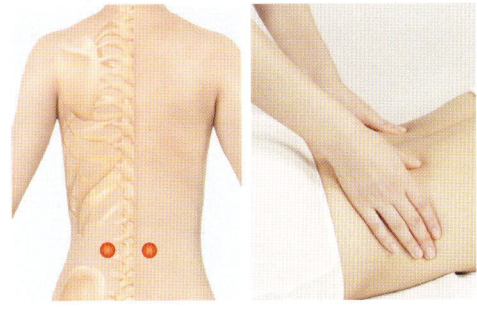

| 定位 | 位于腰部，当第二腰椎棘突下，旁开1.5寸。
| 按摩 | 用双手拇指指腹按揉肾俞穴，力度由轻至重再至轻，手法连贯。

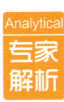 专家解析：按揉以上四穴，具有补益肝、脾、肾三脏，疏风泄热，养阴柔筋的作用，可用于缓解痛风的筋脉拘挛、骨节疼痛不适。

刮痧疗法

01 刮拭行间穴

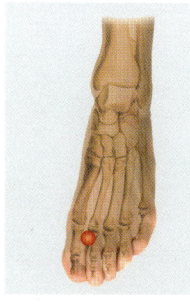
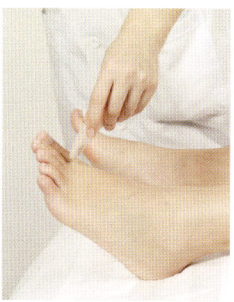

| 定位 | 位于足背部，当第一、二趾间，趾蹼缘的后方赤白肉际处。
| 刮痧 | 用角刮法重刮行间穴30次，力度稍重，手法连贯，以局部皮肤潮红出痧为度。

02 刮拭太溪穴

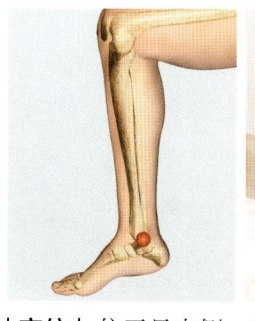
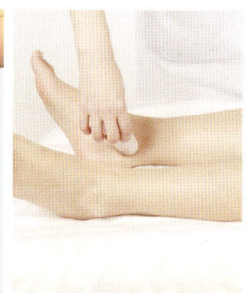

| 定位 | 位于足内侧，内踝后方，当内踝尖与跟腱之间的凹陷处。
| 刮痧 | 用刮痧板由上向下刮拭太溪穴，由轻至重，反复刮拭至皮肤出痧为度。

03 刮拭承山穴

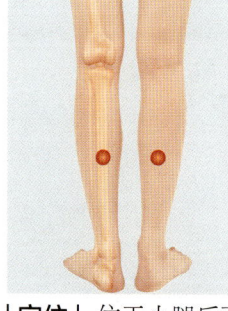
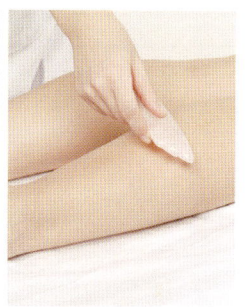

| 定位 | 位于小腿后面正中，当伸直小腿或足跟上提时腓肠肌肌腹下出现的尖角凹陷处。
| 刮痧 | 用面刮法刮拭承山穴30次，力度适中，以皮肤潮红发热为宜。

04 刮拭太冲穴

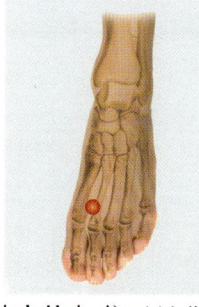
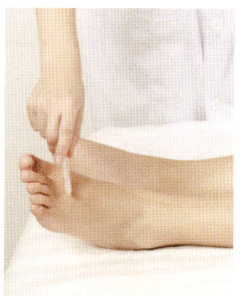

| 定位 | 位于足背侧，当第一跖骨间隙的后方凹陷处。
| 刮痧 | 用角刮法刮拭太冲穴，由上至下，力度适中，手法连贯，以皮肤潮红出痧为度。

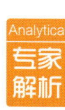

专家解析： 用刮痧的手法刮拭以上四穴，具有平肝疏风、补益肝肾，以达到柔筋强骨的作用，可用于缓解肝肾阴虚型痛风的骨节屈伸不利等症。

拔罐疗法

01 拔罐肾俞穴

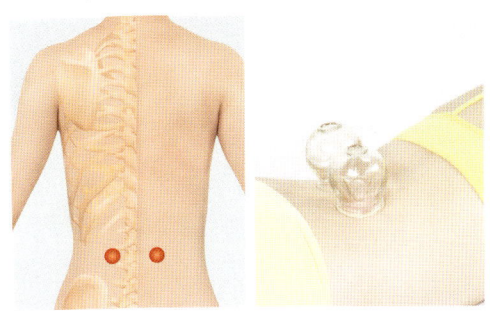

| 定位 | 位于腰部，当第二腰椎棘突下，旁开1.5寸。
| 拔罐 | 将火罐扣在肾俞穴上，留罐15分钟，以被拔罐部位充血，并有少量瘀血被拔出为度。

02 拔罐太溪穴

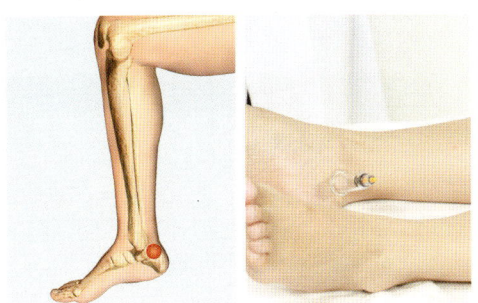

| 定位 | 位于足内侧，内踝后方，当内踝尖与跟腱之间的凹陷处。
| 拔罐 | 用拔罐器将气罐吸附在太溪穴上，留罐10分钟，以局部皮肤泛红、充血为度。

03 拔罐三阴交穴

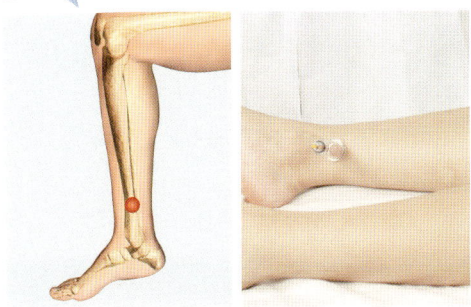

| 定位 | 位于小腿内侧，当足内踝尖上3寸，胫骨内侧缘后方。
| 拔罐 | 将气罐吸附在三阴交穴上，留罐10分钟，以局部皮肤潮红为度。

04 拔罐肝俞穴

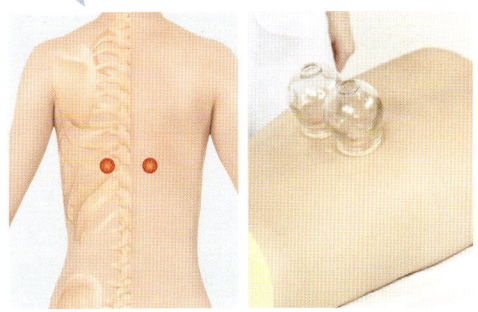

| 定位 | 位于背部，当第九胸椎棘突下，旁开1.5寸。
| 拔罐 | 将火罐迅速扣在肝俞穴上，留罐10~15分钟，以局部皮肤泛红、充血为度。

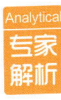

专家解析：在以上四穴处拔罐，能补益肝肾，以达到柔筋强骨的作用，可用于缓解肝肾阴虚型痛风的骨节屈伸不利。

附录：常见食物嘌呤含量表

种类	嘌呤	种类	嘌呤	种类	嘌呤	种类	嘌呤
谷薯类及其制品							
大米	18.1	糯米	17.7	高粱	9.7	玉米	9.4
小麦	12.1	芋头	10.1	土豆	3.6	马蹄	2.6
蔬菜类							
白菜	12.6	菠菜	13.3	包菜	12.4	空心菜	17.5
茼蒿	16.3	芥菜	12.4	西红柿	4.2	芹菜	12.4
苋菜	8.7	榨菜	10.2	芥蓝	18.5	花菜	24.9
韭菜	25	香菜	20.2	葫芦	7.2	南瓜	2.8
冬瓜	2.8	姜	5.3	苦瓜	11.3	丝瓜	11.4
小黄瓜	14.6	茄子	14.3	青椒	8.7	萝卜	7.5
胡萝卜	8.9	洋葱	3.5				
豆类及豆制品							
豆芽	14.6	绿豆	75.1	红豆	53.2	豌豆	75.7
杂豆	57	黄豆	116.5	豆干	66.5	黑豆	137.4
肉/水产类							
猪瘦肉	122.5	猪血	11.8	猪脑	66.3	鹅	33
猪肝	169.5	猪大肠	262.2	猪肾	132.6	猪肚	132.4
牛肉	83.7	带鱼	391.6	牡蛎	239	草鱼	140.3
羊肉	111.5	兔肉	107.6	鸡心	125	鸡胸肉	137.4
鸡肝	293.5	鸭肠	121	鸭肝	301.5	鲢鱼	202.4
鳝鱼	92.8	鲤鱼	137.1	海参	4.2	海蜇皮	9.3
螃蟹	81.6	鱼丸	63.2	虾	137.7		
蛋/奶类							
鸡蛋	3.7	鸭蛋	3.4	牛奶	1.4	皮蛋	2
水果类							
柠檬	3.4	桃子	1.3	西瓜	1.1	石榴	0.8
橙子	3	橘子	3	葡萄	0.9	苹果	0.9
菠萝	0.9	鸭梨	1.1	枇杷	1.3		
干果类							
板栗	34.6	莲子	40.9	红枣	6	腰果	80.5
葡萄干	5.4	桂圆干	8.6	黑芝麻	57	花生	96.3